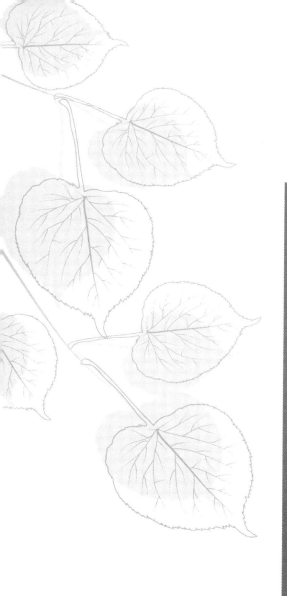

湖湘欧阳氏杂病流派学术经验研究丛书

承迪录

帅俊宇书

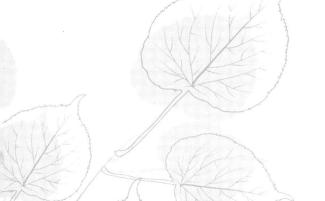

朱克俭 欧阳剑虹 朱沛 编著

湖南科学技术出版社

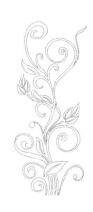

前　言

　　欧阳锜，字子玉，男，汉族，1923 年 9 月 29 日出生于湖南省衡南县。湖湘欧阳氏杂病流派第一代嫡系核心传承人，全国著名中医学家和中医病证理论方法研究专家，第一批国家老中医学术经验传承指导老师。曾任湖南省中医药研究院研究员、学术顾问，湖南省中医药科技专家委员会主任委员、湖南省卫生系列高级技术职称评审委员会副主任委员、湖南省新药评审委员会副主任委员等职。

　　老师幼年早慧，15 岁随其伯父湘南名医欧阳履钦学中医。甫学成，履钦先生外出任教，乡里患病者就医，经老师医治，多能获效，且不分贫富，不计远近，有求必应，求医者遂日渐增多。履钦先生为湘南名医，藏书甚丰，勤于著述，对从学要求甚严，常谓"行医非学医之终止，乃学医之继续"，老师从小受其熏陶，行医以后仍不忘读书，故学与术与日俱增。22 岁即参加"国民政府考试院"中医师考核合格，当时已将读书临床心得整理为《内科辨证学》，送"中央国医馆"审阅，焦易堂馆长为之题词，称"临床必读"。中华人民共和国成立初期，老师由湘南行政区推选为出席全国第一届中医会议的代表，受到党的中医政策的鼓舞，更加热爱中医。1953 年后任衡南县中医院院长，衡阳地区中医进修班专职教师。1957 年奉调湖南省中医药研究所，先后任文献研究室主任、临床研究室副主任、代所长，曾被推选为湖南省第四届政协委员（兼政协医卫副组长）、湖南省第六届人大常委、中华全国中医药学会常务理事及中医基础理论研究会副主任委员、湖南省中医学会副会长、湖南省医学辨证法学会主任委员、湖南省科技专家顾问委员会委员（兼医卫组副组长）等。

　　由症入手，病证结合，是中医区别于其他医学的突出特点之一，亦是确保及不断提高疗效的技术关键。老师自 20 世纪 40 年代以来，数十年如一日地从事辨证理论方法研究探索，创建了以"病证纵横结合""三纲鼎足，互为纲目""辨主症的三大关键"为核心的"病、证、症三联诊疗体系",对中医该领域的发展做出了重大贡献,成为国内外有很大影响力的病证方法研究专家与学术带头人,以及现代中医病证诊断规范化研究的开拓者之一。履钦先生常谓:"学医必先读经,而后博览群书,对证候的辨别,方药的选择,经反复比较,辨其异同,明其主次,自能对一切证候包括疑难杂症了若指掌,此即辨证之要诀。"履钦先生认为《杂病源流犀烛》虽搜罗甚广,名目具备,但多有方无证,有证无症,欲求烛见疑难病情,方证相应,实不可得,因拟撰写《燃犀录》一书。然其时正研究"象数之学",欲以改进运气干支推算之法,不暇兼顾,以至搁置。老师行医后,深感辨证的准确性与保证提高疗效关系至切,遂继其志,以辨证理论方法研究为其研究方向,经反复读书临证及孜孜不倦地求索,20世纪50年代即初有所成,先后发表或出版了辨证研究专著《内科辨证学》《中医内科证治概要》等书,对历代医学内科辨证理论与方法进行了系统的总结,为建立自身独特的辨证体系奠定了十分扎实的基础。

在临床实践中,老师发现,凡病情单纯、证候典型,运用历代医家各种相应的辨证方法,多易辨治;而病情复杂、隐蔽,或多方面牵涉,或病情变化处于转折关头出现的证候,多不典型,此时如果辨证不清,治疗就难免舍本求末,医者会诊时做出的辨证结论不一致,也多是在这种情况下产生。从历代名医医案中,不难发现前人对诸多疑难复杂病症,应手取效,这究竟是历代名医都独具慧眼,灼见病情,还是有一定规律、标准可循呢?从六七十年代,时历二十余年,老师反复研读历代名医医著、医案,以及现代哲学、方法学名著,结合自身临证体会,并从《矛盾论》中有关主要矛盾与次要矛盾的论述及其伯父"辨其异同,明其主次"的教诲中受到启发,逐渐认识到:历代名医对于复杂疑难病证,善于明辨主次。只要掌握其主要病变所在,集中解决主要问题,其他枝节问题也就随之得到解决。任何一个证候,其中必然有一些起决定和影响作用的症状,其他症状都是随着这种症状的转变而转变的,前者应属主要症状,后者则为次要症状,辨证分主次,即以此为准。对于疑难复杂证候,要认真观察病情,分析病势的轻重缓急,要了解发病的前后经过,撇开表面现象抓住疾病的本质。具体应从病势的轻重缓急,发病的先后因果,证象的真假异同三个方面着眼,如此则不难分析出谁是主症,谁是次症。这就是复杂疑难证候辨证分清主次的三大关键。从思维方法学角度提出主、次症及其辨析三大关键的论点,不仅为三纲鼎足互为纲目的辨证体系提供理论核心,而且也是老师对中医辨证学的一大贡献。

古今中医辨证,无不运用前人所陆续总结出的各种辨证纲领与辨证方法,疑难证候亦不例外。通过多年研究,老师认为,仲景《伤寒杂病论》

提出辨"六经""脏腑经络""血、水、痰、食",为后世临床辨证树立了楷模。自后,历代医家相继提出"卫气营血""三焦"辨证及《素问玄机原病式》《脏腑标本寒热虚实用药式》等,都在辨证方法方式上有所充实和发展。历代各家创建的各种辨证方法方式各有偏重,如"六经""三焦""卫气营血"侧重在辨五气为病;"脏腑经络"侧重在辨脏腑主病;"血、水、痰、食"侧重在辨邪留发病。三个方面,分之则见其偏,合之则见其全,所以全面掌握 3 个方面的见证及各种证候的相互关系,从而提纲挈领,使之纲举目张,就可使辨证方法方式得到集中,更便于临床的综合运用。集中各种辨证方法方式,建立比较系统完整的辨证新体系,也是保证辨证用药的准确性,提高中医医疗质量的需要。由此,老师提出了疾病表现的 3 个类型及其 21 个纲领证。这些研究成果,为"三纲鼎足互为纲目的辨证体系"之雏形,系统发表于 20 世纪 80 年代初出版的专著《证治概要》之中。20世纪 80 年代中期,老师领衔承担国家卫生部重点项目《中医病名诊断规范化研究》,对中医病、证、症三者的概念及其相互关系进行了系统研究,提出了"病证纵横结合"临床及科研思路,并紧密结合实际,对基础—临床—新药研究及实践中的病证结合方法进行了具体的阐述,出版病证结合专著《临床必读》。与此同时,深入细致地研究了 3 型 21 证间相互关系。进而发现,外感五气、内伤脏腑、血水痰食邪结三类证候及其各证间均存在相互因果关系,各证只能互为纲目,不能执一而定。临床辨证尤其是复杂疑难证候的辨证,欲提纲挈领,明辨主次,必须综合分析纲目之间的相互关系,明确各证的内在因果联系,分清主次,治疗才能纲举目张,切中病情。各证的纲目关系,即以在此证为纲,在彼证为目;或在彼证为纲,在此证为目。从三类证候各证的内在联系分析,可以看出各证不是平行的两个层次的关系,而是三纲鼎足,互为纲目的关系。按照"三纲鼎足,互为纲目"的思路,老师在 3 型 21 证的基础上创建出"三纲鼎足,互为纲目"的结构模式,于 80 年代末期出版了《中医临证思维》一书,使"三纲鼎足互为纲目的辨证体系"进一步发展和完善。随后,老师选择地吸收其多年病证结合研究成果和临床经验,对三类证候临床常见之 101 个证候的概念、证方组合的内在结构、与其他类似证候的鉴别、辨证标准与因病而异的要点及证病结合用药等,进行系统研究,于其七十诞辰之际撰写出版了《证病结合用药式》。该书以"三纲鼎足互为纲目的辨证体系"为理论核心和基本框架,综合集中历代各种辨证用药模式与方法之所长,研究其相应关系,充实其用药经验,使之成为结构更为完备、规矩更为严谨、切合中医临床实际的证病结合用药式,对于促进中医学术与临床的发展具有重要理论价值和实用意义。90 年代中期,老师对其病证研究代表作《证治概要》《临床必读》《证病结合用药式》进行综合,编著《中医症证病三联诊疗》一书，成为其50年病证研究成果成熟的重要标志和集中体现。

老师出身世医，临床经验丰富，擅长内科恶性肿瘤、心脑血管、肝胆疑难病症的辨治，用药以药简、价廉、效验著称，在患者中享有很高威望。1990年被国家中医药管理局首批遴选为老中医药学术经验继承导师。他通过长期的医疗实践，总结出治疗神经衰弱、烦躁失眠的桑椹养肝汤，治疗慢性胆囊炎、胆石症的消积二金散，治疗咽喉炎的清音利咽片，治疗晚期癌症的消癌止痛膏，治疗慢性风湿病的通络熄风汤，治疗前列腺炎的小蓟分清饮，治疗乳腺增生的疏肝散结汤，等等，都秉着病证结合的用药原则，提出每个方的适应证和禁忌证，便于推广应用。20世纪70年代，他开始中医药防治肿瘤的研究，通过研究，他发现恶性肿瘤患者舌苔变化与病情转变的关系，主张解毒养阴以防止舌苔花剥光剥引致病情恶化，对部分晚期癌症患者起到了减轻痛苦、延长寿命的作用。他提出的白血病、鼻咽癌、胃癌等以舌苔变化为主要指标的统一辨证用药方案，均被全国有关肿瘤会议采用。80年代初，通过多方探索，提出"中医药治疗恶性肿瘤的设想"，并根据其多年治疗肺癌经验拟定的保肺饮，用于肺癌的二级预防，使研究现场流行病的肺癌发病率大幅度下降。他一贯热爱祖国，一生以"绝驰骛利名之心，专博施救援之志"为己任。行医治病从不问贵贱亲疏，一视同仁；处方用药强调简、廉、验，处处替患者着想，医德医风高尚，素为湖南中医药界及患者称道。

老师长期从事中医药科研及新产品研制工作，主持并参与国内及省内多项中医药重大科研项目，取得重要的研究成果，以及非常显著的社会效益和经济效益，为振兴湖南中医药事业及中成药工业做出了突出的贡献。80年代中期，领衔"中医病名诊断规范化研究"，不仅使中医数千年以来混杂不清的病名、证名得以澄清，而且为以后中医行业病证诊断与疗效判断标准的制定提供了思路方法和借鉴。80年代末期，主持"湖南中成药开发远景规划研究"，创造性地提出中成药系统开发及传统中成药系列配套的思路。他与李聪甫研究员、刘炳凡研究员共同主持研制的古汉养生精转让给湖南省衡阳中药厂生产，迄今年产值近亿元，累计产值超过两亿元，使一个濒临倒闭的企业一跃而成为全国著名的中药实业集团公司。该产品荣获湖南省科技进步二等奖。他主持研究的驴胶补血冲剂、生血宝、龟鹿驴三胶冲剂等产品投放市场后，因临床疗效显著，深受患者欢迎。其中驴胶补血冲剂销售额连年上升，至今年产已逾亿元。

老师治病临症，辛勤耕耘数十年，著述甚丰，在海内外有很大影响。自20世纪50年代以来，出版学术专著《内科辨证学》《中医内科证治概要》《中医病理概说》《伤寒金匮浅释》《中医经典温课》《中医临证要览》《证治概要》《杂病原旨》《中医临症思维》《证病结合用药式》等10余部，主编《中医临床实习手册》《常见急症中医各科诊疗方案》《临床必读》《大百科全书传统医学分卷》诊断分册等，发表学术论文 200 余篇。其中《中医内科证治概要》，由日本东京创医会学术部译成日文，1967 年出版，1976 年再版，作为日本几所汉方医讲习所教材使用。《证治概要》出版后 7 次重印，《伤寒金匮浅释》《证病结合用药式》在香港和台湾出版。他先后两次被邀请赴日本、泰国讲学，对促进中医药国际交流，扩大中医药在海外的影响起到了积极作用。

湖湘欧阳氏杂病流派学术经验研究丛书《承迪录》系我们 20 世纪 90 年代跟师学术经验继承时，在老师指导下，从老师几十年来发表 200 余篇论文中精心筛选的 40 余篇。所选论文不仅全部由老师亲自执笔撰写，更重要的是能够代表老师不同时期的学术经验及其发展、形成体系的过程，有助于系统学习掌握老师精湛的学术思想内涵和丰富的临床思维经验。本书曾由老师生前审定并确定书名，相信对于湖湘欧阳氏杂病流派学术经验的传承和启迪后学均不无裨益。

传承弟子 朱克俭 欧阳剑虹

2020 年 6 月于长沙

目　录

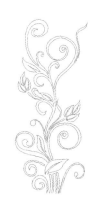

国际交流

方法学研究

开发与建议

读经心得

如何保持人体的动态平衡，是《内经》的中心思想①

　　《内经》是一部比较成熟的经典著作。《内经》的理论原则几千年来一直指导着临床实践，中医学理论虽然在实践中不断得到发展，但许多带根本性的医学观点，仍然是在《内经》理论基础上发展起来的。《内经》虽然篇幅浩繁，文理深奥，但其中心思想都是围绕着如何保持人体动态平衡的问题。这一思想贯穿《内经》全书基础理论和诊疗方法等方面。兹引证《内经》有关原文，分别阐述如下。

一、理论基础

　　阴阳五行学说，虽然是古代哲学中两种不同的理论体系，但渗透到医学之后，便成为具有医学特点的理论原则。医学中的阴阳五行学说，突出地说明了人体保持动态平衡的重要性。这种平衡理论，是指一种动的相对的平衡，与哲学上的机械平衡论是不同的。要保持人体相对平衡，首先就必须明确人体相互对立的两个方面。相互对立的两个方面要保持动的平衡，就必然存在着相互依存的关系。由于动态平衡，动是绝对的，静是相对的，在动的过程中，当然会引起变化，而这种变化，是包括从量变到质变的。这些理论，《内经》已有较为完备的叙述。如：

　　1. 人体相互对立的两个方面　《内经》所谓"外为阳，内为阴"，"背为阳，腹为阴"，"脏者为阴，腑者为阳"等皆是。事物之分为阴阳属性是相当普遍的，如"男女""气血"可以分阴阳，"左右"为阴阳之通路，"水火"为阴阳之兆征，都是从相互对立的两个方面来区分为阴阳的。这种方法可以用来分析人体一切生理病理变化，所以说："阴阳者，数之可十，推之可百……其在人者，亦数之可数。"

　　2. 人体相互对立的两个方面的相互依存关系　《内经》谓："阴在内，阳之守也；阳在外，阴之使也。""阴者，藏精而起亟也；阳者，卫外而为固也。""阴阳之要，阳密乃固……阴平阳秘，精神乃治，阴阳离决，精气乃绝。"说明了人体相互对立的两个方面不是孤立的，而是必须保持正常的相互依存关系，才能保持动态平衡。

---

　　①　本文原连载于《辽宁中医杂志》1982年第4～7期。

事物的运动变化是永恒的，人也是在永恒运动的情况下保持平衡的。"夫物之生从于化，物之极由乎变，变化之相薄，成败之所由也。……成败倚伏生乎动，动而不已，则变作矣。""出入废则神机化灭，升降息则气立孤危。故非出入则无以生长壮老已，非升降则无以生长化收藏，是以升降出入，无器不有。"这说明人体的运动变化是永恒不息的，而升降出入则是阴阳运动的表现形式。所以说"阴阳者……变化之父母，生杀之本始"。阴阳变化的过程是："阴静阳躁，阳生阴长，阳杀阴藏。"阴阳变化的结果，出现"重阴必阳，重阳必阴"的质量互变现象，就是所谓物极则反之理。临床上对阴证转阳、阳证转阴两证的认识，也就是根据这种理论分析出来的。

为了阐明人与自然及人体各脏腑组织之间的复杂变化关系，《内经》运用五行"五位相合"的类比方法，把"在天""在地""在人"的纷纭万象结合起来。并根据五行的"生克制化""乘侮胜复"的规律，推论其间的平衡协调关系。主要还是说明如何保持人体动态平衡的问题。

3. 人与自然及人体各脏腑组织之间的五位相合 "东方生风，风生木，木生酸，酸生肝，肝生筋……在色为苍，在音为角，在声为呼，在变动为握……在志为怒。"（其他四行从略）生，是相互联系的意思，通过五位相合的普遍联系，可以联系到五方、五气、五味、五脏、五体、五色、五音、五声、五变、五志等各个方面。所谓"道生智，玄生神妙"，就是人类认识了自然界普遍联系的道理，产生了知识（包括医学知识），并把其中奥妙的道理加以推演，进而把自然变化与人类变化联系起来。

4. 人体各方面彼此间的平衡协调关系 在正常情况下，"有余而往，不足随之，不足而往，有余随之"，就是指人体的自我调节，也就是人的适应本能。人体某一方面有所偏胜，通过这种自身调节能相互抵消，就可恢复平衡，所以说"胜至则复""衰乃止耳"。但是人体这种平衡，只是相对的，所以"复已而胜，不复则害"。这就充分说明了五位的平衡协调，是指一种动的相对的平衡。如果这种平衡关系遭到破坏，发生病变，"气有余，则制己所胜而侮所不胜；其不及，则己所不胜侮而乘之，己所胜轻而侮之"。所以，临床上出现相克、反克的病变现象，都可根据生克乘侮的理论分析判断其病属于何脏及与何腑有关，从而采取有效的平衡协调。一般的方法是："相火之下，水气承之；水位之下，土气承之；土位之下，风气承之；风位之下，金气承之，金位之下，火气承之；君火之下，阴精承之。"承，就是制约的意思，制约，也就是平衡协调的手段。所谓"亢则害，承乃制，制则生化"，就是说某一脏气偏亢，通过平衡协调，就可恢复正常的生理活动。

五脏病的传变，可以传受于我所生之脏，"受气于其所生"；也可传之于我所克之脏，"传之于其所胜"；病势中止是取得生我的母气之助，"气舍于其所生"；本脏既病又受他脏克制，故"死于其所不胜"。医者的责任，就在于能观察分析病人五脏阴阳的盈虚消长情况，及时采取平衡协调的方法，以免发展传变为逆行之死症。

如上所述，可以充分看出，以阴阳五行学说为基础的平衡理论，也就是《内经》的理论基础。

二、生理功能

中医生理，包括人体脏腑的生理功能、分工合作及功能与物质的生化关系等内容。

脏腑的生理功能是有明确分工的，前人认为脏腑的分工就是各个脏腑的职守，并把各个脏腑比喻为封建制度下的官职。如心称为"君主之官"，肺称为"相傅之官"，肝称为"将军之官"，胆称为"中正之官"，膻中称为"臣使之官"，脾胃称为"仓廪之官"，大肠称为"传导之官"，小肠称为"受盛之官"，肾称为"作强之官"，三焦称为"决渎之官"，膀胱称为"州都之官"。把脏腑比喻为官职，并以此赅括各腑的生理功能，实属言简意赅。所以各脏功能失常，又称"失职"。脏腑既有分工，又有合作，才能保持整体的平衡协调。

人体经络的作用是联系脏腑，沟通内外。其循行规律是阴升阳降，阳经行外，阴经行内，阳经属腑络脏，阴经属脏络腑。其循行程序是："气从太阴（肺）出→注手阳明（大肠）→上行注足阳明（胃）→与太阴（脾）合，注心中，合手太阳（小肠）→合足太阳（膀胱），注足少阴（肾）→注心外→合手少阳（三焦），注胆，上行至肝→从肝上注肺。"人体只有保持"营在脉中，卫在脉外，营周不休……阴阳相贯，如环无端"，才能维护阴阳升降出入运动的正常状态。

人体内脏根据各自的性能不同，又分为脏腑两大类。"五脏者，藏精气而不泻也，故满而不能实。""藏于阴而象于地也。"因为五脏都需要饮食的精微不断供应，才能保持各脏的正常生理功能，好像土地需要不断地灌溉才能生育万物一样。"六腑者，传化物而不藏，故实而不能满也。""其气象天。"因为饮食经过腐熟、转输之后，必须排泄糟粕，人不可一日不进饮食，也不可不排泄糟粕，故传化物就好像天体的运行不息。《内经》谓"食入于胃，散精于肝，淫气于筋……浊气归心，淫精于脉""饮入于胃，游溢精气，上输于脾，脾气散精，上归于肺。"就是指藏精气的具体内容；所谓"脾、胃、大肠、小肠、三焦、膀胱者，仓廪之本，营之居也，名曰器，能化糟粕，转味而入出者也"，就是指传化物的具体内容。只有不断藏精气，才能保持正常的精气上升；也只有按时传化物，才能使浊气下降。后世医家所谓"升清降浊"，也是与脏腑藏泻功能有关的，《内经》明显指出脾胃为实现脏腑藏泻功能的重要脏器。李东垣的脾胃为清浊升降枢纽的理论，即基于此。脏腑藏泻功能失常，脾胃清浊升降紊乱，临床上常出现清阳下陷，浊阴上逆的病理变态。属于清阳下陷者，治疗当补气升阳，以补中益气汤为主方；属于浊阴上逆者，治疗当除痰降浊，以温胆汤为主方。这种升清、降浊的治疗方法，也就是调节人体上下的阴阳平衡。

中医所谓"气化""化生"，就是指各脏生理功能与营养物质的转化关系，人体原始动力藏于肾，称为真气。真气需要后天饮食精微不断供养，肾有所储藏，才能濡养各脏，保持各脏功能的正常活动。"真气者，所受于天，与谷气并而充身也"，"五味入口，藏于胃以养五脏气"，就是指真气与五脏之气的相互化生关系。人体营养物质靠后天饮食供应，靠脾胃的腐熟、转输功能，所以脾胃也是功能与物质转化的关键脏器。"味归形，形归气，气归精，精归化……化生精，气生形"，是指饮食经过脾的运化功能转化为精微的营养物质以充实形体脏腑的过程，只有营养物质不断供应，才能保持各脏的功能活动，当然也包括脾的运化功能活动。

饮食精微化生营卫、气血、津液，营运全身。营为水谷之精气，能入于脉，"故循脉上下，贯五脏，络六腑也"。卫为水谷之悍气，不能入脉，"故循皮肤之中，分肉之间，熏于肓膜，散于胸腹"。积于胸中之气称为宗气，"其下者，注于气街，其上者，走于息道"。血亦由中焦取汁变化而成，"肝受血而能视，足受血而能步，掌受血而能握，指受血而能摄"。津液虽多互称，亦有区别，"腠理发泄，汗出溱溱，是谓津。""淖泽注于骨，骨属屈伸，泄泽，补益脑髓，皮肤润泽，是谓液。"可见营卫、气血、津液都来源于后天饮食所化生的精微，只不过因形质、输布的部位及作用不同而异其名。正由于脾胃是功能与物质转化的关键脏器，因脾的运化失职，气血化生之源不足，产生心脾两虚之证，常用方如归脾养心汤、人参养营汤之类，除补益气血外，都注意到抓住补脾这一环节。由于营卫、气血、津液的作用有不同，发生病变，处理方法也不一样。如"营气顺行，卫气逆行"，称为营卫和谐。风邪外感，症见自汗，肢节痛，恶风发热，称为营卫不和。桂枝汤用姜、桂、芍，二散一敛，枣、草补脾和中，故称调和营卫之方。宗气由于上走息道，下注气街，故发为咳喘胸痹诸证，宽膈降气不效，则当补肾纳气。血、津、液三者虽皆属阴，如这些方面有所亏损，因血虚而两目昏暗，手足活动不利，则当以四物汤养血为主；因津伤而舌燥喉干，枯燥无汗，则当以养胃汤生津为主；因液亏精少，头晕脑鸣，下肢酸软痿废，则当以六味、虎潜之类补液生精为主。调补之法各有所不同，也是根据阴阳偏虚和虚损程度不同来决定的。

三、发病机制

人体发生病变，主要是由于人体阴阳平衡失调的结果，所以在治疗上特别强调"谨察阴阳所在而调之，以平为期"。谨察阴阳所在，也就是观察分析各种发病机制的指导思想。要掌握病的"阴阳所在"，不是只看到表面上的属阴属阳，而是要研究阴阳失调的实质，弄清究竟是哪一方面、哪一部分的平衡失调。所以分析病机，也要从整体出发，从脏象着眼。由于历史条件的限制，古人观察分析各种病机，只能靠直观所能觉察到的症状和体征，而某些症状和体征在不同的病变中可以相互出现，所以具体分析一个病例，既要掌握脏腑、经络、营卫、气血、津液等方面的病理变态，也要了解各方面彼此间的相互关系，才能准确地找到阴阳不平衡的所在。

阴阳是分析各种发病机制的总纲。具体来说：发病部位要分在上在下，在表在里；疾病性质要分属寒属热，属虚属实。病在上："上气不足，脑为之不满，耳为之苦鸣，头为之苦倾，目为之眩"，"上虚则眩"，"上盛则热痛"。病在下："下气不足，则乃为痿厥心悗"，"下虚则厥"，"下盛则热"。这里指出发病之所以有上下之分，是由于上下阴阳气血偏盛偏虚所致。上下气不足，偏阳虚，即气不足便是寒之谓，所以，相对来说，上盛下盛，都表现为热证。介于上下之间的，还有"中气不足"之证，病变表现为"溲便为之变"。这种证候，如尿频、尿癃、便泄、便秘等，同时都有倦怠乏力，消瘦纳减，舌淡脉弱等脾胃气虚之证。大小便不正常，症虽见于下而病实发于中，是由于中气虚而清阳下陷所致。这种证候不论尿频、尿癃、便泄、便秘，都可在补中气、升清阳（用补中益气汤）之后得到解决。说明分析病机，了解各方面彼此间的相互关系是必要的。

外邪伤人，初起多病在表。症见"身热不得卧，上为喘呼"。饮食内伤，发病即见"䐜胀，闭塞，下为飧泄"等里证。所谓"阳受之则传六腑"，"阴受之则入五脏"。因脏腑受邪的部位不同，故有在表在里之分。但表里证要做具体分析，如：肺合皮毛，皮毛因受寒而闭寒，以致肺气不宣，发为喘呼，虽有肺病见证，仍属表证；"皮毛先受邪气"，兼之"寒饮食入胃，从肺脉上至于肺"，发为"肺咳"，则为既有表证，又有里证。前者后世称为"外邪所扰"，在治疗上只需发汗解表；后者《内经》称为"外内合邪"，在治疗上则当散寒温肺，表里兼顾。脏腑不单是指病位的在表在里，还包括疾病发展变化两种不同的趋势。因脏主藏，腑病传脏，为病势有入里之兆；腑主泻，脏病出腑，为病势有外出之机。《金匮要略》以脉沉身冷为入脏，汗出身和为出腑，就是指这种情况。

寒热两证，有由"阴气有余"及"阳气有余"而致者，前者表现为"多汗身寒"，后者表现为"身热无汗"。亦有由"阳气少、阴气多""阴气少而阳气胜"所致者，前者表现为"身寒如水中出"，后者表现为"热而烦满"。见证几乎相同，而病机则有所不同，阴阳气有余所产生的寒热，病变只在于阴阳单方面的偏胜，在治疗上采用温燥除寒、苦寒清热即可。因阳虚阴盛、阴虚阳亢所产生的寒热，病变则牵涉阴阳双方的偏盛偏虚，在治疗上就必须补火散寒，养阴清热。阴阳平衡失调，不论单方面的偏胜，或是一方偏盛另一方面偏虚而不能制约，通过上述调节的方法，尚易恢复平衡。如阴阳不能相互资生，亢阳无阴，出现"身热，腠理闭，喘粗为之俯仰，汗不出而热，齿干以烦冤，腹满……"有阴无阳，出现"身寒汗出，身常清，数栗而寒，寒则厥，厥则腹满……"则皆属阴阳离决的死证。

人只有当卫外的阳气不能发挥抵御外邪的作用时，才会感受外邪发生病变。所以说："邪之所凑，其气必虚。"正虚邪实到一定程度，影响脏腑的藏泻功能时，脏不能藏，出现"脉细，皮寒，气少，泄利前后，饮食不入"等五症，则为正不胜邪的死证。腑不能泻，出现"脉盛，皮热，腹胀，前后不利，闷瞀"等五证，则为邪无从出的死证。前者如果胃气尚在，"浆粥入胃，泄注止，则虚者活"；后者如果邪有出路，"身汗，得后利，则实者活"。可见五虚、五实证是否有生机，也取决于脏腑能否恢复其藏泻功能。《内经》谓："邪气盛则实，精气夺则虚。"故实证多指邪实，虚证多指正虚。但正与邪也存在着密切的相互关系，虚证虽多因正气不足，但邪盛伤正亦可产生虚证。实证虽多因邪气壅盛，但正虚不能托邪，亦可以产生实证。所以虚、实两证的治疗原则虽然是虚证以"扶正"为主，实证以"祛邪"为主，但具体运用时，还需要注意到，因邪盛伤正出现的虚证，则当祛邪安正；因正虚不能托邪产生的实证，则当扶正以祛邪。

脏腑病变，主要由脏腑阴阳失调与脏器有所损害而致。外邪传里，伤害脏腑，如外症未罢，则为"外内合邪"。故《内经》所指"皮肤痛，寒热，上气喘，汗出，咳动肩背"等症，称为"邪在肺"。脏腑发病，不论阴阳失调，或脏器有损，主要表现为本脏本腑的功能紊乱。如肺主气，肺病则"喘息""上气喘……咳动肩背"。"诸气膹郁，皆属于肺。""肺气虚则鼻塞不利，少气；实则喘喝，胸盈仰息。"肝藏血，肝病则"两胁中痛……恶血在内，行善掣节，时脚肿"。"诸风掉眩，皆属于肝。""肝气虚则恐，实则怒。"心主血、藏神，心病则"心痛，喜悲，时眩仆"。"诸痛疮痒，皆属于心。""心气虚则悲，实则笑不休。"脾胃主熟腐运化，脾病"则病肌肉痛""热中善饥""寒中肠鸣腹痛"。"诸湿肿满，皆属于脾""脾气虚则四肢不用，五脏不安"。"胃病者，腹膜胀，胃脘当心而痛，上支两胁，膈咽不通，食饮不下。"肾主水、藏精，肾病"则病骨痛……腰痛，大便难，肩背颈项痛，时眩"。"诸寒收引，皆属于肾。""肾气虚则厥，实则胀。"大肠主传导，大肠病"则肠中切痛而鸣濯濯，冬日重感于寒即泄，当脐而痛"。小肠主泌别清浊，小肠病则"为泄"，"小腹痛，腰脊控睾而痛"。三焦主通调水道，三焦病则"不得小便，窘急，溢则水留即为胀"。膀胱主藏津液，膀胱病则"小腹偏肿而痛，以手按之，即欲小便而不得""膀胱不得为遗溺"。胆藏清净之液，胆病则"善太息，口苦呕宿汁……"

分析脏腑的发病机制，除应掌握每个脏腑固有的症状外，也要了解脏与脏、脏与腑彼此间的互相关系，掌握某些脏腑可能出现的共有症状，才能准确地判定其属于何脏及与何脏有关。例如："喘息"一症，本属肺病，如在喘息发作之前，先见"四支不用，腹胀"，这种喘息，虽症见于肺，而病实起于脾之运化失司，因胀致喘，徐大椿主用六君子汤健脾消胀顺气，不治喘而喘自平。这就是根据脏与脏的相互关系做出的处理。又如：便泄一症，本属大肠病，如在便泄之前，咽干咳嗽，继而便泄后重不爽，这种便泄，虽症见于大肠，而病实起于肺热，喻嘉言用泻白散加减泻肺清源，不治泄而泄自止。这也就是根据脏与腑的相互关系做出的处理。

经络病变，只要病人感到酸胀、疼痛、麻木不仁，所牵涉的部位和某些经络传导的路线相同，即可以作为诊断上的依据。如病在手阳明大肠经，则"手大指次指不用"；病在手少阳三焦经，则"手小指次指不用"；病在足太阴脾经，则"足大趾不用"；病在足阳明胃经，则"足中趾不用"；病在足太阳膀胱经，则"足小趾不用"；病在足少阳胆经，则"足小趾次趾不用"。皆当按经络路线区别其病之所属。

经络发病，出现其他经脏的症状，或出现多经所共有的症状，都必须结合经络路线的交叉关系详加分析，始能明确病属何经何脏及与何经何脏有关。如头面部的共有症"颊肿""头痛"，颊肿属于太阳小肠经，多牵涉肩背外侧；属手少阳三焦经，必延及目外眦、耳后。头痛属足太阳膀胱经，必项背强；属足少阳胆经，必痛连两胁。又如胸部共有症"缺盆中痛"属手太阴肺经，必牵涉手臂内侧；属足阳明胃经，必牵涉胸乳；属足少阳胆经，必牵涉胸胁。凡此只要注意到其所牵涉的部位，皆不难做出鉴别。

营卫气血津液精髓，虽皆来源于后天饮食所化生的精微，由于各有不同的生理作用，故发病也各有不同的病理型态。营卫"各行其道"故"营之生病也，寒热少气"，"营气虚则不仁"，"营气不行，乃发为痈疽"；"卫之生病也，气痛时来时去，怫忾贲响"，"卫气虚则不用"。这说明营卫发病都各有不同的临床表现。但"卫之在身也，常然并脉"，如果"营卫留止，寒气逆上，真邪相攻，两气相搏，乃合为胀"。"营卫俱虚，则不仁且不用"。这说明营卫又是可以同病的。故后世医家对发热肢节痛，汗出恶风的桂枝汤证称为"营卫不和"。

病在气，当懂得气与火的关系。《内经》所谓"少火生气"，就是指真气（无形之火）对各脏的温煦作用，只有不断充实这种温煦作用，才能保持各脏充沛的功能活动，这就是所谓"气食少火""少火之气壮"。至于"散气"的"壮火"，则是指阴虚阳亢的病理损害，这种损害的结果是耗气伤阴，所以说"壮火食气"，"壮火之气衰"。临床上出现倦怠乏力，少气懒言等气虚症状，须分清是气不足还是壮火散气。壮火散气产生的气虚证，只宜清降不宜温燥，若用温燥补气恰好足以助火耗气。

血与气亦有密切的相互关系。血"喜温而恶寒，寒则血泣不能流"，可发生麻木疼痛等症。"凝血蕴裹而不散"，日久则可成积。故治血证之药，如当归、川芎等，多属阴中阳药，与滋阴宜采用阴中阴药不同。

肾藏精，肾主骨，骨生髓，故精髓为病，皆与肾有关。"骨之精为瞳子"，"精散则视歧，视歧见两物"。髓上充于脑而下流于阴股，脑髓不足，"则脑转耳鸣，胫酸眩冒，目无所见，懈怠安卧"。胫髓不足，则"腰背痛而胫酸"。故填精益髓，如枸杞子、巴戟天、肉苁蓉、杜仲、熟地黄等，又都是通用补肾之品。

气血津液精髓虚损到一定程度，出现脱证，如"气脱者，目不明；血脱者，色白，夭然不泽；津脱者，汗大泄；液脱者，骨属屈伸不利，色夭……胫酸，耳数鸣；精脱者，耳聋"，都显示病势发展已到阴阳离决阶段。如及时采取有效措施，多致不治。

综上所述，可见病证的发生变化是相当复杂的。这就必须紧紧抓住"阴阳所在"这个重要环节。具体来说，阴阳所在，包括发病部位的性质，以及脏腑、经络、营卫、气血、津液、精髓等各方面。这些方面彼此间又都存在着密切的相互关系。所以临床上观察分析各种发病机制，就必须从这些方面及其相互关系着眼，只有分析出究竟是哪一方面、哪一部分不平衡，才能准确地找到阴阳所在。

四、四种诊法

诊法，是诊察疾病的方法。古代医家限于历史条件，只能从直感所能觉察到的人体异常情况来诊断疾病，这里包括直接观察到的异常现象——望诊。直接接触到的异常气味和体征——闻诊、切诊。通过这些方法获得的资料，只能作为诊断疾病的印证资料，主要通过详细询问发病经过和当前的全身症状——问诊取得全部病情资料，再经过细致的综合分析，才能做出最后诊断。所以说："必审问其所始病，与今之所方病，而后各切循其脉。""不先言此，卒持寸口，何病能中。"这就说明了问诊在四诊中应放在首位。如果病人有难言之隐，就要"闭户塞牖……数问其情，以从其意"。只有"导之以其所便""开之以其所苦"，做到有目的、有系统地问，才能全面正确地获得病情真相。

中医诊察疾病的方法，着眼在人的整体，也是以阴阳五行学说为基础的平衡理论为指导思想的。所以无论望诊、闻诊、切诊都注意抓住两个对立的现象和体征作为诊断依据，目的也就是观察哪一方面、哪一部分阴阳不平衡，从而分析阴阳失调所在。

望诊中望神色，是从神色的聚散浮沉、明润暗晦两个对立的方面来判断疾病的生死逆顺的。神色以隐约微露不全部浮现为正常，所谓"缟裹朱""缟裹红""缟裹绀""缟裹瓜蒌实""缟裹紫"就是五脏生气外荣的正常现象。神色明亮润泽，"青如翠羽""赤如鸡冠""黄如蟹腹""白如豕膏""黑如乌羽"，皆主生。神色枯焦暗晦，"青如草兹""赤如衃血""黄如枳实""白如枯骨""黑如炲"，皆主死。人的精神依存于气血，可以说神色也就是气血的外荣。故色泽明润，则表示气血旺盛；气血一有亏损或瘀滞，则多呈晦暗不泽之色。从神色之聚散浮沉，明润暗晦及其走向，还可以分析、判断疾病发展变化的趋势。例如："察其浮沉，以知深浅；察其泽夭，以观成败；察其散抟，以知远近"，"其气上行者病益甚，其色下行如云彻散者，病方已"等，都是有一定诊断意义的。

形体有赖于气血的滋养，故形体强弱与气血盛衰是一致的。所以"气实形实，气虚形虚，此其常也"。如果形体强弱与气血盛衰不一致，出现"形盛脉细，少气不足以息"，或"形瘦脉大，胸中多气"，前者为"形胜气"，属危证；后者为"气胜形"，多主死。因气血依存的基础是形体，形体不败，虽少气脉细，病属危证，尚可缓缓调补；形体已经衰败，而反脉大胸中多气，此属邪气充斥，攻之不可，补之不及，故多主死。形态异常，出现"头倾视深""背曲肩垂""转摇不能""屈伸不能，行则偻附""不能久立，行则振掉"，亦皆属血气亏损，筋骨败坏之象，预后多不良。

面部为全身的缩影，五脏有病可以从面部五官反映出病态，故肺病"喘息鼻张"；肝病"眦青"；脾病"唇黄"；心病"舌卷短，颧赤"；肾病"颧与颜黑"，颜面某一部分最先出现异常颜色，亦有诊断意义。如"左颊先赤"为肝热；"右颊先赤"为肺热；"颜先赤"为心热；"鼻先赤"为脾热；"颐先赤"为肾热。这对于观察分析热在何经可供参考。

望诊又多从眼目、舌苔、络脉等方面着眼。从眼目观察病变，一是根据眼的开阖来区别阴证阳证，如"阳气盛则瞋目、阴气盛则瞑目"。二是根据其赤脉的走向来判断病属何经，如"赤脉从上下者，太阳病；从下上者，阳明病；从外走内者，少阳病"。如发现有"戴眼"等异常现象，则一为太阳经气已绝，多属危候。观察舌苔："舌上黄"，是指舌上有黄苔而言，在舌上苔黄的同时，多兼见"身热"，热盛津液受伤，甚至出现"嗌干、善溺、心烦、舌卷卵上缩",则为厥阴经之死证。舌上苔黄,不但为热证的主要指征,根据舌焦,舌卷卵缩,还可作为断定热盛伤津的程度及预后的结果。热病验舌,后世虽有很大发展,《内经》在这方面也初步提出了一些方法。中医所谓"络脉现色",是指能显露于外的络脉而言,根据络脉出现的不同颜色,也可作为某些病证的诊断依据,这就是所谓"诊络"。《内经》着重提到诊络要察看手鱼际穴及耳间的络脉,络脉现色,一般是"多青则痛,多黑则痹,黄赤则热,多白则寒。五色皆见,则寒热也"。"胃中寒,手鱼之络多青矣","胃中热,鱼际络赤"。"耳间青脉起者,掣痛。"后世诊察小儿指纹,也就是在诊络的基础上发展起来的。

闻诊包括"耳闻""鼻嗅"两个方面,《内经》对这两方面也提供了一些基本方法。

耳闻,就是指医者听到病人发出的异常声音。声音异常对某些疾病有一定的诊断意义,如"声如从室中言","言而微,终日乃复言",为水湿内盛,中气被夺。"咳而喘息有音"为肺咳。"善太息"而"口中苦"为胆胀。这些都是需要通过耳闻才能获得的病情资料。声与音是有区别的,《内经》有五声、五音之分,例如:肝在志为怒,大怒伤肝,有时情不自禁发出大声叫呼;心在志为喜,过喜心伤,亦可出现情不自禁地喜笑不休。这就是五声在诊断上的应用。人之发音,必须口舌唇齿相互协调,才能发得准确,但五音则口唇舌齿各有侧重,如角音为舌缩脚音,徵音为舌抵齿音,宫音为舌居中音,商音为开口张音,羽音为唇上取音。病人语音不清,偏于角音,则多与肝风内动有关;偏于商音,则多与喘息张口呼吸有关;偏于徵音,则多见于神识昏迷之际。这就是五音在诊断上的应用。不过五音用于诊断未被引起广泛重视,今后尚可通过临床实践总结这方面的经验。还有一种发音异常。症虽同而病迥异,如"卒然失音"与"喑痱",前者为"寒气客于会厌",后者为"内夺而厥",当知有所区别。

鼻嗅,是指病人和医生的嗅觉,病人身上发出臊、焦、香、腥、腐等异常之味,也有诊断意义。如病在肝"其臭臊",病在心"其臭焦",病在脾"其臭香",病在肺"其臭腥",病在肾"其臭腐"。也就是根据五气与五脏的配属关系来分析病属何脏的。"胃胀"一证,"鼻闻焦臭",系胃中食物消化不良,腐败发酵所致,故其证多兼见"腹胀,胃脘痛……妨于食,大便难"。根据临床所常见,口中有秽气确以消化道疾病为多见。

切诊所谓"各切循其脉",就是指全身的三部九候。所谓"卒持寸口",就是指寸口、寸关尺三部。全身三部九候:"上部天,两额之动脉","天以候头角之气";"上部地,两颊之动脉","地以候口齿之气";"上部人,耳前之动脉","人以候耳目之气";"中部天,手太阴也","天以候肺";"中部地,手阳明也","天以候肝";"下部地,足少阴也","地以候肾";"下部人，足太阴也"，"人以候脾胃之气"。寸口、寸关尺三部；"上附上，左外以候心，内以候膻中；右外以候肺，内以候胸中。中附上，左外以候肝，内以候膈；右外以候胃，内以候脾。尺外以候肾，尺里以候腹。"古代三部九候全身诊脉法虽比较复杂，但诊脉之处比较接近发病部位，确有它切合实际的诊断价值。独取寸口的诊脉法，则为后人开了简便之门。

脉象突出地表现为小、大、疾、迟、热（脉数）、寒（脉紧）、陷下（脉沉伏）、滑、涩等，均属病脉。疾脉后世又称为数脉，即一呼一吸脉五至以上，如一呼脉六至以上，则为数疾无伦的死脉。脉象主病：长主"气治"；短主"气病"；数主"烦心"；大主"病进"；上盛（寸脉实）主"气高"；下盛（尺脉实）主"气胀"；代主"气衰"；细主"气少"；涩主"心痛"；盛滑坚主"病在外"；小实而坚主"病在内"；小弱以涩主"久病"；滑浮而疾主"新病"。脉象主病在诊断上只能作为参考，后世医家所谓合证合脉，议病议药，就是说诊断疾病要脉证合参。只有病的诊断确定之后再拟议方药，绝不是单凭脉象就可断病下药的。而且临床上还有一种脉证不相符的情况，脉证不相符，叫作"脉易阴阳"，这就是阴症见阳脉，阳症见阴脉，或表现为"形气有余，脉气不足"。有这种情况的，治疗上就比较困难；相反，如"脉从阴阳"，脉证相符，治疗当然就容易一些。五脏病脉有虚、实之分，虚则"软而散"，实则"搏坚而长"。例如：肺脉实"当病唾血"，虚"当病灌汗"；肾脉实"当病折腰"，虚"当病少血"。病与证是相符的，这就可以脉证互参。

四诊除问诊是听取病人的主诉外，其他望、闻、切三诊，都有些客观上可以觉察到的病情资料。所以通过问诊，在分析病机时，都要结合望、闻、切三诊以为印证，这样才可以避免主观，作出符合客观的诊断。

五、治疗原则

治则，就是指治疗法则，也包括制方用药的法则。中医治病强调理、法、方、药，治则就是指"法"的具体运用。临床通过四诊取到了病人的全部病情资料，在以阴阳五行为基础的平衡理论的指导下，分析其发病机制，制订出适合病情的治疗法则，然后才能制方用药。故确定治则的前提是要弄清"阴阳所在"。治疗的总则是"以平为期"。如"寒者热之，热者寒之……客者除之，劳者温之，结者散之，留者攻之，燥者濡之，急者缓之，散者收之……逸者行之，惊者平之"，"高者抑之，下者举之，有余折之，不足补之"，"因其重而减之，因其衰而彰之……其高者因而越之，其下者引而竭之"，都是从调节阴阳平衡出发的。

治法有二：一为正治，是一种逆折病邪的方法。二为反治，是一种顺从病情先诱后攻的方法。正治是一般常用的方法，反治只有在特殊的情况下才用。所以说："逆者正治，从者反治……正者正治，反者反治。"正治法不外扶正、祛邪两大类。如："热之、寒之、除之、散之、攻之、行之、平之、抑之、折之、减之、越之、竭之"等，都属祛邪一类。"温之、濡之、缓之、收之、举之、补之、彰之"等，都属扶正一类。反治法，多在病人外表现象与疾病本质不一致的情况下用之。例如：便秘由于气虚运送无力所引起，宜补脾益气；便泄由于热结旁流所引起，宜泄热去结。这就是所谓"塞因塞用""通因通用"的反治法。用热药治寒证，恐热药格格不入，用寒药为反佐，如四逆汤加猪胆汁之类；用寒药治热证，恐寒药格格不入，用热药为反佐，如左金丸用吴茱萸之类。服药同样也可以采取这种方法，如"治热以寒，温而行之；治寒以热，凉而行之"。这种方法都是运用了同气相求的道理，当药物入口时，"其始则同"，待药物发挥作用时，"其终则异"。

临床确定治则，如发现病变牵涉相互有关的两个方面，究以何方为主，这就存在分清标本主次的问题。分不清标本主次，在治疗上就会舍本逐末，本末倒置。确定治疗上从标从本，并不是件容易的事，所以说"言标与本，易而勿及"。《内经》定标本有以下三项原则：一是以先后定标本，先病为本、后病为标。例如："先病而后逆者，治其本。先逆而后病者，治其本。"前者如湿困清阳，倦怠少气，病本在先受湿邪，用辛香化湿，湿去则清阳自能升发；后者如气虚下陷，腹胀气坠，病本在脾胃气虚，用健脾升阳，脾能运化则胀坠亦自行消失。二是以缓急定标本，缓则治本，急则治标。例如："先热而后生病者，治其本。先热而后中满者，治其标。"前者因感受热邪，症见身热烦渴，尿黄便结，当清热以治其本；后者虽先受热邪，但热邪甫除，中寒复起，相继出现腹部胀满，此时急在中满，宜健脾行气以治其标。三是以邪正定标本，"间者并行""甚者独行"。以臌胀为例，其证形瘦食少，倦怠乏力，而腹胀如鼓，小便短涩，病属正虚邪实，究宜"并行""独行"？就要看邪正盛衰而定，如肿胀不甚而食纳尚可，则宜攻补兼施，采取"并行"之法；如胀满不甚，食少便泄，则当着重补脾；如小便不通，胀满顷刻难安，则当着重泻水，采取"独行"之法。实际上以邪正定标本，也是着眼在病情的缓急。后世治久病咳喘，肾不纳气之证，用补肾以固其本；若兼新感，恶寒无汗，咳喘增剧，则用解表利肺以治其标。也是急则治标，缓则固本之法。《内经》所谓"病反其本，得标之病。治反其本，得标之方"，实际上就是指"标本相移"。

确定治则，还需要因人、因时、因地制宜。《内经》提出"五形志"及"三形"，都是讲人的体质不同。五形志如"形乐志苦""形乐志乐""形苦志乐""形苦志苦""形数惊恐"，是指人的形体劳逸和精神状态有五种不同情况。三形如"膏者多气，多气者热""肉者多血，则充形""脂者其血清，气滑少"，是指人的形体有肥瘦，气质有清浊，血量有多少等不同情况。后世医家总结这方面的经验，也提出肥人多痰，瘦人多火，阴虚者多热，阳虚者多寒。这些都是说明体质是因人而异的。由于人的体质有差异，治疗也就需要分别对待，如多火多热之体，辛燥药就当慎用；多寒之体，寒凉药也当慎用。这些都属于因人制宜的范围。相同的疾病发生在不同季节，病虽同而证不同，所以在确定治则时，"必知天地阴阳，四时经纪"，"必明六化分治"。如同为温病，发于梅雨季节，多见湿温证；发于夏秋之交，多见燥热证。在这些季节用药，虽然都需要"用温远温，用热远热"，但湿温证宜化湿清热，燥热证宜清热润燥，都是有区别的。这就是要因时制宜。另一种，一病而治各不同，是由于"地势使然也"。如西北高寒地带发生中风，可用小续命汤；而南方热带发生中风，小续命汤多为禁药。这就说明因地制宜也是确定治则时所必须考虑到的问题。

制方主要是讲方剂配伍。《内经》配方，有君、臣、佐、使之分。如"主病之谓君，佐君之谓臣，应臣之谓使"，佐药和使药一样，也是协助君药的。《内经》方剂配伍分大（君一臣三佐九）、小（君一臣二）、中（君一臣三佐五）、奇（君二臣三）、偶（君二臣四）、缓（气味薄）、急（气味厚）七种，因为"气有高下，病有远近，证有中外，治有轻重"，制方用药，就要适应这些病情。七方的用法是："近者奇之，远者偶之，汗者不以奇，下者不以偶，补上治上制以缓，补下治下制以急。""奇之不去，则偶之……偶之不去，则反佐以取之。"《内经》七方的配伍和用法，也只提到一些原则。至于方剂配伍，应如何确定君药，则是一个值得认真讨论的问题。君药，顾名思义，应是指治疗疾病起主要作用的药物。臣药、使药、佐药，都是环绕君药发挥作用的。只有在辨明证候，确定治则的前提下，针对主要病变才能决定主药，也才能选好君药。如果分不清主次，用药杂乱无章，就无所谓君臣佐使了。使用剧毒克伐药，当以适中病情为原则，《内经》提出"大毒治病，十去其六；常毒治病，十去其七；小毒治病，十去其八"。就是说此类药物只能中病即止，决不能过剂。并宜配合饮食营养疗法，如"五谷为养，五果为助，五畜为益，五菜为充，气味合而服之"。

药物有气味不同，味有酸、苦、甘、辛、咸、淡之分，气有阴、阳、厚、薄之异，都各有不同的作用。五味的作用，如"辛散、酸收、甘缓、苦坚、咸软"等即是。四气的作用，如"阴味出下窍，阳气出上窍。味厚则泄，薄则通，气薄则发泄，厚则发热"等即是。制方就是在阴阳五行平衡理论的指导下，弄清阴阳平衡的所在，根据药物四气五味调和阴阳的作用，来选择适合病情的药物。选用各种药物，"或收或散，或缓或急，或燥或润，或软或坚"，总的目的，也就在于"调其气，使其平"。因病因破坏人体的动态平衡引起发病，通过药物补偏救弊，恢复了平衡，这就说明了药物都是有偏性的，任何药物，有利必有害，所以决不宜过多地久服某一种药物。《内经》特提出"久而增气，物化之常也。气增而久，夭之由也"。所以医者临证用药，经过一段时期证明无效，或病情明显恶化，就应当考虑是否与过多地滥用某些药物有关，不能看到治疗无效或病情恶化而不知所自返。

以上引证《内经》部分原文，虽然仅限于基础理论与诊疗方法等方面，但已可以明显看出，贯穿在《内经》全书的中心思想，就是围绕着如何保持人体动态平衡的问题。因此学习《内经》要熟悉有关理论原则对临床实践的指导意义。就必须掌握保持人体动态平衡这一中心思想。当然，保持人体的动态平衡，是否能概括《内经》的思想方法，尚有待进一步探讨。以上所述，只不过是个人初步一些不成熟的体会，不当之处希批评指正。

《伤寒杂病论》理论方法新探①

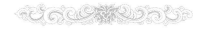

《伤寒杂病论》，为古今中外推崇的中医经典。原书失传，王叔和、王洙就其散佚的部分资料分别整理为《伤寒论》和《金匮要略》二书（以下简称《金匮》《伤寒》）。仲景书得以传世，应归功于二王氏。由于二书仍然存在残缺、错简、复出等问题，叔和所撰，又有"先传后经"之嫌，致引起后世不少疑义。历代注《伤寒》《金匮》者数百家，经反复进行校勘训释，发微析疑，对二书的经义诸多阐发。但各家见仁见智，仍多分歧之处。亦有不甘残缺，竟补其缺而自称古本者，其用心欲求全璧，其所补亦难免不符仲景原意，仍难广泛见信于医林。

古代医籍研究，采用经学式的研究方法是必要的，而且经学式的方法用于医学，还有"文理服从医理"的特殊要求。因此，进一步研究《伤寒》《金匮》两书，亦可从理论原则、思想方法着手。仲景书历来奉为方书之祖，辨证之经典，从仲景全书各篇病脉证治寻求其主线，提纲挈领，网罗全书，从而探讨其辨证之规矩及立方遣药之法度，然后遵循仲景原意对二书进行综合分析，也许有可能弥补校释工作中的某些不足之处。

① 本文原载于《湖南中医杂志》，1993年第3期。

仲景书虽撰自《素问》《九卷》，但属于临床应用医学。分为《伤寒》《金匮》二书，都以"辨××病脉证并治"名篇。可见辨病、辨脉、辨证及确定治则方药，就是寻求二书的主线和探讨其理论方法的着眼点。虽然《伤寒》着重辨外感热病，《金匮》辨内伤杂病，具体病类和病种不同，其理论方法仍多相互关联。因此，二书都应从共同的着眼点进行探讨。

一、从《伤寒》 病脉证治的主线探讨其理论方法

伤寒，为外感热病的总称，仲景总结治疗热病的经验与教训，六经辨证之法，为后世辨证论治树立楷模。仲景书病和证的含义是：病既指大病类如伤寒病；又指病中之证，如太阳病、阳明病……证，既指单个症状，如"有柴胡证，但见一证便是，不必悉俱"；又指多个症状和脉象组成的证候，如"观其脉证，知犯何逆，随证治之"。所以，只有根据症状（或脉象）辨析伤寒病六经所属各证，才能看出外感热病病脉证治的主线（本文病、证、症三词，以现在通用为准）。

伤寒六经以阴阳为总纲，本论明确指出："发热恶寒者，发于阳也；无热恶寒者，发于阴也。"可见寒、热两证，就是观察三阴三阳六经各证的主线。以寒热的变化为纲，就可以分析六经各证的动态变化。从寒热两证看：太阳病发热恶寒、阳明病身热不恶寒、少阳病往来寒热，虽太阳、少阳兼有恶寒，均有发热一症，故均为阳证；太阴病恶寒肤冷，少阴病恶寒踡卧、四肢厥冷（冷过肘膝），厥阴病恶寒肢厥，三证均不发热，而且恶寒厥冷，故均属阴证。从寒热变化看：三阳证恶寒皆为表寒，表寒化热入里则恶寒自罢；三阴证恶寒皆为里寒，里寒从阳化热，亦可出现手足温、发热等证。手足温与厥亦是观察分析寒热变化的内容。所以，三阳证，就是以表寒化热入里及寒热的多少来分析病的发展趋势的；三阴证也是以阴证转阳、厥回肢温及厥热的多少来分析判断病的进退顺逆的。

伤寒三阳证，除寒热症状外，由于外邪伤害人体不同的脏腑部位，太阳证兼有头项强痛、无汗、身体疼痛等症（麻黄汤证）；阳明证兼有身热不恶寒、大汗、烦渴不解、腹满痛、大便结、手足濈然汗出等症（大承气汤证）；少阳证兼有胸胁苦满、不欲饮食、心烦喜呕等症（小柴胡汤证）。这些症状，就是六经提纲证的依据，与寒热的轻重程度极为有关。太阳证偏寒、阳明证但热不寒、少阳证寒热夹杂，故太阳病发热恶寒，如"圊便欲自可""其人不呕"，则为寒多热少（原文作热多寒少，误）；兼有"心烦口渴"等症，则为热多寒少。由此可以看出，从寒热的主线及寒热变化，不仅可以区别三阳证各证及其轻重程度，并可作为分析病的发展趋势的依据。三阴证，除恶寒肢厥外，由于邪盛正虚的程度及病位不同，太阴证兼有"腹满而呕，食不下，自利"等症（理中汤证）；少阴证兼有"脉微细，但欲寐、下利清谷"等症（四逆汤证）；厥阴证兼有"头痛干呕、

吐涎沫"等症（吴茱萸汤证）。这些症状，也是六经提纲证的依据，与人体阳虚寒盛的轻重程度亦极为有关。太阴证虚寒程度较轻，少阴证阴寒极盛，厥阴证亦病属虚寒。也有认为厥阴证提纲应为厥热胜复或寒热夹杂的乌梅丸证（实际上乌梅丸证病属厥蛔）。三阴证阴证转阳，不但厥阴证有厥热胜复，太阴证恶寒肢冷，不用补火回阳之别而"手足自温"，亦有阴证转阳之机；少阴证"手足反温，脉紧反出者，虽暴烦下利必自止"，亦属阳长阴消之候；厥阴证阴证转阳，如"发热四日，厥反三日，复厥四日，其病为退"；"厥四日，热反三日，复厥五日，其病为进。寒多热少，阳气退，故为进也"。也是以阳气之消长，决定病邪的进退。故三阴证皆属虚寒之证，只是轻重程度不同而已。三阴证虽不发热，但阴证是否转阳，亦以发热、手足温为标志，故亦可根据寒热（包括温厥）变化做出预后判断。

外感热病发展快，各证常处于动态变化之中，加上处理不当，易出现错综复杂的证候。对待这类证候，也应根据外感热病的主线及其变化进行观察分析，才能得其要领。如"得病六七日，脉迟浮弱，恶风寒，手足温"，此证为虚人伤寒，病在太阳经。手足温非手足濈然汗出，本无可下之证，因一再误下，仍有太阳、少阳两经症状。"颈项强，胁下满痛"，此时病的发展趋势，从"本渴而饮水呕""不能食、面目及身黄、小便难"诸症分析，已显示病已化寒入里，对照太阴证"食不下""自利不渴""太阴身当发黄，若小便自利者，不能发黄"，本证正因小便不利而发黄，虽渴不引饮，故引饮则呕，可证明已由脾胃虚寒引致寒湿郁滞、水饮停留。再用小柴胡汤，方中黄芩、白芍苦寒酸敛则重伤胃气，故产生"食谷者哕"的后果。此例虽系仲景从总结经验教训出发的，分析这一证例，能掌握外感热病寒热变化的主线。

从寒热辨析六经各证，尚须注意假寒假热证，伤寒特别提出"病人身大热，反欲得近衣者，热在皮肤，寒在骨髓也；身大寒，反不欲近衣者，寒在皮肤，热在骨髓也。"在此，明示人对假寒、假热证，应从反面揭示出病的真实本质。如"少阴病，下利清谷，手足厥冷"而"反不恶寒，其人面赤色"，其证为"里寒外热"，不能误于面赤不恶寒的假象而忽略了下利清谷的虚寒本质；又如"少阴病……其人腹中痛，泄利下重"而外见"四逆"，其证为"里热外寒"，不可误于肤冷不发热的假象而忽略了泄利下重的真热本质。这说明分清寒热真假，也是追踪寒热变化不可忽视的问题。

二、从《金匮》病脉证治的主线探讨其理论方法

杂病包括内、外、妇、儿各科，《金匮》儿科只遗留小儿疳虫蚀齿方，主要是内科，其次是妇科，再次是疮疡外伤科。探讨仲景治杂病的理论方

法，也要根据症状和脉象，辨析各种疾病及病中所见各证，从而发现杂病病脉证治的主线。

《金匮》首篇就提出"五脏元真通畅，人即安和"，故治疗杂病，既要注意到"形体有衰"，又要重视"四肢九窍，血脉相传，壅塞不通"，当"补不足"而"损有余"。由此可见，虚实就是观察内伤杂病的主线。以虚实变化为纲，也就可以分析杂病各证动态变化。

虚者，形体组织有所亏损，具体见证，多表现为五脏虚损诸证。如"失精家，少腹弦急，目眩发落，脉极虚芤迟"，为肾之精气亏损。"脉沉小迟，其人疾行则喘喝。手足逆寒，腹满，甚则溏泻，食不消化也"，为脾胃虚寒。虚则补其不足，补肾用肾气丸，补脾用黄芪建中汤、理中汤，仲景已为后世立法。实者，实邪结聚，致血脉壅塞不通，具体见证，多表现为血水痰食诸证，如胸满、唇痿、舌青，口燥但欲漱水。烦满如有热状，其脉反无热（不见数脉）。腹不满而言满为瘀血证。喘满，心下痞坚，甚则咳满胸中痛。面色黧黑，脉沉紧或沉弦为痰饮证。实则损其有余，祛瘀用下瘀血汤，逐饮用十枣汤，均须祛邪殆尽，不嫌峻猛。但虚与实必须严格掌握，所以《金匮》提出治肝补脾之法，但又强调"肝虚时用此法，实则不可用之"，也就是要避免造成"虚虚实实"之失。

上述典型的虚证、实证是易于掌握的。由于虚实变化，其中存在着虚实夹杂与虚实因果关系，这就需要根据主线，追踪其相应关系，才能做出相应的分析判断。如停痰宿水，由脾虚不能运化而致者，症见"气满不能食，自吐出水后，心胸间虚"，则为虚实夹杂之证，用外台茯苓饮补益脾气，行气利水，即攻补兼施之法。另有一种"虚实夹杂"而实为真实，虚属假象者，如"五劳虚极羸瘦，腹满不能饮食。肌肤甲错，两目暗黑"，其证系"内有干血"，血脉壅塞不通为因，新血不能营运形体为果。《金匮》大黄䗪虫丸，用大量虫类破血药专恃攻逐，盖瘀血去则新血自生，亦即祛邪扶正之法。"虚实夹杂"的假虚证，外证相似而实质不同，攻补兼施与扶正祛邪两法亦有根本区别。如果不从虚实夹杂和因果关系进行比较分析，虚实夹杂专用攻逐，则不免伤正；假虚证杂以补益，亦不免留邪为患。

辨虚实即是观察分析杂病病脉证治主线的着眼点，所以既要重视《金匮》有关邪实壅塞不通的实证，又要与虚证相鉴别。"四肢九窍，血脉相传，壅塞不通"，是各种实证的主要病机之一，故实证多表现出面色黧黑，胸腹胀满作痛、呼吸不畅、咳喘短气、二便不利等症。这些症中的单个症状亦可出现于虚证，《金匮》对此，在不少条文中已做出了鉴别。历来研究仲景书有采取类证方法的，但类伤寒者多，类杂病者少，因此特举短气、腹满两症为例，供杂病类证参考。胸痹篇："胸痹，胸中气塞短气，平人无寒热，短气不足以息者实也。"虚劳篇："男子脉虚沉弦，无寒热，面色白，时目瞑兼衄。短气里急，少腹满，小便不利，此为劳之使然。"两症均非外感寒热而有短气，一为饮留心肺之间，气机壅塞不通而呼吸不畅，故兼有满痛之症；一为肾精亏损，气虚不摄而呼吸不能接续，故兼见面白目瞑里急等虚象，虽同为短气而虚实迥异。又如腹满，腹满篇："病者腹满，按之不痛者为虚，痛者为实。腹满不减，减不足言，当下之。腹满时减，复如故，当温药。"腹中实邪壅塞不通，不通则痛，故一般腹满可以按之痛否定虚实。至腹满不痛，则又当以腹满的减轻程度与反复与否来判断其虚实。由此可见，杂病虚实辨证，必须根据杂病病脉证治的主线才能做出准确判断，也只有辨证准确，立方选药也才能中肯。

三、从《伤寒》《金匮》 重复交叉点探讨其理论方法

《伤寒》《金匮》原系一分为二，经后人编排整理，虽各有重点，但交叉重复之处不一而足。如何看待这些问题，也是寻求二书的主线和探讨其理论方法需要重视的问题。在临床实践中常可看到，外感引动某些脏腑的慢性病促使急发，或在患有慢性病过程中兼有新感促使转剧，这些病可以反映出外内合邪、内外并病等证，存在着表里辨证与表里轻重缓急的问题。所以，《伤寒》《金匮》虽一分为二，仍然有一定的相互联系。《金匮》首篇就提到脏腑经络先后发病的理论，并汇参《伤寒》有关条文提出伤寒杂病表里先后的处理原则。由此可见，表里及表里双方的轻重缓急，就是二书交叉重复的主线。

《伤寒》《金匮》二书对表里证轻重缓急的先后处理原则大致有三：

1. "伤寒心下痞，恶寒者，表未解也，不可攻痞，当先解表。""太阳病不解，热结膀胱，其人如狂，当先解外。解外已，但少腹急结者，乃可攻之。"此举心下痞与瘀热结于下焦两证为例，说明见痞消痞而塞滞未去，痞满终不可解；外热与有形的瘀血结聚成实，仅攻其瘀，外热不除，仍可继续瘀滞。这类表里兼病，都强调表未解不可攻里，当先解表。

2. "夫病痼疾加以卒病，当先治其卒病，后乃治其痼疾也。"《金匮·肺痈篇》就提到肺痈胸满，咳喘气逆，兼有"鼻塞清涕出，不闻香臭"，当先用小青龙汤。"虚劳篇"对虚劳兼有风气外感，在补益的薯蓣丸中亦不忘配伍桂枝、桔梗、柴胡等疏散之品，都说明痼疾非旦夕可以收效，卒病势急，不及时解散，久则多变，故亦当以解表为首务或采取表里兼治之法。

3. "病，医下之，续得下利清谷不止，身体疼痛，当先救里，后身疼痛。"表证误下，恶寒身痛的表证未解，而厥逆、下利清谷等里证相继出现，此时权衡表里轻重缓急，则当以救里为急。因虚寒极盛，再予发汗解表，则阳随汗泄，亡阳之变，多难幸免。可见仲景对外感内伤表里证的先

后处理原则，一般表里证兼见，当先予解表；如表里证无缓急轻重之分，亦可表里兼治；如里证急于表证，则权用先里后表之法。

《伤寒》《金匮》二书，条文重复出现的，以《金匮》"呕吐哕下利篇"为多见，如呕有胃反、吐涎沫、干呕下利、呕而发热、呕而见厥、食已即吐、呕而心下痞等证。下利有热利下重、下利清谷、下利腹满身痛、下利谵语、下利便脓血及下利肺（腹）痛、利后失气、失气即利等证。本篇较全面反映出仲景辨治呕吐下利的思想及对表里证的先后处理原则，如"呕而发热，小柴胡汤主之"，"呕而胸满，吴茱萸汤主之"，"下利腹胀满，身体疼痛……攻表宜桂枝汤"，"热利下重，宜白头翁汤"等，均为外感治吐利之法，因其有寒热症状而用于内伤杂病。这一篇的某些重复，也有可能系后人整理编排时，从全面考虑仲景学术思想出发的。又如《伤寒·太阳篇》："脉浮紧，发热恶寒，身疼痛，不汗出而烦躁者，大青龙汤主之"，"伤寒表不解，心下有水气，干呕，发热而咳，或喘者，小青龙汤主之。"前者为外寒兼有内热，用麻桂加石膏，后者为外寒兼有内饮，用麻桂加姜辛味夏，则可按表里的主线及表里证的轻重、热与饮的轻重进行分析。心下有水气，即发热不渴、吐涎沫之意。《金匮·咳嗽上气篇》："肺胀，咳而上气，烦躁而喘，脉浮者，心下有水。小青龙加石膏汤主之。"肺胀病而见脉浮等表证，虽有烦躁内热之象，仍发热不渴、吐涎沫，故仍用麻桂加姜辛味夏以逐饮，稍佐石膏以清热，其方实即大、小青龙汤的偶方，药味虽简，规矩严谨，亦属伤寒治咳喘之法用于内伤杂病之例。亦可根据表里的主线及表里证的轻重进行分析。由此也可以看到，仲景的学术思想贯穿于《伤寒》《金匮》二书，重复之处，正是可以相互参考印证的。

至于条文内容虽非重复，其辨治的思想方法可以相互参证的，也是两书交叉之点。如"脉浮而缓，手足自温者，为系在太阴。太阴当发身黄。"黄疸见于太阴，究属寒湿还是湿热？则可证之《金匮》黄疸篇。黄疸篇谓："寸口脉浮而缓，四肢苦烦，脾色必黄，瘀热乃行"，则知脉浮而缓、手足自温，已有湿与热合之机。手足自温与四肢苦烦，只是轻重程度不同而已。由此也说明，仲景书只有按仲景原意解释，才比较客观。通过二书的互证，对某些分歧的是非判断，也可能有所裨益。

《伤寒杂病论·自序》中指出："天布五行，以运万物；人禀五常，以养五脏。经络府俞，阴阳会通。"说明外感内伤，都应根据脏腑经络、阴阳会通之理，究其顺逆，求其主线，以便于对千变万化、错综复杂的病证进行分析处理。仲景书言阴阳，具体内容大多涉及寒热虚实表里等方面。本文根据《伤寒》《金匮》有关原文的原意，提出外感病偏重于寒热，内伤杂病偏重于虚实，外感内伤交叉偏重于表里，虽各有侧重，六个方面也不是孤立而不涉。从六个方面举例进行理论分析，也仅仅是从方法学的角度进行探讨，"思求经旨，演其所知"而已，不可能概括全面。贻误之处，尚希海内外同道不吝指正为幸。

伤寒温病的学术源流与辨证论治

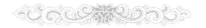

汉代张仲景著《伤寒杂病论》，总结了秦汉以前的临床经验，为后世中医学术有规矩的开端，对人民保健事业上的贡献是相当远大的。其书伤寒部分为治疗各种急性传染病最早记载的书，即现在流传的《伤寒论》。温病，也是急性传染病，《伤寒论》中早有温病之名，宋金元以来，温病流行较广，医家复创滋阴、寒凉之法以治温病，逐渐成温病学派，降及明清，温病学派与伤寒派形成对立。学习伤寒的，以为温病不遵守六经法则为违背经旨；学习温病者，执古方不足以治今病之说以非难伤寒，实际上是学者自不全面，不是每种学说有什么矛盾，温病学说也就是从伤寒论的基础上经过不断实践逐渐发展而来的，《难经》所谓伤寒有五，就已概括有温病在内。由于实践中体会的经验各家有所不同，学术理论上的分歧是不可能避免的，后之学者对伤寒温病的理论不能全面掌握，甚至先入为主，偏寒偏热的成见根深蒂固，在临床上不从客观实际出发，那就有随时发生错误的可能，对病者来说，是极其不利的，对发挥中医学的治疗作用也是有极大障碍的。目前中医学术上亟待统一的也就是在这个问题上。本文就伤寒与温病的学术源流和辨证论治两方面提出个人的意见，这些意见也还不够全面，有待于同道之指正。

一、学术源流

伤寒原有广狭二义，狭义伤寒，就是指感受寒冷气候而引起的疾患；广义伤寒，则赅括四时风、温、暑、湿等症。《伤寒论》沿用《素问》六经之名，将各种急性传染病归纳为六个类型，在三阳证中，不但阳明可以代表温病，太阳、少阳也有很多关于温病理论方法的阐述。《伤寒论》说："太阳病，发热而渴，不恶寒者为温病。若发汗已，身灼热者，名曰风温。风温为病，脉阴阳俱浮，自汗出，身重，多眠睡，息必鼾，语言难出。若被下者，小便不利，直视失溲。若被火者，微发黄色，剧则为惊痫，时瘛疭，若火熏之，一逆尚引日，再逆促命期。"这就明确示人以伤寒与温病之鉴别，伤寒发热，大多得汗而解，温病发热，汗出而热反炽盛，可知温病非麻桂辛温发汗之剂所宜，雷少逸《时病论》亦特别指出："凡温病切忌辛温发汗。"仲景当时对体温郁积过高之症，不单取麻黄、桂枝相配伍，而取麻、桂、石膏相配伍，于辛温发汗法中，已另辟辛凉发汗一法，如不善于体会此中意义，对温病也妄用辛温发汗，发汗不解，再妄施"火攻""泄下"之法，结果使体内水分过度受伤，给温病发展创造了有利条件，以致发生黄疸、尿闭，甚至小便失禁以及直视抽搐等神经症状，这都是温病误治后产生的坏症，非温病发展结果必然如此的。《伤寒论》治疗温病的方剂虽多遗佚不传，但如麻杏石甘汤、栀子豉汤、白虎汤、承气汤、猪苓汤、黄芩汤、黄连阿胶汤等，仍是可以效法的。特别是提出来在治疗上必须照顾阴虚病人的体质和着重保护津液，也就是治疗温病的关键。《伤寒论》说："脉浮热盛而反灸之，此为实，实以虚治，因火而动，必咽燥吐血。"又说"微数之脉，慎不可灸，因火为邪，则为烦逆，追虚逐实，血散脉中，火气虽微，内攻有力，焦骨伤筋，血难复也。"又说："大下之后，复发汗，小便不利者，亡津液故也，勿治之，得小便利必自愈。"又说："脉浮数者，法当汗出而愈，若下之，身重心悸者，不可发汗，当自汗出乃解，所以然者，尺中脉微，此里虚，须表里实，津液自和，便自汗出愈。"基于上述，微数之脉与脉浮热盛之病人，都属于阴虚热盛的体质，所谓慎不可灸，也当然不能用辛温发汗，如误用之，使里黏膜充血破裂，就会发生咽燥吐血之症，或热盛于内而为烦闷呕逆，或脉中血液被灼而残害筋骨，这就是不照顾阴虚病人的体质而造成的不良后果。由水分消耗而伤及血液，这对温病的发展变化已有较明确认识，已为后世温病学家之所取法。尤以朱丹溪对"血难复也"一句有深刻体会，因创"阳常有余、阴常不足"之说，也就是进一步说明温病保护水分的重要性。仲景当时对水分受伤而致小便不利与下法而致身重心悸等症，特别指出不能再用利尿发汗之剂使重伤其水分（滋润生津之剂当可以用），待体液恢复，小便自然通利或自汗出，然后可以自愈。于此可见，《伤寒论》的理论方法，又何尝不可以用于温病呢？如独固执伤寒方多辛燥不适宜于治疗温病，那对《伤寒论》的整个精神就不够彻底了解，以故已往伤寒、温病学说上无谓的争论经久不决，甚至最近还有说《伤寒论》未包含温病学说的，这都是一种偏见。

伤寒温病的致病原因，现代医学始推原于细菌、病毒不同之故，当然也与时令气候有关，古时不知有微生物，都认为是因气候影响而使本体发生寒热变化。《内经》谓"冬伤于寒，春必温病"。《伤寒例》云："冬时严寒……中而即病者，名曰伤寒，不即病者……至春变为温病，至夏变为暑病。"凡此不因感冒而暴发之热性病，后世皆称为"伏气温病"。《伤寒例》又说："其冬复有非节之暖名曰冬温，冬温之毒与伤寒大异。"冬令应寒而反热，因时令反常，感之即病，这就是"新感温病"，此后如吴又可谓"瘟疫从口鼻而入，伏于膜原，其传变有九。"叶香岩谓"温邪上受，首先犯肺，逆传心包"，都是属于新感温病之类。

温病的治疗方剂，伤寒以后，当首推刘河间之双解散，因当时流行的热性病，多不适宜单纯用麻桂等辛温发汗之剂，故刘氏于发表清热方中，佐以承气汤、六一散、四物汤（去地黄）等而订出双解散一方，其方在热性病初期，是具有发汗解热、清理肠胃等综合作用的。《伤寒医鉴》说："恐麻黄、桂枝之误，遂取双解散，无论伤风伤寒，内外诸邪，皆能治疗，从下症借汗者，亦不为害。"于此可见其方适应之广泛了。不过当时流行的热性病，是伤寒还是温病？尚值得怀疑。所以王安道批判刘河间说："殊不知仲景之麻黄汤、桂枝汤，本不用于夏热之时也……若仲景为温暑之方，必不为此，必别有法，但惜其遗佚不传，致后人有分歧之患。"王氏很明显指麻桂诸方不适宜于夏时流行之温病，治温暑之方已经失传，原则上伤寒与温病的方剂，是不能混合而为一的。可见刘氏虽知伤寒与温病有别，但不及王氏那样明确。故刘氏对温病的治疗方法，亦常多模棱两可，如《伤寒标本》说："凡表证脉浮，身体肢节疼痛——伤寒无汗用麻黄汤，伤风自汗用桂枝汤；一法，不问风寒，通用双解散或天水散最妙。"刘氏对脉浮，体痛恶风寒之表证，主张用其自订之双解散、天水散，而又不忘麻桂二方，这对于伤寒表证宜用辛温，温病表证宜用辛凉，似乎尚无定见。其所订双解散，虽不如麻桂等纯为辛温燥烈之剂，比较治温病的辛凉清润诸方，仍然是有些距离的。如此如吴又可、戴麟郊、吴鞠通等皆能对伤寒温病不同之点做出精详的分析，而处方用药与伤寒的界线也尚有不够明朗之处，如吴又可以达原饮加大黄、葛根、羌活、柴胡、生姜、大枣等为表里分消之剂；戴麟郊以人参败毒散、九味羌活汤为辛凉、辛寒之方；吴鞠通对风温等症初起恶风寒者仍主以桂枝汤，这与温病治疗原则都是不相合的。自叶天士创卫、气、营、血之说，订出辛凉、泄热、清营、凉血诸法，温病治疗方法始臻完善，叶氏并慎重指出："温邪……若论治法，则与伤寒大异也。"章虚谷对叶氏极端推崇，他说："伤寒温病，二千年来，纷纷议论，叶氏始辨其源流，明其变化，不独为后学指南，实补仲景之残阙，厥功大矣。"自后王孟英以《内经》、仲景之文为经，以叶天士及各家之文为纬，著《温热经纬》一书，温病之学，始称集大成。

《伤寒论》将各种急性传染病的证候归纳为六个类型，沿用《素问》六经之名，分三阳经、三阴经，三阳经代表热证，三阴经代表寒证，并创立传经、直中之说，以病变由三阳经逐渐发展的为传经；病变发展迅速，直见三阴证者为直中，中医历来都以此作为一切外因病病变发展的规律。此种规律，适用范围最广，温病的发展变化只属于六经范围的一部分，比如温病皆有发热，就不牵涉三阴，温病虽发展迅速而无直中寒证，再从温病的转变上看，由于高热消耗的结果，多致水分受伤，或发生烦渴燥结等消化系症状，或发生神昏强直抽搐等脑神经症状（古人以燥结肠胃为顺传，以侵犯心包为逆传），经过泄下清解等治疗以后，水分恢复，或发生战汗，或转为疟状，或现轻微表证而愈。叶氏谓"伤寒多有变症，温病虽久在一经不移，以此为辨"。叶氏虽以卫、气、营、血为温病辨证纲领，吴氏对温病又分上、中、下三焦论治，如叶氏认为邪留三焦，亦为伤寒少阳病，燥结肠胃，亦称为阳明里结之症；吴氏以上焦为太阴温病，中焦为阳明温病，下焦为少阴温病。他们并没有否认六经，不过他们从温病发展变化方面，已另得出一种规律，特借用卫气营血、三焦等名词以为言论的依据，因此伤寒与温病的学术源流是同归而殊途的，由于学术源流上有些分歧，致使后世对伤寒温病的界线每多纠缠不清，实际上所谓六经、三焦、卫气营血等，也就是适应观察不同病变的一种代名词而已。

二、辨证论治

伤寒与温病的治疗方法，主要是建立在《内经》所谓"寒者热之、热者寒之"的原则之上，所以都必须辨识其症状之属寒属热才能够决定治疗，仍然是不能离开"辨证论治"的方法的。兹根据临床常见症状，把伤寒温病在治疗上的常用药物相互对照的表列于后（表1），以资采用。

表 1 伤寒温病常用药物相互对照表

证治 类别		伤　　寒		温　　病	
		辨　证	治　疗	辨　证	治　疗
全身症状	恶　寒	鼻塞无汗、轻度发热	麻黄、羌活、生姜、桂枝、防风	发热自汗、咳嗽	桑叶、薄荷、牛蒡、桔梗
	发　热	头痛、恶寒无汗、或微汗恶风	桂枝、白芍、防风、川芎	自汗或微恶寒、咳嗽烦渴	菊花、山栀、连翘、黄芩
	寒　热	胸胁满、烦呕肢节痛	柴胡、桂枝、白芍、半夏	热多寒少、口渴引饮	青蒿、黄芩、白芍、枳壳、连翘
	发　黄	黄而暗晦、舌苔腻、腹胀尿黄	苍术、茵陈、厚朴、桂枝	黄而鲜明、小便短赤、舌苔厚黄	黄柏、栀子、茵陈、赤苓
	身　痛	恶寒无汗、骨节酸楚、鼻塞流涕	麻黄、桂枝、荆芥、羌活	发热微汗、口渴或身重	蚕沙、防己、木瓜
	关节痛	关节疼痛、不能屈伸、恶风微肿	桂枝、羌活、独活、秦艽、附子	身热尿赤、关节烦疼	牡丹皮、白芍、木瓜、防己、忍冬藤

类别	证治	伤寒 辨证	伤寒 治疗	温病 辨证	温病 治疗
局部症状	自汗	汗漏不止、恶风、四肢拘急	附子、白芍、甘草	身热不恶寒、口渴引饮	知母、石膏、粳米、甘草
	无汗	恶寒鼻塞、身痛骨节酸楚	麻黄、桂枝、生姜	微恶寒、鼻塞喷嚏，或干咳便秘	荆芥、薄荷、葱须、桔梗（微寒）、知母、麦冬、杏仁（干咳）
	头痛	恶寒项强、周身腰痛	羌活、白芷、川芎	面赤口苦、耳鸣目眩	蔓荆子、菊花、薄荷、蒺藜、蝉蜕
	面赤	不能得小汗出、身痒、恶寒不渴	麻黄、桂枝、生姜、白芷	头痛目赤、烦渴便秘、耳鸣	菊花、栀子、桑皮、牡丹皮
	腰痛	腰冷如坐水中、得温则减	独活、防风、白术、细辛、桂枝	尿赤烦渴或下部沉重	秦艽、萆薢、知母、黄柏
	胸满	咳喘痰多、不渴、苔润	半夏、砂仁、陈皮、豆蔻	咳嗽、烦满或痛、口烦渴	瓜蒌、枳壳、马兜铃
	腹满	喜得温按、恶寒、下利尿清	吴茱萸、干姜、白术	痛不可按、烦热咽干尿赤	厚朴、枳实、大黄、芒硝
呼吸系症状	咽痛	恶寒体痛、欲热则痛减、小便色白	射干、桂枝、皂荚、半夏	咽干声嘶、目赤口渴、二便涩	生地黄、白芍、金银花、连翘、黄连
	哮喘	无汗恶寒，或喉中如水鸡声	射干、麻黄、半夏、茯苓	身热汗出、痰涎难出	葶苈、杏仁、瓜蒌、芥子
	咳嗽	恶寒鼻塞，或喉中作痒	陈皮、半夏、紫苏叶、生姜	气急息重、痰稠难出	枇杷叶、贝母、杏仁、石韦
循环系症状	厥逆	恶寒或踡卧，或下利清谷、脉沉细	附子、干姜、甘草	胸胁烦满、自汗口燥，或吐泄	石菖蒲、枳壳、连翘、蚕沙、木瓜
	吐血	面青白、恶寒、血色紫黑	当归、艾叶、姜炭	面目赤、口燥心烦、血色鲜红	侧柏、白芍、生地黄、仙鹤草
	衄血	头痛、恶寒、无汗	荆芥、紫苏叶、桔梗	头部胀痛、头烦、目瞑、鼻干	知母、生地黄、白茅根

续表2

类别	证治	伤寒		温病	
		辨证	治疗	辨证	治疗
消化系症状	呕吐	身痛无汗、不能食、食则作酸	生姜、半夏、吴茱萸、草果	烦渴面赤、口中臭黏、暴吐即酸	黄芩、黄连、石斛、竹茹
	口渴	口渴不欲饮，或水入即吐	半夏、茯苓、生姜、粉葛	口渴引饮、唇红尿赤	知母、天花粉、芦根
	不食	胸满、便泄、或呕吐	白术、干姜、砂仁、茯苓	烦闷不舒、口渴便秘或泄不爽	枳壳、厚朴、石斛、扁豆
	呃逆	旋发旋止、饮冷则甚、或肢冷	干姜、半夏、丁香、柿蒂	呃声不休、心下烦满	陈皮、竹茹、石斛、黄连
	便秘	初硬后溏、恶寒腹满	干姜、白术、厚朴	绕脐痛、潮热烦渴	大黄、芒硝、枳实、厚朴
	下利	头痛恶寒、腹满、完谷不化	粉葛、羌活、苍术、茯苓	口秽尿黄、泄下腥臭	扁豆、厚朴、黄连、白芍
	便脓血	恶寒倦怠、脉细、小便色白	当归、木香、肉桂、赤石脂、干姜	发热口渴、里急后重、肛门热痛	白头翁、秦皮、黄柏、黄连
泌尿系症状	尿秘	关节疼痛、身重不可转侧	桂枝、羌活、茯苓、防己	少腹满痛、腰痛、或咳喘不能卧	桔梗、车前子、淮木通、萆薢、黄柏
神经系症状	烦躁	不汗出而烦躁，或汗出恶风、四肢逆冷	麻黄、桂枝、石膏（不汗）附子、干姜、茯苓（汗后）	烦扰不安、口渴，或胸中窒塞、结痛	栀子、豆豉、竹叶、石膏、枳壳
	失眠	恶寒肢冷、昼日烦躁不得眠、夜而安静	干姜、附子、白芍、甘草	夜烦不眠，或五心烦热、咽干口燥	黄连、阿胶、生地黄、白芍、酸枣仁
	强直	恶风寒、项背局部强硬	羌活、桂枝、粉葛、麻黄	高热神昏、强直反张、面目赤、时瘈疭	紫雪丹、牛黄丸
	痉挛	恶寒、四肢拘急、难以屈伸	附子、桂枝、薏苡仁、白芍、甘草	高热神昏、痰潮不语、四肢抽搐	天竺黄、胆南星、犀角、木瓜、双钩、石膏

　　表内虽未采用成方，在临床上如能根据所有症状，正确地辨证择药，把选择的药物配合起来使用，与成方的组织内容，是不会有原则上的差别的。

治疗温病的方药，虽然是从《伤寒论》的基础上发展而来的，由于历代医学的总结提高，比《伤寒论》就要丰富得多了，这正是中医学的进步，所以都应该系统学习，全面掌握，不能有先入为主的门户见解。

通常应用的止呕、镇痛等药品，根据症状表现不同可以随症出入加减，但也必须掌握"辨证论治"方法，如生姜、半夏只适宜于寒呕而不适宜于热呕；薄荷、菊花、防己、蚕沙只适宜于温病的头痛、身痛而不适宜于伤寒，这就是中医"辨证论治"的特点，非对症用药可比。

中医在治疗上应掌握寒热，不但对传染病必须如此，对慢性病亦不能忽略这点。由于现代医学对所有的病证尚不可能都掌握有可靠的原因疗法，所以目前对某些病根据寒热症状采用寒热疗法，以改善机体内在环境，使健康条件占优势，求得在治疗上发生效果，在解决实际问题方面仍然有其一定的作用。

试论《金匮》以脉论证①

《金匮要略》（以下简称《金匮》）为仲景《伤寒杂病论》的杂病部分，系〔宋〕林亿所撰，《金匮》略于《备急千金要方》《外台秘要》，可能是唐以后的删节本。本书体例不一，其中以脉论证诸条，有问答式的，有非问答式的，似非一家之言。林亿撰《金匮要略》，曾"采散在诸家之方，附于逐方之末"，以补未备。以脉论证的某些条文，也有可能系林亿等所补入。诸条文义多深奥费解，甚至文字艰涩注家不释者亦有之。因之必须认真研究以脉论证诸条，才能领会《金匮》以脉论证的原意。

《金匮》首篇论浮脉在前在后，指出浮脉在后，必有"腰痛背强不能行""短气而极"等症，用意即脉证必须合参。以脉论证诸条，亦非凭脉断病，亦有脉证合参之意。因此，解释以脉论证诸条，不可就脉论脉，而是必须结合本条及本篇有关辨证及治疗等内容相互参证，始能明其意义所在。而且，以脉论证诸条，多指兼见脉，此种脉象多见于病情复杂的证候。兼见脉能脉证合参，对如何辨别疑难杂证也是有帮助的。兹举例分析如下：

一、以脉论证，体现病脉证并治，并有表达病因、病机之意

"寸口脉浮而紧，紧则为寒，浮则为虚，寒虚相搏，邪在皮肤。浮者

① 本文原载于《贵阳中医学院学报》1984 年第 3 期。

读经心得

血虚，络脉空虚，贼邪不泻，或左或右，邪气反缓，正气即急，正气引邪，喝僻不遂。邪在于络，肌肤不仁；邪在于经，即重不胜；邪入于腑，即不识人；邪入于脏，舌即难言，口吐涎。"（中风历节病脉证并治第五）

本条以脉论证，论述中风病的病因、病机及其分证。中风病虽可立即出现脏腑症状，根据《金匮》首篇"经络受邪入脏腑"的理论，认为中风病亦系"寒虚相搏，邪在皮肤"，因"络脉空虚，贼邪不泻"所致。外邪中于一侧，或左或右，邪所在之侧，反而弛缓，邪所不在之侧，即形拘急，缓急相引，故口眼喝僻不遂。风邪入里，依次由络入经、入腑、入脏，随即出现肌肤不仁，体重不胜，不识人，舌謇难言、吐涎等险恶症状。正因为《金匮》以风从外入为中风病病因，外邪入里，由浅而深，故以中络、中经、中腑、中脏分证，林亿校补《金匮要略方论》，亦多采用麻桂一类方剂。续命汤长期被认为治中风病之主方，亦由于此。

"师曰：疟脉自弦，弦数者多热，弦迟者多寒，弦小紧者下之差，弦迟者可温之，弦紧者可发汗针灸也，浮大者可吐之，弦数者风发也，以饮食消息止之。"（疟病脉证并治第四）

本条以脉论证，兼及治法。疟病系一种恶寒发热汗出发作有定时的疾病，由于疟病病人感受外邪与本身阴阳气血盛衰不同，其见证亦有所不同。疟病发作后，汗出热退，脉象亦渐趋平静，弦脉多转为缓补之象。若发作时，除有疟病典型症状外，尚有其他见症，发作后，其他症仍不消退，脉象亦不缓，如症见烦热口渴，或恶寒不解，或胁痛有块，或胸闷欲呕，脉见弦数，或弦迟，或弦小紧，或浮大，此即疟病各证之所由分也。

疟发时，但热不寒，或热多寒少，烦热口渴，脉弦数者，则为热疟，热疟多与阳旺之人感受暑热之邪有关，治当清热除疟。疟发时，但寒不热，或寒多热少，发作后，仍肢冷怯寒，脉弦迟者，则为寒疟，寒疟多与阳虚之人贪凉取冷有关，治当散寒祛疟。若见弦紧之脉，则为表寒，当辛温发散，或以针灸疗法彻其外寒。疟久不愈，胁痛有块，脉弦而小紧，则为经络瘀阻，结于胁下，故脉象亦弦细紧急，当攻下其瘀血。疟发时，胸闷呕恶，浮脉大，浮为病在上在表，大为实，实邪见于上部，多属痰热互结，在上者因而越之，故可用吐法。至热疟久不止，徐忠可谓"热极则生风，生耗津液，此非徒求之药，须以饮食消息，止其炽热，即梨皮，蔗汁止渴生津之属"。（《金匮要略论注》）

"寸口脉沉而弱，沉即主骨，弱即主筋，沉即为肾，弱即为肝。汗出入水中，如水伤心。"

"趺阳脉浮而滑，滑则谷气实，浮则汗自出。"

"少阴脉浮而弱，弱则血不足，浮则为风，风血相搏，即疼痛如掣。盛人脉涩小，短气，自汗出，历节痛不可屈伸，此皆饮酒汗出当风所致

也。"（中风历节病脉证论第五）

历节属痹病之类，痛在肢节，肿在下部，肿处黄汗出，并见发热，与一般风湿痹证不同。历节痛以夜间为剧，甚至如虎之啮，故后世又称为白虎历节风。历节病由湿邪流于关节交会之处而成，"汗出当风"，"汗出入水"，即指汗出之时，当风入水，阻碍皮肤之排泄，因离经之汗不能返还故道，遂致成为湿邪而流注关节。如上阳不虚，脾能健运，如所谓"谷气实"，"趺阳脉浮滑"之人，虽一时皮肤不及排泄，过时汗自出，则湿邪必与汗俱出，自不致留湿为患。只有"寸口脉沉弱，少阴脉浮弱"或肥人"脉涩小"，易喘、易汗等素质虚弱之人，湿邪流注关节交会之处，始着而为病。

以上三段，中风病脉证并提，疟病提到脉证并论，中风与历节病均提到病因病机，可见以脉论证，系从脉象着眼，结合辨证，从而分析病因病机，决定治则。《金匮》各篇论病脉证并治的原意本就如此，由此说明，《金匮》以脉论证，决非单纯的凭脉断病。

二、辨证当注意兼见脉，兼见脉不相类，表示脉象同中有异，证亦同中有异

"脉弦而大，弦则为减，大则为芤，减则为寒，芤则为虚。虚寒相搏，此名为革。妇人则半产漏下，男子则亡血失精。"（血痹虚劳病脉证并治第六）

本条重见于"惊悸吐衄下血胸满瘀血篇""妇人杂病篇"，前篇削"失精"两字，专言亡血；后篇去"男子则亡血失精"一句，专论妇人。总言漏下亡血诸证，精血内夺，虚阳外浮，常可出现革脉，革脉如按鼓，外实中空，革脉有似弦脉大脉，但弦脉如新张弓弦，按之有力，革脉虽有弦象，重按之减弱，故谓弦则为减。大脉亦洪大有力，脉形阔大，革脉之大、按之中空无物，有类芤象，故谓大则为芤。弦脉主肝阳偏亢，性质属热，虽有弦象而重按无力，则其性相反。大脉主实邪内结，性质属实，脉形虽大而按之中空无力，其性亦相反。故虚劳诊得革脉，可由"虚寒相搏"而致，虚劳脉见弦象大象，均当从浮中沉三部辨其有力无力，结合全身症状，注意同中之异，分清寒热虚实，以免虚虚之失。妇人半产漏下，虽主用旋覆花汤，亦为兼有蓄血停瘀之证而设。如体虚而无瘀积者，则不可轻试。

"其脉数而紧乃弦，状如弓弦，按之不移，脉弦数者，当下其寒。脉紧大而迟者，心下必坚，脉大而紧者，阳中有阴，可下之。"（腹满寒疝宿食病脉证治第十）

本条论寒病宜温下之证。寒病宜温下，脉象亦必阴阳互见，如数为阳脉，紧弦为阴脉，弦脉如新张弓弦，按之不移，弦而兼数，即阴阳脉互见，此为阴凝于阳之象，当以温下法下其寒。又如大脉为阳脉，紧迟为阴

脉，迟见于紧大之中，紧见于大之中，亦为阴阳脉互见，皆为阴结于内，阳中有阴，故其证可见心下坚，亦当审其证而温下之。故寒病气逆攻冲，或急促而数，或张脉奋兴而大，均当同中辨异，不可误作为热象而妄用寒下之法。

以脉论证、脉象同中有异，证亦同中有异，上二条，前条弦象主肝阳亢，大脉主病进，弦而无力，大而中空，为同中有异；后条数脉主热，大脉主实，数见于紧弦之中，大见于迟紧之中，亦为同中有异。脉象同中有异，显示病情存在真假疑似问题，故见证亦同中异。皆当结合脉证，辨其异同，知所取舍。

三、不同脉部先后出现几种兼见脉，表示病情更为复杂，当根据这些脉象结合辨证，才能撇开表面现象，揭示疾病的真实本质

"寸口脉浮而迟，浮脉则热，迟脉则潜，热潜相搏，名曰沉。趺阳脉浮而数，浮脉即热，数脉即止，热止相搏，名曰沉。沉伏相搏，名曰水。沉则络脉虚，浮则小便难，虚难相搏，水走皮肤，即为水矣。"（水气病脉证并治第十四）

本条文义艰涩，注家多不释。细察其意，系指水病脉多沉伏，又多属阴邪内盛之证，故特提出"热潜相搏""热止相搏"之说，意谓水病脉沉伏，亦有属于热邪潜伏于水，热为水止而不外泄者。寸口、趺阳二脉，既言浮，又言沉，浮脉转沉，因络脉空虚，络虚不能鼓指所致。热伏于水则小便难，水道不通则水走皮肤，聚水而为病矣。水肿既有热邪沉伏之证，故治水亦不能概用补阳行阴之法。

水气病虽多属阴邪内盛之证，但"水气篇"就提到"风水""面目肿大有热"，水病有热，系水气格阳，卫阳被郁所致。越婢汤证亦提到"风水""续自汗出，无大热"，此因内热渐盛，汗为热逼而续自汗出，只是外证反无大热。两处均提到水肿亦有热证，并非尽属阴邪内盛。水病既成，寸口、趺阳二脉由浮转沉伏之脉，但仍兼见数脉，就提示当注意热为水阻之证，不可一看到水肿就认为系阴证，而当结合脉证，认真审辨，才能撇开水肿现象，揭示热潜于水的本质。

《金匮》以脉论证的条文尚多，以上仅仅是从三个方面举例说明而已。从上述三个方面可以看出：《金匮》以脉论证是要求脉证合参，而非凭脉断病。因之后世所谓"脉理"，亦是脉证合参，分析发病机制，而不是以脉推理。《素问·诊四失论》早就明显指出："诊病不问其所始"，"卒持寸口，何病能中"，对单纯凭脉断病，自视神秘的习气已提出批评。当前这种习气虽然已成残迹，但学习《金匮》以脉论证，仍当注意及此。特别是《金匮》文多简缺，学习以脉论证诸条，应相互参证本条和全篇，以免断章取义，只有这样，才能较全面领会《金匮》以脉论证的原意。不过以上

所论，仅为个人浅见所及，不全面和不妥当之处，尚希同道有以指正。

关于《金匮》"肝病实脾"的几点看法[①]

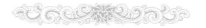

《金匮要略·脏腑经络先后病脉证第一》提到肝病实脾为上工治未病的证例，对后世具有深远影响，至今治肝仍多采用补脾之法。实践证明，肝病补脾，不是所有肝病都能适应，用之不当，反会使病情增剧或迁延难愈。因之有必要认真领会本条的原意，才能更好发扬仲景的学术思想，指导医疗实践。

本条在提出肝病实脾之后，着重指出"肝虚则用此法"，是则肝病补脾只适用于肝虚之证。本条又提到肝病治肝的问题。肝虚实脾，肝实用疏泄肝邪等治肝之法，这是可以理解的，问题在于以此分上工、中工，分治未病、治已病，使人们觉得上工治未病，应比中工治已病要"高一筹"。因之见肝之病，先与实脾遂逐渐成为金科玉律，因而对本条也就不可避免地要造成误解。

如何看待本条，如何理解原意，谈谈以下几点看法。

一、本条从文字结构来看，一是有残缺，一是有部分旁注误入正文

首先提出治未病，根据五行生克、脏腑相关的理论，说明肝病有传脾的可能，治未病就应该先予补脾以防传变。第二层是借宾定主法，以脾土王于四季之末各十八日例不受邪，说明肝病可能传脾，也可能不传，传与不传，应不应补，当以有无脾虚证为准，从"脾王不受邪，即勿补之"来看，补脾并非防止肝病传变的唯一方法。第三层是，肝病已有脾虚见证，不解实脾，仍然治肝，不知传变之理，不采取有效的防治措施，比之上工治未病，降格为中工，本是无可非议的。但这层意思，文不尽意，只强调脾虚应实脾的一面，而未指出脾王不受邪应予治肝的一面，只提到肝虚补益的用药原则，肝实究宜何法未予说明，误解即可由此而起。在此也有可能系原文缺简之故。第四层，自酸入肝至治肝补脾之要妙，注家公认系后人旁注误入正文，根据脏腑相关之理进行整体治疗，古虽有隔一隔二之法，但治一脏而牵连五脏，则纯属推论。第五层比较明确，说明肝病补脾

---

① 本文原载于《浙江中医学院学报》1985年第3期。

治肝两法不可混淆，两法混同，可造成虚虚实实之失，由此也说明本条所论，涉及肝脾的相互影响关系，非指一证而言。

二、五行之理，以胜相加，肝病传脾，一是肝气旺，脾受累；一是脾气先虚，肝木乘之，前者明非肝虚，后者从肝与脾的相互关系来说，既属脾虚，肝气亦相对偏旺

既然如此，肝病传脾，当分为肝旺脾困、肝旺脾虚两证，两证均非一味补益所宜。肝旺脾困，治之宜疏泄肝邪为主，佐以理脾助化即可；肝旺脾虚，亦当疏泄为主，只宜适当佐以健脾之品，过用参、术、芪、枣等补脾益气，均足以增其壅满，甚至使肝气过旺，横逆莫制，脾的运化功能亦无法恢复正常。常见肝脾失调之证，在有胁痛脉弦等证的同时，亦兼见腹胀便溏，食少乏力，治以疏肝理脾，胁痛减而精神食欲即迅速随之好转。过用补益，腹胀乏力等症并不能改善。实践证明，肝病传脾，如有肝旺之证，实脾之法，并不可取。

肝脾失调所见脾证，为腹胀便溏、食少乏力，证似虚而本质是实，辨其胀而按之不适，溏泻多后重不爽，因胁痛乏味而食纳减少，因食少而四肢困倦乏力，与脾之本脏虚，见证自异。所以肝脾失调，疏肝则脾运自复，误用补脾，只能助肝，无益于脾。而且，这样用药也只是对症下药，不符合辨证论治的原则。

三、治肝补脾

"补用酸，助用焦苦，益用甘味之药调之。"这种用药原则，宜于脾虚及肝之证。因脾之本脏虚，只宜甘温补脾，脾虚及肝，则当佐以酸味及焦苦之味。脾为后天之本，职司运化，饮食化生精微，通过脾之转输以给养各脏，如输津于肺，淫精于肝，浊气归心，奉心化赤为血，藏精于肾，以奉生化之源，此即《内经》所谓"五脏皆禀气于胃"。脾虚不能给养各脏，故某一脏气偏虚，则可两脏同病，如肺脾两虚、心脾不足及脾肾双虚等，已为临床屡见不鲜之证，所以脾病及肝，亦可称为肝脾两虚。因之"见肝之病，知肝传脾"，包括肝病可传之于脾，亦可传自于脾，前者为肝病累脾，后者为脾病及肝，两者有严格区别。脾虚不能淫精于肝，致肝脉失养，亦见胁痛绵绵、脘胀食少、嗳气不舒，常致悲伤情抑，脉亦弦缓无力，治此，亦"益用甘味之药"，如建中、四君之类，适当配用酸枣仁、苦郁金等味。此证如误用过用疏泄之品，则脾气益虚，结果只能造成虚虚之失。

以上所述，本条论肝病传脾，实有两类证候，条文既提到"脾王不受邪，即勿补之"，"肝虚则用此法，实则不在用之"。又一再申言当"补不足，损有余"，以免造成虚虚实实等不良后果。因之对本条当全面领会原意，不可断章取义。同时也说明，治肝补脾，见肝治肝，关键在于辨证准确，用药得当，不应存在什么中工、上工之分。个人浅见如此，特提出与同道商榷，是否得当，当祈有以指正。

薛生白《湿热病篇》简析

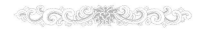

薛生白是清代四大温病学家之一，擅于湿热病的治疗。湿热病即《难经》所谓五种温病之一，其治法至薛氏始臻完善。薛氏充分掌握了湿热病的特点，对发展变化、审证用药均有卓见。所著《湿热病篇》，全文四十条，取法《伤寒论》，条理分明，是学习温病学的必读之书。为了能更好地看出薛氏如何总结治疗湿热病经验的思路，试对整篇条文进行一番调整。

一、提纲证（原文第1条）。

二、湿在皮肤（原文第2条），湿在肌肉（原文第3条），腠理暑邪内闭（原文第21条），湿邪侵入经络脉隧中（原文第4条）。

三、湿邪蒙绕三焦（原文第9条），浊邪蒙闭上焦（原文第31条），暑邪入于肺络（原文第18条），湿邪阻闭中上二焦（原文第14条），湿伏中焦（原文第10条），胃热移肺（原文第17条），湿热内留、木火上逆（原文第16条），湿滞下焦（原文第11条），湿热阻遏膜原（原文第8条）。

四、湿滞阳明（原文第12条），湿渐化热、余湿尤滞（原文第13条），余邪留滞经络（原文第19条），余邪内留、胆气未舒（原文第27条），太阴之湿与阳明之热相合（原文第37条），湿热蕴结胸膈（原文第6条），热邪闭结肠胃（原文第36条）。

五、化热入里、热伤营血、耗血动风、热邪充斥表里三焦（原文第7条），胃液受劫、胆火上冲（原文第15条），营阴大亏、厥阴风火上升（原文第20条），邪灼心包、营血已耗（原文第5条），津枯邪滞（原文第35条），毒邪深入营分、走窜欲泄（原文第33条），邪入厥阴、主客浑受（原文第34条）。

六、伤阴血液内燥、热邪传入厥阴（原文第23条），下泉不足，热邪直犯少阴（原文第24条）。

七、湿热伤气（原文第38条），暑月热伤元气（原文第39条），湿中少阴之阳（原文第25条），湿困太阴之阳（原文第26条），中气亏损、升降悖逆（原文第 22 条），元神大亏（原文第 28 条），表里不通、卫外之阳暂亡（原文第 29 条）。

八、其他兼夹证、经水适来、邪陷营分（原文第 32 条），下肢外受客寒（原文第 30 条），阳气为阴寒所遏（原文第 40 条）。

《湿热病篇》第一条原文："始恶寒，后但热不寒，汗出……舌白"等为外邪在表的常有之症，只有"胸痞""口渴不引饮"两症，才反映出湿热证的特点。此条沿用《伤寒论》通例，每条凡冠有"湿热证"的，均有此苔、症在内，故可称为提纲证。

外感病，一般皆由表传里。伤寒病以太阳为表，阳明为里，少阳为半表半里；湿热病以皮肤、肌腠、经络为表，肠胃为里，三焦、膜原为半表半里；伤寒病必化热而后入里，湿热病也是湿渐化热，然后传里；伤寒病传入三阴，多属寒证；湿热病化热入里，多见血热、伤阴等证。《湿热病篇》所指各证，如恶寒、无汗、头痛、肌肉痛称为湿邪在表；脘闷懊憹称为邪闭上焦；大便不通，脉洪数有力称为热结肠胃；寒热如疟称为邪阻膜原；腹痛下利称为邪困太阴；身冷脉细称为湿中少阴，等等，充分体现了伤寒六经辨证的思想方法。同时，发病部位分：浊邪蒙闭上焦、湿伏中焦、湿滞下焦三证，就是按三焦分证的。认为湿热病未化热之前，多见舌苔白黄厚腻或黄厚而腻；化热之后，舌苔渐见干黄。

治疗上，未化热之前，如湿邪在表，解表药中必佐以香薷、藿香、薄荷叶、苍术皮、大豆黄卷等辛香疏利之品；湿热留滞气分，在清热剂中必用菖蒲、藿香、蔻仁、半夏、佩兰等芳香化湿之品；湿偏盛者用苍术、草果；余邪未尽，当用苍术而嫌其辛燥，则采取用泡不用煎的方法，此即《伤寒》用麻沸汤取气不取味之意；浊邪蒙闭上焦，胸闷懊憹，用栀子豉汤加味；暑邪入于肺络，咳喘昼夜不安，用葶苈子泻肺为主。化热之后，顺传阳明，神昏便结，仿承气汤微下之；逆传心包，耗损营血，壮热口渴，发斑疹，神昏痉厥，用犀角、生地黄、紫草、玄参等凉血散血之品，配羚羊角、钩藤、至宝丹等开窍熄风，与处理其他温病类同。本病不宜过早用滋润柔腻之品，然化热之后，胃液受劫或营阴大亏，石斛、芦根、西瓜汁、甘蔗汁、生地黄汁等又在所必用。

该篇对湿热病证不但辨证细致入微，用药亦精心独到。如湿热阻闭，瞀乱叫痛，用通关散辛通开闭；邪入厥阴，心包络阻，神昏不语者，用辛开凉泄、芳香逐秽不效，仿吴又可三甲散破滞通瘀，盖血能濡络，神有所养而自清；表里不通，外而大汗出、手足冷、脉细如丝，内而口渴、茎痛，主用五苓散去术加滑石、生地黄、黄连、黄芪，实属开闭固脱并用之法。闭与脱本迥不相类，但此证已有内闭外脱之机，故治疗上非开固并用不可。

理论探讨

中医基本理论体系有关问题的探讨①

中医理论，来自临床经验的积累。但实践经验进行理论概括之后，仍需接受实践检验。只有不断实践，不断补充修正，理论才能完善并形成体系。也只有较为完整的理论体系，才能作为基本理论。"基本"，是指事物的肇端及其本源；"体系"，是指多数事物基于一定程序相互联络而浑然成为整体，亦称"系统"。中医基本理论，是中医立论之本，学术发展之源。中医理论虽由多方面的内容所构成，但都是循着一定程序而又相互联络的，所以能自成体系。中医基本理论体系源于《内经》。《内经》成书于春秋战国时期，当时诸子百家竞相著书立说，古代哲学已处于相当发展阶段。哲学中的阴阳五行学说具有朴素的唯物主义和自发的辩证法思想。自然科学如天文学、气候学、历法学、数学等也有相当发展。逻辑思维的基本方法如归纳、演绎、分析、综合、类比等已为各门科学所运用。正因为具备这些条件，中医学才有可能总结概括当时已经积累起来的丰富实践经验，奠定其理论基础，形成较为完整的理论体系。《内经》灵、素两部分，分为162篇，各种理论都是丰富的临床实践经验升华而来的。张景岳对灵、素进行综合分类，改称《类经》，明显地展示出中医基本理论框架。《内经》之后，中医历代都有所发展，但许多带根本性的医学论点，都是在《内经》理论基础上发展起来的。由此可见，要探讨中医基本理论体系的有关问题，首先必须明确中医基本理论体系的定义；明确如何才能称得上基本理论；明确中医基本理论对中医学术发展所起的影响作用。

医学的发展，受哲学的影响和制约。但哲学思想渗透到医学中来，必须通过医学方法本身，从经验积累到理论概括才能实现。所以，中医学从经验上升到理论，不仅是经验与哲学的简单结合，而且是在医学实践中，不断运用哲学思想和科学方法，结合医学问题，反复实践，反复推理，形成了具有中医特色的逻辑思维方法，才能实现这种过渡。

阴阳、五行学说，是两种哲学思维体系。这两种哲学思想渗透到中医学之后，就结合在一起。阴阳学说，具体说明保持人体动态平衡的重要性；五行学说，着重阐述人与自然和人体各脏腑组织之间的复杂关系。五

---

①　本文原载于《中医药研究》1991年第1期。

行虽分为五位，但五行之间出现"相克""乘侮"现象，仍然是两个对立面的平衡失调。调节的方法，如"相火之下，水气承之；水气之下，土气承之"等，也是着眼于两个失衡的对立面的补偏救弊。前人所谓"阴阳中有五行，五行中有阴阳"，已指出中医学中阴阳五行学说的特点。以阴阳五行学说为基础的平衡理论，一直贯穿在中医基本理论体系和诊疗技术等各个方面，本身已成为中医学中的重要组成部分。可见我国医学虽然来自长期的经验积累，但是没有像其他的经验自然科学一样逐渐被科学的实验方法所淘汰，是与它已经具有完整的中医基本理论体系，具有中医特色的逻辑思维方法分不开的。

中医对人的整体进行系统调节的模式，就是以阴阳五行学说为基础的平衡理论结合临床实践模拟出来的。《内经》之后，东汉张仲景分三阴三阳协调阴阳，处理表里、寒热、虚实等一证，为后世辨证论治树立了楷模。〔唐〕王冰在《内经》中补入七篇大论，虽是论述气运太过不及等"胜复"平衡理论，也结合临床实践所见，提出"标本""逆从"等治则。这些，都是阴阳五行学说的发展。宋金元时期，理学得到传播，哲学上形成理学学派和学术争鸣的风气，对中医学的发展也产生了一定影响。当时刘河间认为"六气皆能化火"，李东垣认为"火与元气不两立"，张子和认为邪正二气"应着重祛邪，邪去则正安"，朱丹溪认为阴阳二气"阳常有余，阴常不足"。主论虽各有侧重，但都是阴阳五行理论的相互补充、相互促进。明清以后，徐灵胎、赵献可等继脾胃清浊升降理论之后，着重探讨肾命水火升降的机理，形成医学上的先后天学说。温病从伤寒脱胎而出，出现寒温分流，至清代叶、薛、吴、王也应运而生。自东汉以迄明清，中医"三阴三阳""火与气""邪与正""清与浊""水与火""寒与温"等理论的形成和发展，无一不是阴阳五行理论发展的继续。这充分说明：哲学思想渗透到中医学领域中来，必须与中医具体问题相结合，运用中医逻辑推理的方法，不断总结概括出经得起实践检验的医学理论，才能按照一定程序，一脉相承，促进中医学术的发展。这就是中医学术自身发展的规律。

张氏《类经》之后，到现在出版的《中医基础理论》，中医基本理论框架，内容如"阴阳五行""脏象经络""病因病机""四气五味""升降浮沉""归经"等，已为众所公认。至于中医基本理论体系的"核心"问题，看法上则有分歧，有的从中医学形成的思想方法出发，认为核心是阴阳五行；有的从临床观察到的病理生理现象出发，认为核心是脏腑经络。这些分歧，只是对客观事物的分析和理解的角度不同而已。就是说脏腑经络是基础，阴阳五行是说理工具，两者也是不可截然分割的。实际上，"核心"应该是贯穿于中医理论、临床及中医发展过程的中心思想。如《内经》所谓"阴平阳秘，精神乃治""亢则害，承乃制，制则生化"，是从理论上阐述保持人体动态平衡的重要性。所谓"谨察阴阳所在而调之，以平为期""调其气使其平"，说明中医临床无论诊断和治疗都是从保持人体动态平衡出发的。如前所述，中医自东汉到明清各个发展阶段所取得的进展，也是以阴阳五行平衡理论为指导的。三个方面的中心思想都是围绕如何求得平衡。因此，可以说"求衡"就是中医基本理论体系的核心。求衡，不但《内经》有较为完备的理论，而且求衡的理论方法已在历代医学家的医疗实践中不断得到发展提高。不少学验俱丰的老中医，通过长期的读书临证，也都有自己一套辨证求衡的经验并自发地在日常医疗中运用。我们如果能掌握中医基本理论体系的核心，对中医的理论进行系统的研究整理，可望使中医基本理论体系框架展示出新貌，并达到规范的目的。

实践—理论—实践，必须经过循环往复，理论才能提高，才能指导实践。医学理论中，也有先通过推理，提出假说，再经反复实践验证，然后得出结论的。只有推理，没有验证的理论，在前人的著作中也是存在的。正因为如此，中医某些理论，确有鱼目混珠之嫌。就以类比推理来说，类比虽能帮助人们启发思路、触类旁通，但类比取得的结论是或然的，靠类比法本身证明推理的正确与否是无能为力的。五行学说中的"五位相合""生克乘侮"，也是类比推理而来，也存在类比法同样的"先天缺陷"。以往就是抓住五行推理的结论不是必然的，曾出现"五行废存"的争论。这种由逻辑方法本身带来的不足之处，本来就应该通过实践检验才能作结论，废存的争论是没有必要的。中医理论如果说存在某些缺陷的话，大多是指这些方面的问题。这些缺陷，可以说是瑕不掩瑜，无损于经过长期实践检验过的理论体系的实用价值。

中医学不但有完整的理论体系，而且还有丰富的突出中医特色的专用名词术语。这些专用名词术语的定义是由中医基本理论各种概念的内涵所决定的。只有正确运用中医的名词术语，才能准确表达客观事物和进行逻辑推理。临床是否坚持中医基本理论体系，就是要看是否能用符合中医基本理论体系内涵的名词术语进行推理。如某单位发现补中益气汤有抗感染作用，于是就制成专用药，广泛用于抗感染，结果大多数人适得其反，这就是没有认识到用补中益气汤要正确运用"扶正祛邪"这一词义进行推理造成的。科研的有关专题虽有重点，但也要看是否坚持中医基本理论体系。如活血化瘀治则的研究，近十几年做了大量工作，对有关活血药的临床疗效、作用机制及瘀血证的宏观、微观辨证等方面都不断取得成果。后来有人用补气药，也取得与活血药同样的效应，这就提示造成瘀血证的原因是多方面的。瘀血证可因人、因病而异，活血化瘀药也当因人、因病而有所不同。也说明研究活血化瘀，有必要遵循中医基本理论体系，从证、药与有关方面的联系出发，才能了解瘀血的来龙去脉，把这项研究引向深入。

临床和科研如何坚持中医基本理论体系，涉及中医临床和科研的方法问题。要研究中医临床与科研的方法，首先就要对中医基本理论体系的定义、核心与形成发展过程以及对中医学术发展的影响等方面进行探讨，才能理清思路、确定具体方法和措施。本文就以上几个方面作了探讨性的论述，目的是抛砖引玉，片面和不妥之处，尚希同道不吝指正是幸。

《内经》对人体生理功能的认识①

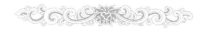

人体内脏称为器，《内经》已有明显记载，如"仓廪之本，营之居也，名曰器"，就是人体内脏称为脏器的最早出处。前人对人体内脏不仅在解剖形态上已有认识，对人体各脏的生理功能，分工合作及功能与物质的生化关系等，也有较为完备的理论，这就为中医生理学奠定了理论基础。

脏腑的生理功能是有明确分工的，前人认为脏腑的分工就是各个脏腑的职守，并把各个脏腑比喻为封建制度下的官职。如心称为"君主之官"，肺称为"相傅之官"，肝称为"将军之官"，胆称为"中正之官"，膻中称为"臣使之官"，脾胃称为"仓廪之官"，大肠称为"传导之官"，小肠称为"受盛之官"，肾称为"作强之官"，三焦称为"决渎之官"，膀胱称为"州都之官"。把脏腑比喻为官职，并以此赅括脏腑的生理功能，实属言简意赅。所以各脏腑功能失常，又称为"失职"。

五脏六腑，既有分工，又有合作，其中有三个脏至关重要。

一是指君主之官："主明则下安……主不明则十二官危"，说明心神是各脏的主宰，只有保持心的神明作用，才能主宰各脏。故临床上一旦神识昏迷，无论急、慢性病，均可随之出现谵语狂乱、睡卧不安、二便失禁等症。急性病通过清心开窍，慢性病通过养心安神，在神清之后，诸症即可随之消失。

二是指作强之官：肾气不但关系生命的盛衰，更直接关系到男女生育问题。男子从二八到八八，女子从二七到七七，都是指具有生育能力的年龄范围。男子"二八肾气盛，天癸至，精气溢泻，阴阳和，故能有子……

① 本文原载于《浙江中医学院学报》1982年第1期。

理论探讨

七八肝气衰，筋不能动，天癸竭，精少，肾脏衰，形体皆极；八八则齿发去"。女子"二七而天癸至，任脉通，太冲脉盛，月事以时下，故有子……七七任脉虚，太冲脉衰少，天癸竭，地道不通，故形坏而无子也"。说明男女生育都必须肾气盛，天癸至，男子精气溢泻，女子月事以时下，才能有子。因为"肾者主水，受五脏六腑之精而藏之，故五脏盛乃能泻，今五脏皆衰，筋骨解堕，天癸尽矣，故发鬓白，身体重，行步不正而无子耳"。这里不但说明男女生育与肾气盛衰有关，也说明肾与各个脏腑经络的关系。肾气衰，多见"阳明脉衰"，"三阳脉衰"，"肝气衰"，甚至"五脏皆衰"。故后世称"肾为先天之本"。临床上出现各脏虚损之症，一方面可调补各脏以免影响到肾，另一方面也可培补肾气以固其本。

三是指仓廪之官：饮食化生精微以营养各脏，这中间包括熟腐、转输过程，是由脾胃来分担的。"谷入于胃，以传于肺，五脏六腑，皆以受气。"人虽禀先天精气而生，但也需饮食精微不断补充，才能充实全身，"真气者，所受于天，与谷气并而充身也"。这都是说明脾胃这个仓廪之官在生理功能上的重要性。故后世医家称"脾胃为后天之本"。所以不少慢性病调脾胃也是一个重要环节，由于脾、肾有输精、藏精的密切相互关系，有时亦当采取脾肾双补。

人体内脏根据各自的性能不同，又分为脏、腑两大类。"五脏者，藏精气而不泻也，故满而不能实。""藏于阴而象于地也。"因为五脏都需要饮食的精微不断供应，才能保持各脏的正常生理功能，好像土地需要不断灌溉才能载育万物一样。"六腑者，传化物而不藏，故实而不能满也。""其气象天。"因为饮食经过熟腐、转输之后，必须排泄糟粕，人不可一日不进饮食，也不可不排泄糟粕，故传化物就好像天体的运行不息。《内经》谓："五味入口，以养五脏气。""食入于胃，散精于肝，淫气于筋……浊气归心，淫精于脉。""饮入于胃，游溢精气，上输于脾，脾气散精，上归于肺。"就是指藏精气的具体内容；所谓"脾、胃、大肠、小肠、三焦、膀胱者，仓廪之本，营之居也，名曰器，能化糟粕，转味而入出者也"，就是指传化物的具体内容。后世医家所谓"升清降浊"，也是与脏腑藏泻功能有关的，只有不断藏精气，才能保持正常的精气上升；也只有按时传化物，才能使浊气下降。《内经》已明显指出脾胃为实现脏腑藏泻功能的重要脏器。李东垣"脾胃为清浊升降的枢纽"的理论，即基于此。脏腑藏泻功能失常，脾胃清浊升降混乱，临床上常出现清阳下陷，浊阴上逆的病理变态。属于清阳下陷者，治疗当补气升阳，以补中益气汤为主方；属于浊阴上逆者，治疗当除痰降浊，以温胆汤为主方。这两方临床应用范围比较广泛，也就是抓住了脏腑藏泻，清浊升降失职的主要病变，能治得其本的缘故。

中医对人体生理功能的认识着眼在人的整体，故所谓脏腑，不单是指体内的脏器，还指各种具有特定的生理活动范围。这种范围包括内脏与有关的形体组织及精神活动在内。

内脏与有关形体组织的关系：包括脏腑与经络，脏与腑，五脏与五官、五体、五华、五轮等具体内容。经络是营卫气血运行的道路。经络的作用是：联系脏腑，沟通内外。其循行规律是：阴升阳降，阳经行外，阴经行内，阳经属腑络脏，阴经属脏络腑。其循行程序是："气从太阴（肺）出→注手阳明（大肠）→上行注足阳明（胃）→与太阴（脾）合→注心中→合手太阳（小肠）→合足太阳（膀胱）→注足少阴（肾）→注心外→合手少阳（三焦）→注胆→上行至肝→从肝上注肺。""营行脉中，卫行脉外，营周不休……阴阳相贯，如环无端。"由于经络是内脏与体表的联系通路，故体受邪，可由经络传入内脏；内脏发病，也可在所属经络部位反映出寒热、麻木、肿痛等局部症状。脏腑的络属关系，也就是表里配合关系，例如："肺合大肠，大肠者，传导之府。"故肺之清降正常，则大便自调；肺失清降，咳逆上气，则同时出现便秘不爽之症。"肾合膀胱，膀胱者，津液之府也。"肾之开阖正常，则小便自调；肾阳虚损，腰痛肢冷，则同时出现小便频数失禁之症。肾主水，膀胱为津液之府，三焦为水道所出，故肾能统帅三焦、膀胱。因此，三焦失职，临床上出现全身水肿，小便不利，有时也需要温肾行水。五脏的生理功能是否正常均可从五官、五体、五华、五轮等方面表现出来。例如："脾之合肉也，其荣唇也""脾气通于口""肌肉之精为约束"。脾的运化功能正常，则肌肉丰腴，口唇润泽，口中和，健纳，眼胞开阖自如。脾的运化功能失职，不但腹胀便泄，还可反映出消瘦，唇痿不泽，口不知味，纳减，眼胞松弛睁开乏力等症。这些症状都可在补脾益气之后得到改善。其他四脏在此就不一一列举了。

人的各种精神活动，如思想、语言、梦幻、想念、理想等，都有它的依存的物质基础，而这些物质与五脏又有特定的关系，这样，就建立起内脏与各种精神活动的内在联系。例如："肝藏血，血舍魂。"舍，就是指依存的意思。魂，指梦境恍惚，变幻游离。人卧则血归于肝，肝能藏血，则睡眠自安；血虚肝旺，则烦躁失眠，并多梦幻。这种因肝旺引起的烦躁失眠多梦，只有平肝养肝才能解决，归脾、养营则无济于事。相反，思虑想念过度，影响脾的运化，在腹胀便泄的同时，出现心悸失眠健忘等症，又非归脾、养营不可，平肝养肝则无能为力。因为"脾藏营，营舍意"。意所依存的物质基础有不同，故治疗也就不一样了。可见精神活动之分属于五脏，也是通过医疗实践逐渐摸索出来的，不是臆造的。

中医所谓"气化""化生"，就是指各脏生理功能与营养物质的转化关系，也是中医生理学的重要部分。"真气"，即人体原始动力，藏于肾，这种动力需要后天饮食精微不断供养，肾有所贮藏，才能给养各脏，才能保持各脏功能的正常活动。"真气者，所受于天，与谷气并而充身也。""五味入胃，以养五脏气。"就是指真气与五脏之气的相互化生关系。人体营养物质靠后天饮食供应，靠脾胃的熟腐、转输功能，所以脾胃也就是功能与物质转化的关键脏器。"味归形，形归气，气归精，精归化……化生精，气生形。"就是指饮食经过脾的运化功能转化为精微的营养物质以充实形体脏腑的过程；也只有营养物质不断供应才能保持各脏的功能活动，当然也包括脾的运化功能活动。饮食精微化生营卫、气血、津液，营运全身。营为水谷之精气，能入于脉，"故循脉上下，贯五脏，络六腑也"。卫为水谷之悍气，不能入脉，"故循皮肤之中，分肉之间，熏于肓膜，散于胸腹"。积于胸中之气称为宗气，"其下者，注于气街，其上者，走于息道"。血亦由中焦取汁变化而成，"肝受血而能视，足受血而能步，掌受血而能握，指受血而能摄"。津液虽多互称，亦有区别，"腠理发泄，汗出溱溱，是谓津"。"淖泽注于骨，骨属屈伸，泄泽补益脑髓，皮肤润泽，是谓液。"可见营卫、气血、津液都来源于后天饮食所化生的精微，只不过因形质、输布的部位及作用不同而异其名。由于脾胃是功能与物质转化的关键脏器，因脾的运化失职，气血化生之源不足，产生心脾两虚之证，常用方如归脾养心汤、人参养营汤之类，除补益气血外，都注意到抓住补脾这一环节。正由于营卫、气血、津液的作用各有不同，发生病变，处理方法也不一样。例如：在正常情况下，"营气顺行、卫气逆行"，称为营卫和谐。风邪外感，症见自汗、支节痛、恶风发热，称为营卫不和。桂枝汤用姜、桂、芍药，二散一敛，大枣、甘草，补脾和中，故称调和营卫之方。宗气由于上走息道，下注气街，故发为咳喘胸痹诸证，宽膈降气不效，则当补肾纳气。血、津、液三者虽皆属阴，由这些方面有所亏损产生病证，各有调补之法。如因血虚而两目昏暗，手足活动不利，则当以四物汤养血为主；因津伤而舌燥喉干，枯燥无汗，则当以养胃汤生津为主；因液亏精少，头晕脑鸣，下肢酸软痿废，则当以六味、虎潜之类补液生精为主。具体内容亦有所不同。

《内经》对人体生理功能的认识，多从医疗实践中推论而来，是采取从外知内，从现象探讨本质的方法，故脏腑称为"脏象"。张景岳谓"脏藏于内，象现于外"，其意即此。从外知内的方法，当然也包括类比方法，但不单是类比方法。类比法只能认识人体物质的某些表面属性，通过类比作出的结论，必须实践检验，证明其必然性，才能进一步认识到人体各脏的特殊本质。在实践检验中采用的方法，近似于现代科学的控制论方法。从临床处理病人的全过程来看，前人实际上已经运用了控制论中最基本的概念——信息。如四诊就是广泛搜集病人的输出信息；分析病机，辨明证候，就是对信息的综合处理；确定治则，制方用药，就是对信息处理的手段；能否取得疗效，也就是对信息处理是否准确的一次检验。以脾脏为例：脾主运化饮食，运化失职的主要输出信息是腹胀便泄，在输入甘温补脾药之后，胀消泄止，也就是取得疗效后的输出信息。在腹胀便泄的同时，兼见肌肉消瘦，唇痿不泽，或口不知味，纳减，或眼胞松弛睁开乏力等症，往往在补脾之后得到改善，这样就不断总结出"脾之合肉也，其荣唇也""脾气通于口""肌肉之精为约束"等理论。脏象学说也就是反复针对、围绕信息研究总结出来的。所以现在公认中医正是一种不打开黑箱来调节控制人体的医学。

"日有十二辰，子午为经，卯酉为纬"，是指每日的星辰运转，子午在经度，卯酉在纬度。十二经流注周身，一如星辰运转之有常度，子时在胆经，午时在心经。后世针灸家称为子午流注。子午流注学说，不但指导针灸的辨证取穴，决定补泻手法；并为研究时间生物学的理论——生命活动节律提供一条值得认真探索的途径。

十二经主病在临床辨证方面的具体运用

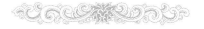

十二经主病，是古代医家长期运用经络学说观察疾病得出来的一种辨证规律。这个规律，是通过不断实践，由感性认识提高到理性认识的。很多学者都认定，经穴的定位比经络学说的形成要早一些。古人在千百万人的针灸实践中，首先找出了腧穴的位置，同时在针刺某些腧穴时，发现其感觉的传导有一定的路线，结合针刺腧穴对内脏的影响和对某些疾病的治疗作用，经过反复思考和推求，就发展成为较完备的经络学说。其中如十二经，不但每一经都有划定的循行路线，而且把各种疾病的复杂症状，根据它发病的部位和内脏的关联不同也分成十二类，因此并创造出以经脉为症状分类的辨证规律。

一、十二经主病（是动、所生病）的基本内容

十二经主病，《灵枢·经脉篇》把它分为"是动"病和"所生"病，古代医家对十二经主病辨证方法的运用各有不同的体会，因此对"是动"和"所生"也有不同的见解。例如：《难经》二十二难"经言脉有是动、有所生病，一脉变为二病者何也？然，经言是动者气也，所生病者血也，邪在气，气为是动，邪在血，血为所生病，气主煦之，血主濡之，气留而

理论探讨

不行者，为气先病也，血壅而不濡者，为血后病也，故先为是动，后所生也"。

滑寿："……十二经隧之脉，每脉中辄有二病者，盖以有在气在血之分……先后云者，抑气在外，血在内，外先受邪，则内亦从之而病欤？然邪亦有只在气，亦有径在血者，又不可以先后拘之也。"（《难经本义》）

马莳："按《难经》二十二难，以是动为气，所生为血，即动生二字分为气血，且以气先血后为难。不言肺经则言肺所生病，大肠则言津液所生病……何尝以所生之病，皆定为血也。今详本篇前后辞义分明，不以是动属气，所属血明矣。"（《张马素灵合注》）

张志聪："夫是动者，病因于外，所生者，病因于内。凡病有因于内者，有因于外者，有因外而内者，有因内而外者，有内外之病者……是动则病……三阴三阳之气，各循于手足之经，气逆于外，而病见于内也；所生者，脏所生之病……五行之气，五脏所主，而六腑为之合，故在脏，则曰主肺主脾主心主肾主肝，在腑，则曰主津主液主气主血主骨主筋，此皆脏腑所生之病，而外见于经证也。"（《张马素灵合注》）

徐灵胎："是动诸病，乃本经之病，所生之病，则以类推而旁及他经者。"（《难经经释》）

综合以上几家的见解，十二经主病（是动、所生病）大致可以归纳为以下四点：①本经经脉受感动而致病。②本脏病延及本经。③本经病旁及他经。④属气血、津液、筋骨方面的病。这些见解，分开来看，似乎有片面之处，合起来看，正可以较全面地认识到十二经主病的基本内容。从这些内容里，也就不难看出：

凡外感病，皆从经络传入脏腑，内脏病，亦常在体表所属经脉上发生反应，体表与内脏的关系，就是通过经脉的传导建立起来的。十二经主病之所以有气血、内外之分，也就是说病有从经脉传入脏腑的，也有发自脏腑而及于经脉的，故见于临床，有经病，有腑病，也有经脏合病。至于张洁古《脏腑标本药式》把十二经主病分为"标""本"。那就是病在经脉，病在脏腑的具体分类。

人体的脏腑，虽然彼此之间保持有密切的联系，每一脏腑又有着独特的生理作用，故某些经脏有病反映出来的症状，如不旁及其他经脏，只会出现本经症状（即本经主病），如旁及其经脏，就可以相互地出现他经症状（即他经主病）。并且，由于经脉路线的交叉和脏腑彼此之间的关联，其症状亦非一经所独有。所以十二经主病应用于临床辨证，除应根据每一经的主病进行分析外，如某一经有病，出现他经症状，或出现多经所共有的症状，都必须结合经脉交叉，脏腑相关等具体情况详细加以分析。始能明确病属何经及与何经有关。

人体的气血，津液、筋骨等。古代医家通过实际观察，亦认为由某些生理单位所专司。如张氏所谓："在脏，则曰主肺主脾主心主肾主肝，在腑，则曰主津主液主气主血主骨主筋。"所以气血、津液、筋骨方面失去生理的正常，也会在所属的经脉系统反映出病理变态，也正如张氏所指出："此皆脏腑所生之病，而外见于经证也。"（但张氏所指在脏主肾主肝，在腑主骨主筋，与灵枢经所谓膀胱经是主筋所生病，胆经是主骨所生病不符。肾之腑为膀胱，肝之腑为胆，应是膀胱主骨，胆主筋，始合张氏所谓六腑为五脏之合的说法。以此，灵枢经所谓膀胱主筋，胆主骨，疑为原文互误。）

至于是动病和所生病，虽然有在气、在血，因外、因内，本经受感动而致病，自本脏所发生的病，本经自病，本经病旁及他经等区别，但是这些方面都是相关联的。从各经是动病和所生病的证候方面来看，既有经脉症状，也有脏腑症状。这就可以说明不是是动病完全在外，属经脉，为本经自病；所生病完全在内，属脏腑，为本经病旁及他经。因此把是动病和所生病完全分开来看，是不必要的。此外，十二经由于经气盛衰之不同，如手太阴肺经、手阳明大肠经、足阳明胃经，灵枢经脉篇又有"有余""不足"两证之分，其他经并未具载，亦皆可以结合虚实辨证法则，以此类推。

总之，十二经主病，应用于临床辨证，不但可以找出疾病发生的部位，对疾病的表里转变及脏与脏、脏与腑之间的关系都能够有系统的分析。但是某些经脉发生病变，其主病不必总具，有的但见一二证，而且某些症状又非一经所独有，这就必须把十二经主病全部症状分经脉症状、脏腑症状罗列出来，对照分析，并阐明其运用方法，才能够很好地"随证求经，循经定治"。

经脉症状，绝大部分反映在躯干、四肢特别是关节之处（只有少部分耳、目、口、舌方面的症状），所以十二经主病，古代医家多着重于筋骨。筋骨之能保持正常活动，必赖津液之灌注，气血之煦濡。津液、气血之源流又皆来自内脏，凡外邪所伤及有关内脏生化之源不足，均可在躯干、四肢关节等经脉所过之处反映出病理变态，这也可能就是筋骨、津液、气血在经脉方面占重要地位的原因。在经脉方面，若出现多经所共有的症状，必须注意观察其牵涉的部位，始能确诊其病属于何经。例如头、面部的共有症状颊肿、头痛，颊肿属手太阳小肠经，多牵涉肩臂外侧，属手少阳三焦经，必延及目外眦及耳后。头痛属足太阳膀胱经，必项背强，属足少阳胆经，必痛连两侧。又如胸部共有症状缺盆中痛，属手太阴肺经，必牵涉手臂内侧，属足阳明胃经，必牵涉胸乳；属足少阳胆经，必牵涉胸胁，凡此只要注意病的牵涉部位，皆不难于做出鉴别。他如颈项部的共有症状颈肿，手臂部的共有症状掌心热，肩背部的共有症状肩背外侧痛，皆可以此类推。并且，在临床上某些经脉发生病变，不一定出现如表2所列举症状，只要病人感觉到酸胀、麻木、疼痛所牵涉的部位和某些经脉传导的路线相同，亦可以作为诊断上的依据。

经脉共有症状要从经脉部位反映出来的症状和感觉的传导路线来作为诊断上的依据。各经所独有的症状，当然也可以根据以上两点来确定诊断。但是某些经脉发生病变，反映在经脉上的症状只局限在一处，无他处症状可查印证，其酸胀、麻木、疼痛等感觉也很迟钝，这就必须结合脏腑症状来确定诊断了。实际上不论病发于内或起于外，不会单纯只有经脉症状而无脏腑症状的。

经脉之行于周身，三阳经皆上头，三阴经多散于胸腹，故三阳经证亦皆见头面，三阴经证则多见于胸膜，相反，由于三阴经不上头，如头痛一证，即为三阴证所无。阴经和阳经的衔接都在四肢的末端，故手指和足趾麻木不仁，阴经和阳经皆有此证。但病在手阳明大肠经，则手大指的次指不用；病在手少阳三焦经，则手小指的次指不用；病在足太阴脾经，则足大趾不用；病在足阳明胃经，则足中趾不用；病在足太阳膀胱经，则足小趾不用；病在足少阳胆经，则足小趾的次趾不用。皆当按经脉路线来区别其病之所属。经脉之行于四肢，是"阳经行外，阴经行内"，故如手臂痛，痛在内侧的，属手太阴肺经，手少阴心经；痛在外侧的，属太阳小肠经，手少阳三焦经。膝足痛，痛在内侧的，属足太阴脾经，足少阴肾经；痛在外侧的，属足少阳胆经，亦皆是有区别的。凡此都是经脉症状在辨证方面的要点。

内脏病，当然是由于内脏生理功能失调所引起，故所反映出来的症状，大多与本脏生理功能失调的结果是一致的，如肺病咳嗽上气，胆病口苦，胃病消谷善饥，大肠病腹胀肠鸣，膀胱病遗溺等皆是。但是脏与脏之间彼此都保持有密切联系，某一脏腑有病，并常相互出现有关脏腑的症状。如肺经有病，出现肾经症状——小便不清，频数而少；肾经有病，出现脾经症状——食少，即其证例。这也就是徐氏所谓"旁及他经"。但是肺病之小便数少，肾病之饮食减少，皆非本经固定应有之证，故单凭小便数少，饮食减少，尚不能确认为肺病、肾病，这也必须明确。

脏与腑之间的关系，即相互促进，相互抑制的五行生克关系，如上述肾病饮食，即"火不生土"之例。不过某些经脉有病旁及他经，亦不过在本经见证中，同时出现他经症状一二症而已；如先后出现他经症状，比例已经超过本经症状，则不是旁及他经而是转属他经。如心病面赤、心烦、心痛，续见肾病舌干，咽干喘息，面黑如漆紫，并在肾经症状相继出现以后，心经症状相对减少，这就是其始由于心火过旺，其结果已经成为肾阴虚损。故内脏病，凡出现此类情况，不但要认清病属何脏，而且要注意与他脏之间的转化关系。

内脏病，虽出现多经所共有之症状，亦当注意其不同之点，从同中辨异。如心悸，胃病有此症状，必在闻本音之时出现；心包络病有此症状，必并见心烦、面赤、呕吐；肝病有症状，必小便癃闭或泻利；脾病有此症状，必有腹胀，食不下等。又如黄疸为脾、肾两经所共有，目黄为心、心包、小肠、大肠、膀胱五经所共有，耳聋为小肠、三焦两经所共有，泻利为肝、脾两经所共有，喘证为肺、肾两经所共有，鼻血为胃、大肠、膀胱三经所共有，咽干为心、小肠两经所共有，都必须根据同时出现的症状分析辨别。在相同症状中找出各脏不同的症状来，才能确认其病之属于何脏。至于疟疾，虽为胆与膀胱两经共有之证，若在疟疾发作时出现他经症状，或发作以后其症状仍不退减，亦可诊为他经所发生之疟疾，并非仅限于胆与膀胱两经。

由于内脏与经脉在生理活动上有密切的表里关联。故内脏有病，也不会单纯只有脏腑症状而无经脉症状，所以在分析脏腑病变时，结合经脉症状来作参考，亦有必要。至于脏与腑，虽然也有互为表里的关系，这种表里关系，不只是疾病的内外转变，也包括病变的轻重转变，如先见肺经症状——咳嗽上气，后见大肠经症状——腹胀下利，或是"脏邪出腑"，为病势转轻之兆。胃热成实结，因胃络上能于心，续见心经症状——狂妄不宁，这是"腑邪伤脏"，为病势增剧之象。

十二经主病及其辨证临床运用，大致已如上述，但本文所介绍的十二经主病，仅是扼要辑录《灵枢·经脉篇》所记载的，尚不全面。《内经》而后，历代医家对十二经主病的内容，经过不断补充提高，已经有很大的发展，特别是结合五行学说如五窍、五体等五位相合的理论方法，更丰富十二经主病在辨证方面所不及，如在五窍方面：肾开窍于耳，则知耳聋不仅属三焦经，而有少阳相火过旺与少阴肾精亏损之不同。在五体方面，肾主骨，齿为骨之余，齿痛一症，除阳阳火盛属大肠经以外，亦有少阴阴虚属肾经的。所以在临床上运用十二经主病进行辨证还必须注意结合这些方面。

十二经主病，可以贯穿在内、外、妇、儿各科，作为辨证的指导方法，不但妇、儿、内科各种疾病可以根据十二经主病进行辨证，外科亦可根据其发病部位与全身症状来分析其病发于何经、与何经有关。某些病还与奇经八脉有关，尤其是妇科病与冲任两经的关系更为密切。因本文介绍的中心是十二经主病，故奇经八脉主病从略。

二、结语

十二经在人身上的存在，现在可以通过各种经络探索的方法来印证，根据各地探索的结果，已经可以证实内脏和经络的活动有密切关系，各经的循行路线，与古代医家所画的亦大致不差，并进一步探讨经络的本质问题。所有这些成就，说明中医学是一个伟大的宝库，亟待发掘。

国外有些医学家，在临床上发现某些病，如疼痛的放散，有一种异于神经传导的感觉，他们对这些发现感觉到很惊异，但这些问题，在现代医学中尚不可能获得解答，而在中医学十二经循行，主病的理论方面正可以找出答案来。因此个人认为：如果能积累较多的以经脉学说为指导方法的临床资料，进行分析研究，对现代医学所称某些病的病理机制，也将会有新的认识，并可为中西医结合创造祖国新医学派打下基础。所以研究经络学说，结合临床，也是一个必须重视的问题。

近年来对经络学说的研究，已经取得多方面的成就，但在临床上运用十二经主病进行辨证还不够普遍，以致有很多宝贵的资料，没有注意总结。为了帮助了解以经脉学说为指导的辨证方法，本文特着重介绍十二经主病在临床辨证方面的具体运用（表2、表3）。唯因个人学识肤浅，所介绍的尚有不够全面或错误的地方，并希同道指正。

经脉症状对照分析

表2

十二经	经脉所过	齿痛	口唇㖞痛	舌本强或痛	目外眦痛头痛或痛	耳后痛	颔颈肿痛	颊肿颈肿或痛	肩前臑痛或痛	肩外侧痛	项肩背痛	脊背腰尻痛	缺盆中痛	胸乳脐中腹痛	腋下胁肋胀痛	心胁痛不能转侧	腋下气结核肿痛侧	臑臂内侧痛厥两手麻木	掌心热痛	痛不用	手臂外侧热肿或寒痛	手臂外侧内侧剧痛	肩肘臂掌急剧痛	掌心热痛	膝胫踝冷或肿痛	股下足背胫痛	大趾不用	中趾不用	小趾不用	膝股膑胻脚侧肿痛厥	膝胻脚内侧痛	股膑胻内侧痛	足心热痿厥	足胫外侧痛
手太阴肺经	由脏到手												+					+++	+++															
手阳明大肠经	由手到头	+					+		+																									
足阳明胃经	由头到足	++						+						++						+						++				+				
足太阴脾经	由足到腹			+										++											+									
手少阴心经	由脏到手														+				+			+												
手太阳小肠经	由手到头				+			+			+										+	+												
足太阳膀胱经	由头到足			+							+	+																	+					
足少阴肾经	由足到腹												+											+		+							++	
手厥阴心包经	由脏到手																+						++											
手少阳三焦经	由手到头					++		+													+	+	+					+	+					
足少阳胆经	由头到足				++											++															+	+		+
足厥阴肝经	由足到腹											+		+	+																			

049

理论探讨

湖湘欧阳氏杂病流派学术经验研究丛书 承迪录

表3

脏腑症状对照分析

十二经	生理特点	惊惕、心悸	狂惕、心奔走、安	心烦痛	面赤多笑	舌干	癫狂	喉痹肿	目黄	数欠伸	耳聋目眩	胸胁满闷	消谷善饥	黄疸	食不下	腹胀及便溏、呕吐、嗳气	身体沉重、泻利	咳嗽上气、胸闷气	喘咳	鼻血	多汗	皮肤粗糙	嘴干息喘	面如漆柴	咽干	小便频数而少	善恐	口苦	太息口干	胃脘痛	胃渴饮	大口干息	口心曹热	腹胀肠鸣	小便下利不清	小便不利清	小便遗溺	癃闭
肺	主气、司呼吸	+++																+++	+		+		+												+		
大肠	传糟粕、司大便	++						+												+		+							+								
胃	容纳与热腐水谷			+		+							+								+	+								+	+			+			+
脾	主运化、统血液				+				+					+	+++	+++	++																					
心	藏神、主血			++	++					+++															+													
小肠	分清别浊								+	+++															+	+		+			+						
膀胱	藏津液、司小便						+		+		+									+																	+
肾	藏精、主水					+			+					++										+			+						+++			+	

续表

十二经	生理特点	症状
		惊惕不安・狂躁心悸・心痛烦心・多笑面赤舌干・癫狂・喉痹咽肿・目黄・善伸数欠・耳聋・目眩・胸胁满闷・清谷善机・食少善机・黄疸・食不下呕吐・腹胀及便溏嗳气・善噫・身体重・胸闷咳嗽上气・鼻血・多汗・皮肤粗糙・喘息干燥・面如漆柴・小便频数而少・善恐・口苦・太息・口干痛・胃脘痛・心嘈・口热・咽肿・腹胀肠鸣・下利・小便不清・遗溺・癃闭
心包	代心用事	惊惕不安（+）、多笑面赤舌干（+++）、胸胁满闷（+）、目黄（+）
三焦	流通气血，疏通水道	喉痹咽肿（++）、耳聋（+）
胆	藏清净之液	皮肤粗糙（+）、小便频数而少（+）、口苦（+++）、太息（+++）
肝	藏血，主疏泄	咽肿（+）、身体重（+）、食不下呕吐（+）、咳嗽上气（+）

051

理
论
探
讨

湖湘欧阳氏杂病流派学术经验研究丛书　承迪录

甘温除热法的理论探讨[①]

"寒以除热"，这是一般热性病的"正治"。但有个别发热病例，用苦寒、甘寒之方不效，转而用甘温之剂，反而发挥除热作用，因而前人称这种治热方法为"甘温除热"。明确指出"温（主要指甘温药）能除大热"，其说始于李东垣，李氏所创制之补中益气汤，就是甘温除热一法中有代表性的方剂。不过李氏这种创造，仍然是秉诸《内经》及仲景书，如《内经》所谓"劳者温之，损者益之"的治疗原则与《金匮要略》用小建中汤治虚劳烦热的经验，可以说都是李氏用甘温药治热之先导。陈修园亦认为李氏所创制之补中益气汤"视古方虽低一格，犹有先民之矩镬"（《时方妙用》）。在临床上用甘温药治热已随时可以取得应验，方剂的应用已有所发展，也不限于建中和补中益气两方了。不过关于甘温除热之适用范围，特别是适宜于何种性质的热不甚明确，因此尚有在理论上进行探讨的必要。

甘温诸方，皆属调补脾胃之品所组成，调补脾胃能发生除热作用，这种热的产生是由于脾胃受损所致是无可置疑的。正如李东垣脾胃论所说："脾胃气虚……阴火得以乘其土位"，似乎可以说这种热就是"阴火上冲"所形成。但李氏所指"阴火"，说是"起于下焦，其系于心，心不主令，相火代之。相火，下焦包络之火，元气之贼也"。据李氏之意，起自下焦之阴火，应出自肾脏，因心不受邪，包络代心受阴火之侵袭，因之相火旺而出现热象。从所列举的症状如"气高而喘、口渴、脉洪、身热而烦"等观之，阴火不仅上乘土位，似已涉及心肺部位。在此且无论喘渴诸症是否因热而致，就其热的产生来说，如果既非阴虚火动，又非命门火衰，阴盛阳浮，是否下焦另有第三种所谓"阴火"存在，就值得考虑。再从阴阳水火之关系来说，在人体生理正常时，"君火之下，阴精承之；相火之下，水气承之"（《内经》）。火必须在阴精、水气承制之下，始能防止过亢；否则，阴精不能上承君火，则可使心肾水火不交，水气不能上承相火，则可使相火妄动而为邪火。由此观之，上焦包络相火之偏亢，应是水气不能上承所致，似无阴火上冲引动相火之理。

相火之产生，朱丹溪认为是先天之火反常妄动所致。所以他说："火

内阴而外阳，主乎动者也……因其动而可见，故谓之相。"又说："主闭藏者肾也，主疏泄者肝也，二脏皆有相火，而其系上属于心。心，君火也。为物所感则易动，心动则相火亦动。"（《格致余论》）这些就是朱氏所谓"动即是火"的论据。相火虽由君火所引动，与人体素质阴虚水亏亦密切相关。阴分素足之人，偶因情欲所扰动，过时水升火降，阴阳协调，自能平静如常；唯阴虚之人，动而不静，阳愈扰则阴愈虚，因遂出现有形之火。这种火能"煎熬真阴……其暴悍酷烈，有甚于君火"。其为病，常有头晕目赤、耳鸣口苦、怔忡、阳强遗精、舌质红、脉弦滑等症。其治法当滋阴降火，如六味地黄丸加知、柏之类，并当随症加用白芍、石决明、桑椹等涵肝之品，显然非"甘温"之剂所宜。且相火寄于肝肾，游行于三焦，其病多体现"水不涵木"之象，与脾胃气虚、病属中焦者，无论是发病机制与临床表现都有显著差别。故李氏所创制之补中益气汤虽为甘温除热历经应用不爽之方，因其对脾虚之发热，混同于相火，这两者之间认识不清，在运用上就难免不彼此混淆。

　　阴虚则阳亢，固然可以动火。如其人命门火衰，水中真阳不足，则寒水之气独盛，亦可使阳无所依附而出现"热象"。这种热象在外感病中见之，即伤寒论所谓："少阳病，下利消谷，里寒外热，手足厥逆，脉微欲绝，身反不恶寒，其人面赤色"之症，其证急，亟当补火回阳，如通脉四逆汤之类。在内伤病中见之，即后世各家所谓虚阳上浮之证，多见口疮面赤、时有潮热，或虚狂躁扰，或作寒热，口渴不欲饮，或气喘少气，或咳嗽多涎，或吐血不已，并兼见恶寒脉迟、阳痿、四肢清冷、小便色白、舌苔白润或黑滑等症，其证较缓，当引火归原，如八味肾气丸之类。陈修园对虚劳内伤之发热，认为亦有由于"阴气上冲"而致者。他说："下焦之阴气上冲，阴霾密布……不独灯烛之火有光，即腐草萤虫，俱能生光……人身中有龙雷之火……必阴云四合，而龙雷方得遂其奔腾之势"，其理论总未免有些抽象，其大意亦不外乎"阴盛阳浮"。气属阳属火，若陈氏所指"阴气"与李氏所指"阴火"有共同之处的话，则这类浮越之火是否可以引动相火？是否可以使相火偏亢而成为有余之邪火？就不能不令人怀疑。所以张景岳就疑惑道："元气既损，多见生阳日缩神气日消，何以反助心火？"（《景岳全书》）张氏这种怀疑，可以说正是他的识见独到之处。

　　如上所述，李氏所谓"阴火"，既非肾脏阴虚火动，又非命门火衰，阴盛阳浮，然而甘温药对某些病之能发生除热作用，这些病有气高而喘、口渴脉洪等热象，在临床上又屡见不鲜。因此这种热究竟是怎样产生的？就成为必须进一步考虑的问题。要考虑这种热之所以产生，当然也不能离开阴阳水火升降之理，特别是这种热与先后天阴阳升降失调的关系，应该是考虑这个问题的中心环节。

人身阴阳升降运动，以脾胃为枢纽，脾胃为后天之本，这是李氏在医学上最突出的理论见解。李氏论"阴阳升降"，认为人身阴阳清浊之气皆从脾胃出，其清中清者"出上窍"，清中浊者"发腠理""实四肢"；浊中清者"出下窍"（专指尿道），浊中浊者"走五脏""归六腑"，这说明阴阳升降，除升降上下而外，还应概括表里出入。人体任何部分的阴阳失于协调，不论是上下紊乱或内外关格，都可以产生寒热变化。如所谓"虚阳外浮"之证，也就是因阳虚气偏使阴阳不能协调所致，正如景岳所说："气本属阳，阳气不足，则寒从中生，寒从中生，则阳无所存而浮越于外"，其症不仅下焦阳虚寒盛者可以产生，中焦阳气不足者亦可以产生。饮食劳倦，损伤脾胃，谷气不得升浮，中焦之阳因而下陷，阳陷于下，中焦遂比较虚寒，因之亦可使虚阳外越而呈热象，此即脾虚发热之所由来。故脾虚病人，除有腹胀便泄、面黄而浮，气高喘促，口渴倦怠，食少，舌苔白，脉弱（或洪大无力）等证而外，亦常出现发热或身热而烦之症。这种热既由于脾胃气虚，阴阳升降出入失调而致，故其治法就当用甘温之剂补其中气。中气足则脾自可恢复其健运之常，升降复则上下（脾阳下陷）内外（虚阳外越）之阴阳自调，而脾虚及寒热诸症即可自愈。由此可以明显看出："甘温除热"一法，只适宜于中焦虚阳外越之证，其热虽由阴阳升降失职而致，其病实起源于中焦，与下焦阴盛阳浮虽同为虚阳外越，而病有上下、证有轻重之不同。

脾虚发热，由于倦怠气高喘促与发热口渴、身热而烦之症同时俱在，从外表现象上看，似乎可以看作是包络之火贼伤元气，并已经是相火胜而元气负的结局。但这样的看法，与李氏自认为"无阳以护其营卫，则不任风寒，乃生寒热"，尚不无矛盾之处。恶寒不任风寒，固然是中焦阳气不能"发腠理"而卫外所致；其发热当亦非中上二焦有余之邪火为患，因亦不待言。因此把这种热解释为中焦虚阳外越，与病情实际是相符合的。至于火与元气之关系，则应当从因果方面分析，因脾失健运，气血生化之源发生障碍，诸脏也就无所禀气，元气也就有虚损不足的可能，所以脾虚发热，多先见少气懒言，四肢困倦，面黄肌瘦诸证，或发热与这些症状同时出现，虽有气喘、口渴，亦为正津不能布输，浊阴上逆之故。这样看来，究竟是火邪贼伤元气，或中气虚而致虚阳外越始呈热象，也就不难明确。热虽不由火邪为患，而其病确由谷气下流而上有气喘口渴诸症，并与《内经》所谓"有所劳倦，形气衰少，谷气不盛，上焦不行，下脘不通，胃气热，热气熏胸中"之证又有些相似，因之李氏根据病情，推论其热由阴火上冲，引动包络相火所致，亦不为无据。虽这种推论与病情实际有不尽相符合之处，致引起后世各家的疑义，但对这一类性质的热，认为致病之源在于脾胃升降失职，对其治疗原则提出用甘温补益之法，这种成就仍然不能以为在理论有些欠圆通之处而因之逊色。

甘温除热的方剂，凡方中有参、桂、芪、术、甘、枣等味皆属之，如小建中汤、补中益气汤、归脾汤、人参养营汤、圣愈汤等皆是。此类方剂，一般有上述脾虚发热之症者，都可以选用。但结合到具体病人，亦各有不同的适用范围，若脾虚发热兼有腹胀脘闷不适，饮食难化作酸等浊邪郁滞之证者，则当用香砂六君子汤以补脾利气。若脾虚发热而有较显著的少气懒言、四肢倦怠、后重、便泄不禁等气虚下陷之证者，则当用补中益气汤以升其下陷之阳（从这一点也可以看出，脾虚发热之喘渴，如果系火邪上壅，则补中益气汤中之升、柴当益可增其上壅之势，应视为禁药，唯其喘渴为浊阴上逆，正津不行所致，故升提之品在所必用）。至于中焦升降失职而致先天水火不变，虚火上炎为心悸、鼻衄、咽干口燥，寒盛于下而腹中急痛，梦遗失精，则当用小建中汤以建立中气，则阴阳自调，上热下寒之证亦自消除。如脾虚不运，不能化生精微以奉心化血，不但有上述脾虚见证，并可出现怔忡健忘，五心烦热，或吐衄失血等阴血虚损之证，补血固当以育阴为主，亦忌用温燥，但阴根于阳，如血虚而兼有气虚见证者，亦不妨配用甘温益气之品，如人参养营汤、归脾汤、圣愈汤等，皆参杂有参、芪、术、草等味，皆适宜于心脾两虚、气血不足而有发热之证。故亦皆可以视为甘温除热之方。

用甘温药治热，本属于"反治"法之一，用之不当，很可能造成"以火济火"的错误。故从理论上探讨其热产生的机制及这种热与其他发热的鉴别，对掌握使用"甘温除热"一法或者会有些帮助。因此特提出个人对"甘温除热"一法在理论上和运用方面一些不成熟的看法，以抛砖引玉，并以就正于各地同道。

再论"甘温除热"[①]

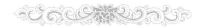

读了《中医杂志》1962 年第 2 期艺勇先生所写的"我也谈谈甘温除热"一文后，对我有一些启发。该文所涉及的问题，有些已在我以前写的"甘温除热法的理论探讨"（见《中医杂志》1961 年第 4 期）一文中有所说明。至所提到的"先后天阴阳升降失调的关系"及"甘温除热法的临床应用"两个问题，尚值得商榷。因就这两个问题再加讨论。

① 本文原载于《中医杂志》1962 年第 5 期。

一、先后天阴阳升降失调的关系

前人谓"肾（包括命门）为先天之本"，"脾胃为后天之本"，说明脾、肾在人体中都占主要地位。由脾、肾虚损所引起的各种疾病，各有不同的发展变化规律。这两个规律，既有联系，又有区别。李东垣在仲景小建中汤的基础上，创订"益胃升阳"之法；赵养葵运用"六味""八味"治肾命水火虚衰诸证，这就各掌握了这两个规律的一个方面，给后人治脾、治肾提供了很宝贵的经验和理论。阴阳升降：属先天肾，多称为"水火升降"；属后天脾，多称为"清浊升降"。命门之火，"与后天胃气相接而化"，这就是脾肾之间的相互联系。先天水火升降以命火（相火）为原动力，后天清浊升降以脾胃为枢纽，这就是脾、肾在功能活动上的区别。由于这两者既有联系又有区别，故我在"甘温除热法的理论探讨"一文中，辨别下焦"阴虚火动"与"阴盛阳浮"两证不同于中焦"脾虚发热"之后，特着重提出脾胃为阴阳升降的枢纽。脾胃之清浊升降，据《内经》"清阳出上窍，浊阴出下窍；清阳发腠理，浊阴走五脏；清阳实四肢，浊阴归六腑"的整个内容来看，除升降上下而外，还应包括表里出入。中焦升降失职，上下、内外阴阳失于协调而致虚阳浮越于外，这是可以理解的。因此把脾胃气虚发热，假定为"中焦虚阳外越"所致，并不是完全没有根据的。

脾、肾有不可分割的联系，由脾、肾生理功能失调发生病变，当然也可以相互影响。如所谓"脾虚及肾""火不生土"等，即其证例。但致病之原，究竟属脾、属肾，其因果、主次亦不可不分。如东垣所谓"脾胃气虚……阴火得以乘其土位"而致发热，这种热明系因于脾虚，其病应主要属脾；艺勇先生所指"命门火衰，元阳不足，不能腐磨脾中水谷，而致阴液生化失常，阴虚则生内热"（其热是否属阴虚在后分析），虽病涉及脾、肾，如系由脾之运化失职，不能输精于肾，而致脾、肾俱病，当以脾病为主，肾病为次；命门火衰，不能熟腐水谷，而致脾肾俱病，当以肾病为主，脾病为次。若主次不分，因果也就很难说了。要把因果、主次分辨清楚，这就对先后天阴阳升降失调的关系，既要重视相互联系，又要注意彼此区别。

"阳损及阴、阴虚生热"，就阴阳转化的关系来说，是有可能的。阴阳在转化过程中，可能产生阴阳两虚之证；转化以后，也可能单纯转变为阳虚或阴虚之证。既已转变为阴虚，而又明显的有内热证候，就是由"阳损"转化而来，其热当亦由"阴不配阳"所产生。阴不配阳而生热，法当养阴配阳，绝非甘温所宜，因此艺勇先生把甘温除热之热看作是"阴虚"所生，是值得考虑的。无论阴虚、阳虚、气虚、血虚，或阴阳气血两虚，在临床上结合具体病例来理解这些病理现象，都必须有明确的概念。如果把"气虚发热"与"阴虚生热"两个概念混淆起来，使用甘温除热之法，仍难免不犯"以火济火"的错误。

二、甘温除热法的临床应用

要明确甘温药为什么能发挥除热作用，从理论上探讨这种热的产生机制是必要的。根据个人以往的临证体验，用甘温药治热，只是在有脾虚见证（如面黄而浮，气高喘促、口渴倦怠、食少、腹胀便泄、舌苔白、脉弱或洪大无力）的同时，兼有发热或身热而烦者才适宜，故认为这种热应系"中气虚陷而致虚阳外越"所致。唯其因下陷而致阳越，故治之之法，亦只宜益胃升阳。个人经验有限，识见不广，这种论点是否能成立，当然还有待于今后从实践中去反复考验。

艺勇先生所提出的用甘温药的适应证，除喜热饮、形寒两症外，如骨蒸潮热，其热从脏腑骨髓发出，小便短少而黄、舌质赤、脉细数、入夜热甚等，显系阴虚生内热之证。个人对这种证候还没有取得用甘温药的经验，因此不敢赞同。

艺勇先生对甘温除热之热，认定系"阴虚"所生，对小建中汤、补中益气汤等甘温之剂，也申引其"补阳生阴"之理。的确，脾胃气虚，阴液生化失常，致阴阳气血两不足，如明显有脾胃阳气虚败之证，固然可以采用"补阳生阴"之法；但是已明显的有上述阴虚内热证候，亦采用甘温之剂以"补阳生阴"，诚恐脾胃运化功能未复，而已损伤之阴，更为温热药所耗损，后果如何，值得考虑。因此凡阴阳气血两不足之证，或宜甘温之剂补阳生阴；或宜养阴剂中佐用甘温之品，都必须根据具体情况作具体分析，不能不分阴阳气血虚损之主次轻重而滥用温药。艺勇先生虽提出"补阳生阴"之理，但对这一方法的运用尚似不够具体，因恐引起误会，可能会造成临床上的差错，特为之补充说明如上。

李东垣用甘温药治热，在理论上涉及"阴火上冲""引动相火"等问题，因而引起疑义。但李氏对这种热的致病之原，认为是发自脾胃，对这种热的性质，认为是属气虚，艺勇先生所说，又是"命门火衰"，又是"阴虚内热"，这就与李氏的原意也有些相左了。当然在学术理论上，无论是对古人或今人，对全部或任何一点，都可抱有不同见解，不过每一个理论问题，结合实际情况去考虑研究，也是很有必要的。我对甘温除热的认识可能是主观片面或不切实际的，希望艺勇先生及同道们指正。

进一步探讨"甘温除热"的理论[①]

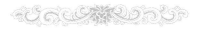

自拙作"甘温除热法的理论探讨"一文在《中医杂志》发表后，引起了一场热烈的讨论，讨论时并涉及"阴火""虚人感冒""补中益气汤的适应证"等问题。我得到不少启发，也作了两次补充说明。但是宜于用甘温药治疗的热究竟是怎样产生的，在看法上仍然存在着较大的分歧。随着讨论的深入，为了把问题说得更具体、更明确，再一次提出个人一些不成熟的意见。

一、从中焦虚阳外越的论点谈起

虚阳外越可以反映出热象，这是临床上屡见不鲜的。但不少人都认为虚阳外越之证，下焦则诚有之，"脾胃中焦则不然"[②]，"中焦虚，阳未有外越之理，只有下陷之机"[③]，"脾阳下陷，阳气虽虚，没有阴寒过迫，是不会浮越的"[④]。有人在具体证例中，可以诊断出"脾阳下陷、虚阳外越"的热证，而对于热之所以产生，仍然理解为"阳损及阴、阴虚生热"[⑤]。因此要探讨甘温除热的理论，有必要进一步阐明中焦虚阳之所以外越以及"这种阳气循何机转既有内外又有上下"之理。

要阐明上述这种道理，当然也不能"抛开脏象的基本知识，而单谈阴阳升降"。众所周知，中焦阳气发自脾胃，亦称谷气，"其清者为营，浊者为卫，营在脉中，卫在脉外"。（《灵枢·营卫生成篇》）因发自中焦的谷气有"清""浊""在脉中""在脉外"之不同，故又有"清阳""浊阴"之分，因中焦谷气输布、放散的部位不同，清与浊，也是相对的而非绝对的。所以李东垣认为人身"清浊之气，皆自脾胃出"，其清中清者，"出上窍"；清中浊者，"发腠理""实四肢"；浊中清者，"出下窍"；浊中浊者，"走五脏""归六腑"。（《脾胃论》）由此就可以明显看出发自中焦的阳气，它的运行，是既有升降，又有出入的；也就是说，既有上下，又有内外。不过因其布散和作用不同，不统称"阳气"而已。尤在泾对中焦阳气升降出入

---

① 本文原载于《广东医学（祖国医学版）》1964 年第 1 期。

② 《中医杂志》1962 年第 11 期，朱式夷"论甘温除热及李氏学说"。

③ 《中医杂志》1962 年第 2 期，艺勇"我谈谈甘温除热"。

④ 《中医杂志》1962 年第 9 期，倪康兴"论甘温除热"。

⑤ 《中医杂志》1962 年第 6 期，丁君明"我对甘温除热的认识"。

运行的机转作了较具体说明，他说："中者脾胃也，营卫生成于水谷，而水谷转输于脾胃，故中气立则营卫流行而不失其和。又中者四运之轴，而阴阳之机也，故中气立则阴阳相循，如环无端，而不极于偏。"（《金匮心典》）能明确中气为四运之轴及上下、内外阴阳相循之理，对中气虚陷可使虚阳外越产生热象的论点，也许不难理解。

人体必须上下、内外阴阳和调，才能保持正常的生命活动，所以病在上、在下，没有不影响内外的，病在内、在外，也没有不影响上下的。虽然，"内伤之病，多病在升降，以升降主里故也；外感之病，多病在出入，以出入主表故也……然升降之病极，则亦累及出入矣；出入之病极，则亦累及升降矣。故饮食之伤，亦发寒热，风寒之感，亦形喘渴"（《读医随笔》）。总之，不论外感病或内伤病，发病部位、上下内外都有密切的相互影响关系，这是无可否认的。而且，在人体中焦运化无权、阴阳升降失调的病理演变过程中，上下内外也可同时发病，如《灵枢·五乱篇》所说："清浊相干……乱于肠胃，则为霍乱，乱于臂胫，则为四厥，乱于头，则为厥逆。"暑月发生吐泻症，就往往具有这种错综复杂的病理变化，其症则骤然吐泻交作、恶寒肢冷，甚至眩仆。恶寒肢冷虽症见于外，眩仆虽症见于上，但都可随中焦清浊升降功能的恢复而自然消退。这虽是指营卫悖逆、内热壅盛，属于邪气闭塞一类的病而言；相反，中气下陷、虚阳外越，属于正气虚脱一类的病，正可以相互为喻。热邪壅闭、外显恶寒，可以理解为假寒，阳气虚陷、虚阳外越，难道不可以理解为假热吗？只要承认：宜于用甘温药治疗的热，"既不是肾中阴虚阳亢之相火，又不是命门火衰、虚阳升越之火"，只要承认：甘温除热是"热病的反治法"，不把阳气虚陷一类的病牵强到"火邪炽盛"或"亦虚亦实"的范畴里去。脾虚发热，是由于中焦虚阳外越所致的论点是可以成立的。

营卫之气来源于中焦，虽有阴阳清浊之分，皆属于气，营气必"泌其津液，注之于脉"，始化为血。在正常情况下，营气和卫气内外相随，正如《素问·阴阳应象大论》所说："阴在内，阳之守也；阳在外，阴之使也"。表里阴阳，平和协调，清升浊降，互不干扰，这样，脏腑经脉的功能才能够和顺不乱。要保持这种和顺不乱，与中气之能否斡旋上下内外亦当密切有关，周澄之说："开合枢三者……分言之，为出入，为升降，合言之，总不外乎一气而已"（《读医随笔》）。从此也就可以看到，中气之升降出入运行失常发生病变，主要当从开合两方面来分析其病机。如营卫悖逆，清浊相紊，阳内闭而格阴于外，从病机来说，则重在合，故无论上下、内外，表现为邪气壅盛，闭塞不通等病态；如营卫不和，阴阳相离，阴在内而阳在外，从病机来说，则重在开，故无论上下、内外，都表现为正气不振，虚陷欲脱等病态。所以脾胃阳虚，阳气不能发腠理而卫外，病机从开，虽内则阳气下陷，外则虚阳外越，证虽不同而病机则一。明乎此，则知虚阳外越，不仅阴寒内遏可以致之，病机从开，阴阳有相离之趋势亦可以致之。故所谓"无阳以护其营卫，则不任风寒，乃生寒热"，把恶寒、发热都理解为"无阳"，发热是由于卫阳不固、虚阳外越所致，这并没有什么矛盾之处。矛盾仍在于恶寒是由于"中焦阳气不能卫外"，而发热又属"中、上二焦有余之火邪"。

病机从开，阴阳相离，以内外言，则营卫不能和谐，而卫阳不固，虚阳外越；以上下言，阳气下陷，而中焦也就比较虚寒，可见这种发热，其性质是属于虚火、假热之类的，所以张景岳说："气本属阳，阳气不足，则寒从中生，寒从中生，则阳无所存而浮散于外，是即虚火、假热之谓也。而假寒之证，其义亦然。是以虚火、实火，亦即由中气之有虚实也。"（《景岳全书·杂病篇》）有人把中气虚所产生的热象，认为是"虚引起实化"，这种实化，是经过湿化过程，产生胃热，激动包络相火而成的，由于虚与实同时俱在，因而就有所谓"由虚引起实化""由实引起虚化"①之说。这种说法，是值得商榷的。寒热虚实错综复杂的病例是有的，但其证不可能在同一部位同时存在，所以脾胃气虚、阳损及阴、阴虚生热之证，只有在两个不同阶段才可以出现。《素问·太阴阳明篇》也只是说明病在中焦有虚寒、实热之分，并没有说同时可以具有"脾寒""胃热"两证。很明显，寒热如冰炭之不相投，虚实亦迥不相类，寒与热、虚与实，在同一部位同时存在，不仅为事实所无，亦理所未有，从所附病例来看，也难看出这种机理（病例在后分析）。当然，脾虚发热，不能完全排除外因，脾胃素虚之人，因感外邪，在发热的同时出现脾虚证候，采用补中益气汤之类扶正祛邪，这是无可非议的，但这种热不一定由"实化"所致。《伤寒论》说："无热恶寒者，发于阴也。"虚人感寒，不论脾胃阳虚，心肾阳虚，多不发热，或发热亦甚微；就是感受暑邪发为热病，也很难"引起实化愈烈"。

脾胃气虚、化源不足；营气不能泌别津液，奉心化赤而为血，则血虚；血虚阴不配阳，致心火过旺而呈热象，这是必须通过一连串的病理衍变过程的。这些病变虽然有联系，但每一阶段，也有所区别，不能不分发展阶段而笼统认为脾胃气虚发热系由心火旺所致。由于忽略了从发展上看问题，把气虚发热理解为"火旺"所致，所以对前人所说的"气有余便是火""气不足便是寒"的矛盾就无法统一了。有人想从火的"产生过程"来解释气虚之所以动火生热之理，认为脾胃生化之气受损，是由"阴火"所伤，而"心火""相火"的产生，则是"阴火伤其营血，血虚血减"所

---

① 《中医杂志》1962 年第 11 期，朱式夷"论甘温除热及李氏学说"。

致。似乎是说"阴火"与"心火""相火"有因果关系，是产生在不同阶段的，其大意仍不外乎阳损及阴，阴虚生热。而所谓"阴火"，究属于《内经》所指"少火"或"壮火"，尚不明确，说是"少火"，则少火只能生气而不至于伤气；说是"壮火"，则应该是气有余才能产生。这对于在气虚不足之时为什么会动火、会出现热象，仍然无法解释清楚。

二、为什么要用甘温药治热

"甘"能益气补中，"温"能补火除寒，按照四气、五味的原则来说，甘温药适宜于中焦脾胃虚寒之证，这是无可否认的。因中气虚陷，虚阳外越而出现热象，用甘温之剂补其中气，或稍加升提之品升其下陷之阳，上下内外阴阳协调，而热可自退，这也是不难理解的。但是有人认为"病而至于虚阳外越，引火归原，尤恐不济，怎么还可用升麻、柴胡"①，"治虚阳外越、益胃以升阳，岂不愈升愈越"②。因此要解释用甘温之剂益胃升阳能消除虚阳外越所产生的热象，仍有必要引申一下阴阳升降之理。

周澄之说："气之开合，必有其枢，无升降则无以为出入，无出入则无以为升降，升降出入互为其枢者也。"由于气之升降出入有不可分割的联系，因之气之运行失常，在治疗上，也就有"病在升降而斡旋于出入，病在出入而斡旋于升降"的方法。且"病之……深重者，则不可以经行，而必有待于致曲"（以上所引均见《读医随笔》）。这说明临床上采用见热治热，见寒治寒，表证治外，里证治内等"经行"的方法，只能解决一些轻浅而单纯的病证；若病情比较深重或复杂的，就必须懂得"致曲"。中气虚陷致虚阳外越，虽症见于外，而治从斡旋升降方面着手，采用甘温之剂益胃升阳，也就是"致曲"法之一种。中焦虚阳外越，如徒以敛阳之剂固其表，则气之升降枢机不利，表里阴阳亦难望其和谐。所以这样比较复杂的问题，绝对不可能和那些单纯的问题同样看待。

明确人身脾胃阴阳升降出入之机，就能对邪气壅盛、正气虚陷等证的发展趋势有正确预见，因而也就能采取正确的治疗方法以防止"闭""脱"等险恶证候的产生，如阳虚不固，汗漏不止，敛汗实表，即所以固脱；阴虚不守，喘促不续，滋阴纳气，亦所以固脱；以此推之，中气虚陷致虚阳外越而呈热象，已显示表里阴阳有相离趋势，用甘温之剂益胃升阳，亦即所以固脱。这种方法应用于临床，前辈有称之为"升陷固脱"法的（实例见后）。可见固脱也不尽限于"益火""引火"诸法，而是在贵识其机，早为之防。升陷即所以固脱，不会"愈升愈越"。病在中焦，与下焦无关，亦无需"引火归原"。道理不是很明显吗！

① 《中医杂志》1962年第9期，殷品之"我对甘温除热的看法"。
② 《中医杂志》1962年第2期，艺勇："我谈谈甘温除热"。

有人一提到虚阳外越，只"从命门着眼"，不承认"中焦也有虚阳外越的论点"。① 有人只承认张景岳所用的甘温诸方能治虚阳外越的假热，而甘温除热有代表性的补中益气汤却认为不然。② 这些，无非是想为"中焦无虚阳外越""补中益气汤不能治虚阳外越"找点理论根据而已。要知道，张氏所谓"阳无所附而浮散于外"之证，并没有指出病不关乎中焦。张氏在肯定引火归原法对治疗假热的作用以后，继续提出"甘温除大热，正此之谓"。从语气来领会，也没有排除其他甘温之剂不能治虚阳外越。不过张氏所用的甘温药多偏重治肾，与补中益气等类方剂的具体运用有所不同而已。这些不同之点，在界限上正有划清楚的必要。有人又认为虚阳外越，张氏"反对用升麻、柴胡……误升、柴，适足以耗其中气"③。这似乎可以作为用补中益气治虚阳外越的错误的有力辩驳。关于这点，我认为关键在于气虚发热之时有没有"下陷"之证（如四肢倦怠、少气懒言、便时气坠等），有则必须用；如无下陷之证，单属中焦虚寒，甘温补脾，使中气充实，即能斡旋上下内外，协调阴阳，自然没有用升、柴的必要。

甘温药之所以能治热，因为这种热的性质是属于虚火假热一类，这种病是发于中焦的，既非寒热并存，亦非虚实俱在。有人通过一个病例用阳道实、阴道虚之理来解释"脾胃气虚的热病"，因而对甘温药之所以能治热，也认为是"甘温与苦辛的结合具有补虚、泻实相互辅成的作用"④。病属虚实夹杂，法取清补兼施，药用甘苦寒温各半，这是对的；问题是在于与甘温药治疗的热证究竟有多少共同之处，值得研究。就以补中益气汤而论，极少量的升麻、柴胡，虽其味苦辛，而其性温，在大队甘温药中究竟能有多少"泻实"作用呢？又怎样能发挥它的"除邪清热"的一面呢？相反，从所谓"加减补中益气汤"来看，除保留有黄芪、白术、陈皮、甘草、升麻、柴胡以外，其余如生地黄、沙参、瓜蒌实、薏苡仁、半夏、黄芩、青蒿等，苦寒药不少于甘温药，这样的方剂，说是"具有补虚、泻实相互辅成的作用"还差不多。不过这种方法谓之寒温并用、清补并施则可；谓之甘温除热，则有不妥之处。

从脾胃气虚发展到阴虚火旺，约可分为三个阶段：一为脾胃气虚阶段；二为阳损及阴阶段；三为阴虚火旺阶段。三个阶段的发热，溯其源虽皆可由脾胃气虚的演变而致，由于病情已有不同，治疗原则亦有较大差

---

① 《中医杂志》1962 年第 11 期，朱式夷"论甘温除热及李氏学说"。

② 《中医杂志》1962 年第 9 期，殷品之"我对甘温除热的看法"。

③ 《中医杂志》1962 年第 9 期，殷品之"我对甘温除热的看法"。

④ 《中医杂志》1962 年第 11 期，朱式夷"论甘温除热及李氏学说"。

别。属脾胃气虚或中气下陷者，法当益胃升阳，宜小建中汤、六君子汤、补中益气汤之类；属阳损及阴或心脾两亏者，法当养营生阴，宜人参养营汤、归脾汤、圣愈汤之类；属阴虚火旺或脾肾俱虚者，法当滋阴降火，宜知柏四物汤、左归饮、六味地黄汤之类。三个阶段存在着这些原则性的差别，所以在临床运用时，决不可混同不辨。这三个阶段的治则，前两个阶段属甘温除热范畴，后一阶段则已不属此类。

三、根据实际病案分析

"理论是从实践中来，反过来又指导实践的"，这个说法很对，所以要探讨甘温除热的理论，结合有关病案来加以分析，更属必要。兹列举病案六则，并分析如下。

【病案一】 除某某，男，31岁，干部。初起寒热时作时休，洒洒恶寒，先以背部为甚，头晕神疲，脘腹胀满，食后辄甚，小便黄赤。初曾以小柴胡汤加减，和解少阳枢机无效。六七日来发热不除，诸恙如前，昨日俯行用力，即感头晕气短、汗出淋漓、四肢不温而昏仆厥所，须臾自苏。现倦卧床上，神情欠佳，语言低弱，体温39.8℃，舌淡质胖，两边有齿痕，脉虚细，右侧尤甚。细参脉证，乃属脾阳下陷，虚阳外越之候。治以养胃扶土为主，而兼益命火。处方：党参三钱，黄芪三钱，白术三钱，茯苓四钱，陈皮钱半，山药五钱，甘草一钱，红枣五枚，桂枝八分。服一剂后，诸恙稍减，体温降至37.9℃，三剂热平，十剂痊愈。

【病案二】 陈某某，男，24岁，医务人员。病人素属阳虚不足之体，常易感受客邪，发热头痛，此次发热已八九日，热势起伏不止，时作时止，咳嗽气高微喘，口干唇燥、肢体倦怠，时自汗肢冷，面色萎黄，口淡无味，纳谷甚少。体温38.7℃，舌苔薄白，脉细软无力。两旬以来，迭经解肌疏表、轻宣肺卫、肃肺化痰、养阴清肺等法，均鲜效机。揆此现象，症已不属外感，良由劳倦内伤、脾胃受损、营卫失调、气血运行失其常度，乃仿甘温除热法以治。处方：黄芪四钱，白术三钱，当归钱半，甘草一钱，白芍三钱，桂枝五分，陈皮钱半，柴胡钱半，大枣四枚。前药加减连服七剂，热退，诸症悉平，后以归脾丸以善其后（《中医杂志》1962年6期25页）。

从以上两个病案来看，都有倦怠、腹胀、气短、食少等脾胃气虚之证，虽有外感，并没有"由虚引起实化"，产生胃热，故体温升高而脉不数，口干而舌苔薄白，发热而四肢不温，或冷，自汗出无蒸蒸燥热之象。据此证情，既不"阴虚"，更谈不上"火旺"，只能说明这种热是由于脾胃素虚，初治失宜，卫气不能发腠理而卫外，营卫失调、虚阳外越所致。所以两例都是用参、术、芪、草、枣等甘温药为主，只适当佐以桂、芍等品。脾能旋运，上下内外阴阳和调而热亦自退。

【病案三】 父执王某某，中气素虚，常多腹胀、便泄之苦，春末患感冒，发热咳喘，发散后遂愈。自后行动则微喘。喘则额汗出，大便不实，时觉有热，去衣则寒。入夏伤生冷，腹泄更甚，倦怠懒言、气喘不续、发热、汗出肤冷。先伯履钦先生诊之，谓"此病因中气无权，不能斡旋"、已有"上厥下竭之"之势，法当升陷以固脱，主用补中益气汤倍黄芪，一剂而泄止喘平，三剂痊愈。

此证发热，亦因中焦谷气不升，清阳不能发腠理而卫外、虚阳外越所致，且上喘下泄，已有"上厥下竭"之势，汗出肤冷，更露"外脱"之机，上下内外阴阳相交离决，证殊险恶。其所以致阴阳开合失宜，关键在于中气不能为之枢转，故补其中、升其阳，即能使阴阳升降出入恢复正常而化险为夷。

【病案四】 王某，男性，27岁。宿有肺结核，脾胃素虚。暑季夜感风寒，乃寒热如疟状，伴有腹胀泄泻。经西医检查，确诊为大叶性肺炎，用抗生素治疗。观察廿余日，始终高热弛张，每于午夜寒战时许，继则肌肤灼热达40℃，延至翌晨四时，汗出热退。如此一日一发，苦于心下支满，食少口淡、口渴咽干，欲冷饮而畏，反日饮热水两暖壶，便水稀而灼肛，尿黄微痛、微咳、吐白痰，心烦难眠、心慌、耳鸣、发脱。体检：面色浮黄而布微尘，唇干，舌质红，苔薄白，脉洪数，重按无力，肌肤灼热，低声少气。初进小柴胡汤合导赤散，两帖无效。改进加减补中益气汤。黄芪五钱，白术三钱，沙参四钱，陈皮二钱，甘草一钱，升麻一钱，柴胡一钱，半夏二钱，瓜蒌实三钱，薏苡仁一两，生地黄三钱，连服两帖，疟止，体温正常。但苔反黄厚而腻，乃酌加黄芩、青蒿服七帖，症愈。（《中医杂志》1962年第11期33页）

此证先寒后热，一日一发，冷时战栗，热时肌肤灼热，汗出热退，明是虚人受暑疟。暑湿留滞膜原，膜原内连肠胃，故苔白脘闷，渴不引饮，尿黄、便泻肛门灼热；正气虽虚，尚能与邪交争，故寒热间作；暑湿内郁，上逆心肺，故心烦难眠，微咳有痰。前后两方，寒温并用，清补兼施，结果使正能胜邪，湿从热化（苔转黄腻）而愈。此病虽系"内外正邪相搏"所致，受病部位主要在膜原而不在脾胃，除心烦难眠为暑病一般的常见症而外，也没有什么"激动包络相火"的特殊表现。因此，我认为把这种病也纳入脾胃气虚发热之类，是不够恰当的。虚人受暑疟而发寒热，定要用什么"阴火"产生"心火""相火"的理论来解释，也不免有些牵强之处。

【病案五】 简某，病感症，壮热时微寒。嗜卧、懒言，日轻夜重，或与姜防发散，燥渴谵妄不食，脉浮数无序，重按虚大无力，舌嫩黄，中间焦燥，此内伤似外感症。误表以劫胃阴，津枯液涸，火无所畏而变生燥症也。与左归饮加生地黄、当归、白芍。两剂后便解热退。再诊浮数俱除、虚火仍在，继起之病已退。初时之病未减，盖初病因中气素虚而来，后病因胃阴暴伤而致，若不先救其阴而急补其气，是为无制之阳邪树帜，而将垂竭之真阴下石矣。今阳火既退，阴液渐充，则初起之症可立除也。以补中益气汤合生脉散，四剂而愈。治内伤者，屡以补中益气汤为神丹，不可不三复此论。（《续名医类案》）

病人中气素虚，兼有新感，误以表药劫阴，更致阴亏火旺。此证与阳损及阴、阴虚生热之证来路虽有不同，"津枯液涸、火无所畏"与"阴虚生热"的病理变化则没有什么不同。可见无论热病燥劫伤阴或"脏腑阴阳自我失调"，只要是病到阴虚生热阶段，就是中气素虚，也不能骤用甘温之剂为"阴邪树帜"而耗"垂竭之真阴"。所以本证先救其阴，再用补中生脉而病得以治愈。其施治的前后步骤，诚足为法。

【病案六】　一儒者素勤苦，因饮食失节，大便下血，或赤或黯，半载之后，非便血则盗汗，非恶寒则发热，血汗二药，用之无效。六脉浮大，心脾则涩，此思伤心脾，不能摄血归源。然血即汗，汗即血，其色赤黯。便血盗汗，皆火之升降微甚耳，恶寒发热者，气血俱虚也。乃午前用补中益气以补脾肺之源，举下陷之气，午后用归脾汤加麦冬、五味以补心脾之血，收耗散之液。不两月而诸证悉愈。（《薛氏医案》）

此证因血汗耗散过多，以致阳损及阴，气伤及血。但阴血虽伤，尚无明显的"骨蒸潮热，其热从骨髓脏腑发出，小便短少而黄，舌质红，脉细数，入夜热甚"等阴虚火旺见证，故"血汗二药（可能是指滋阴收敛等品），用之无效"，而当补阳以生阴，益气以收敛血汗。观此，对"补阳生阴"之法，究竟如何运用，也就不难领悟。

宜于用甘温药治疗的热，是由于中气虚陷使虚阳外越所致，通过上述理论和经验，都可作为进一步的说明。不过个人识见有限，也可能存在着一些主观成见，不当之处，仍有待于批评指正。

临床经验

论闭与脱[①]

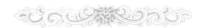

　　闭与脱，是临床上常见的两种最危险的证候。很多疾病在接近濒危的时候，往往先出现这两种证候而后渐趋于死亡，如果能及时正确地对闭证与脱证做出处理，有很多危急的病是可以不死的，因此能够掌握某些病可能要发生闭证和脱证的规律，早期注意预防，也就是减少危急病证的产生和控制死亡的关键。事实证明，有不少的临床经验丰富的老中医对闭证和脱证能够处理得正确及时，因而使一些危急的病人转危为安，这是屡见不鲜的。兹根据个人的体会，将闭证和脱证的发病机制、相互关系，以及预防和救治的方法，并结合一些实际例子，分别阐述于下，并希同道指正。

一、从阴阳关格之理谈起

　　阴阳学说，是中医学的基础。由于人体内外阴阳不能协调，以致产生阴阳关格，其中有阳盛格阴的，也有阴盛格阳的，在阴阳关格的病理演变下，常出现内热外寒、内寒外热等寒热夹杂症状。一般如阴寒外束以致阳热内郁，或阴寒内盛以致虚阳外浮的，虽阴阳不能协调的矛盾已显露于外，但予宣通疏透或温补敛阳之剂，尚不难趋于平衡。如阴阳各走极端，以致阳内闭而不能透，或阴内盛而阳无所附，阴阳关格发展到这个阶段，那就是已经成为闭证或脱证了。这与一般的内热外寒、内寒外热的证候有所不同，此时如不及时正确地予以处理，阴阳的矛盾将无法统一，其发展结果势必趋于死亡。由此可知，闭与脱，也就是阴阳关格在临床上两个较为严重的证候。又凡闭证皆由邪闭于内，脱证皆由阳脱于外，故又具体地称为"内闭"与"外脱"。

二、闭证与脱证的相互关系及其病理机转

　　临床上凡寒热变化与邪正消长的关系，中医通过不断实践，亦在阴阳转化的理论基础上找出它的规律。从寒热变化方面来说，寒之极可以化热，热之极亦可以生寒；从邪正消长方面来说，正气充实的可以使病邪衰退，病邪势盛的也可以使正气削弱。明乎此，则闭证与脱证之间的相互关系及病理机转，也就不难明确了。

---

　　①　本文原载于《中医杂志》1959 年第 12 期。

欲知闭与脱之相互关系，还必须先了解闭证与脱证的性质，闭证皆由热邪内闭，应属邪实之证。脱证皆由阳虚外脱，应属正虚之证。既成为闭证和脱证，阴阳的矛盾已有各走极端的趋势，如再发展下去，或正不胜邪，或邪无从出，或亢阳无阴，或独阴无阳，皆可以直接引起死亡。

基于上述，闭证与脱证之间的相互关系及其病理机转都可以根据寒热变化与邪正消长的情况去进行分析。就相互关系来说，如热邪内闭转化为阳虚外脱之证，其始以闭证的证候出现，其最终则出现脱证的证候而后转入死亡，这也就是"热极生寒""正不胜邪"的变化结果。但是邪闭于内，因神机不运而直接陷入死亡者，则仍属闭证。因此闭证如没有转化为脱证，则不能彼此混淆，闭与脱，虽有相互关系，而一属热、一属寒、一属邪实、一属正虚，其中是有严格区别的。就病理机转来说，如热闭于内，虽有烦渴神昏之症，其外每多恶寒肢冷脉伏等假象，此种假象与闭证转化为脱证的四肢逆冷、冷汗淋漓等不同。如内热外透、汗出厥回、神识清醒，则又为阴病出阳（内外亦可分阴阳）、邪退正复之兆，故闭证可以汗出身冷与汗出身温两证为预后的推测。其次阴寒内盛，虽有恶寒厥冷脉微等症，亦常有面赤不欲近衣等假象，此种假象，亦非阴病转阳可比，宜迅速外用温灸、内服温补回阳之剂，否则虚脱之象即可随至。如既出现口开手撒、神倦脉微、汗出不止等阳虚外脱之象，更宜及时进行救治。脱证是否可以挽救，亦须视正气能否来复、阴证能否转阳而定，故脱证亦可以汗出身冷与汗出身温两证为预后的推测。

闭证与脱证，皆非起病时即备具有闭证与脱证的基础，大多由于病人体质虚弱，或治疗不当，或过期失治，以致病邪不去、正气削弱所致。故闭证与脱证的致病因素，有外因，也有内因，在这些内外不良因素的结合下，因而使病情急剧恶化而致出现这两种最危险的证候。所以在临床上要特别注意寒热变化和邪正消长的情况来预防闭证与脱证的产生。既已产生闭证与脱证，更须慎重地掌握病机，当机立断。总之，无论闭证与脱证，皆必须以客观症状为依据。兹将闭证与脱证的症状表列于后，以资鉴别（表4）：

表4　　　　　　　　　　　闭证与脱证的症状

闭　　证	脱　　证
目　　张　　开	目　　　　合
牙　关　紧　闭	口　开　齿　松
两　手　握　拳	两　手　撒　开
面　色　青　紫	面　色　㿠　白

续表

闭　　证	脱　　证
呼　吸　急　促	呼　吸　微　弱
无　　　　汗	汗　流　不　止

凡病人正虚邪实，病势起于急骤，发为闭证或脱证者，除有上述两种迥不相同的证候外，皆有卒然仆地、昏不知人之症，如中风、中暑之类即是。如先受病，逐渐演变而成为闭证或脱证者，虽病势一时增剧，但不一定有卒倒之症，如麻毒内陷、暑邪内闭之类即是。凡病转入危险阶段，不由于正气虚惫，即由于邪气壅盛，故一切险恶或不治之证，大多先显露闭与脱的不良现象，亦不仅限于上述举例。特以上述病例发病急骤，多令人注意，故古人论述闭证与脱证，大多见于中风与中暑门中。

三、闭证的预防和急救

凡有暑热内盛、痰火内壅、宿食内滞等内在因素，由于处理得不恰当、不及时，或遭受外界不良因素的影响，以致阻碍病邪向外排泄之机转，皆可使神机不运、升降开阖失职，而即酿成闭证。引起闭证的原因既然如此，所以要防止闭证的产生，一方面要注意消除一切可能引起闭证的内在因素，另一方面要控制可能引起闭证的一切外界不良影响。

闭证属于处理不恰当、不及时所引起的：①如热郁于内，寒束于外，不及时予以发散，以致内热无法发泄，即可为闭证之渐。②热深阳郁，失于攻下，反欲拥被向火，恶寒战栗，甚至肢冷脉伏，如再不予以攻下之剂，闭证当可随见。③热在气分，烦渴尿短便秘，此津液已伤之象，如再不照顾津液，或误用温燥，热邪不能从出汗与大小便排泄而解，势必深入营分而成为内闭之证。

闭证属于遭受外界不良因素影响所引起的：①凡热邪须透发的，一受风寒及冷敷等不良刺激，即可使热势内返而成为闭证。②平素肝火挟痰上逆，常见面赤耳鸣之症，如再因暴怒激动，使气血并趋于上，即卒倒神昏而成为闭证。③卒中邪恶，扰乱神明，邪恶之气不能外透，亦可酿成闭证。

闭证虽然多起于急骤，但引起闭证的原因仍然是有很多线索可寻的，只要根据这些线索早期预防，闭证就可以设法防止。如已经发生闭证，则更应当及时地、慎重地进行急救。对闭证的急救方法，一般有针治和药治两种。

1. 针治　常用穴位是：人中、十二井穴，凡见闭证，急宜速取上穴进行针刺，十二穴用三棱针放血。如不应，再刺十宣穴（即十指尖端）。

如遍身现红点，可刺曲泽穴、委中穴，俱用三棱针放出恶血。

2. 药治

（1）以通关散（天南星、皂角、细辛、薄荷、生半夏，各等分为末）吹入病人鼻孔内，有嚏的可救，无嚏的难治。

（2）用大蒜捣汁滴入病人鼻孔，借其臭烈之气以开窍。

（3）牙关紧闭者，可用开关散（乌梅肉、冰片、生天南星，各等分为末）擦病人的牙齿，即可开。

（4）神昏不醒者，宜迅速灌服紫雪丹、牛黄丸、紫金锭（成药）之类。

此外对闭证的急救，如民间惯用的扯痧、刮痧等方法亦可以采用。但麻毒内闭，只宜采用红浮萍、葱须、椿树皮、生姜、胡荽等炒热布包外擦，以促进疹子外透，切不可扯痧、刮痧。

四、脱证的预防和救治

脱证皆属虚证，因虚而脱，有因治疗不当，如过用发散、攻下，以致汗漏不止、泄下不禁而致者；有因病邪过盛、正不胜邪而致者；有因病人素体虚弱，或先天不足，或后天失调而致者，特别是劳役及房事过度，更容易致此，甚至有因交合而即发生脱证者。

人体禀赋虚弱，有阳虚、阴虚之分，治疗上过施汗下，亦有伤阴、亡阳之别。故古人有"阴脱""阳脱"之说。实际上脱证从其外表上看，皆为阳虚外脱之证，一般是多见于阳虚之人或过汗亡阳所致；但临床上亦有其始由于内热塞盛，或热盛阴虚，其最终转化为脱证者，故不但阳虚者易成脱证，阴虚阳不附，亦可以发生脱证，但既见脱证，则皆属阳虚，治疗上皆当以救阳为急。

邪盛可以使正气不断削弱，正虚也可以使病邪留积不去，故因汗下克伐太过而发生脱证，有邪正两败俱伤，邪退而正不复者；有邪气未去，而正气已疲惫不堪者，总之如正虚而欲脱，虽邪气未退，亦无暇兼顾，故凡一见脱证，都说明正气已一蹶不振，皆属虚证，皆当以温补固脱为急。

脱证既多因虚而致，所以要防止脱证的产生，就必须注意邪正消长的情况，正确地使用扶正和祛邪的方法。如因邪实而致正虚，当祛邪安正，因正虚而致邪实，当辅正却邪。尤其是使用汗下克伐之剂，当中病即止，勿使过剂，以损伤正气。体虚之人，有必要用祛邪之剂，亦宜适当地佐以辅正之品。此外，虚人平日在休养方面，劳役及房事，更宜适当节制。能这样，病势的发展必不至于急趋直下，骤然恶化而成为脱证。如已经出现脱证，亦应该及时地、正确地进行救治。对脱证救治的方法，一般有灸治与药治两种。

1. 灸治　常用的穴位是：百会、水沟、足三里、神阙、关元、气海、三阴交、命门。上述各穴，都是用生姜一片，以陈艾绒捻成三角形如豆大，上尖下平，放姜上，用火燃烧，自七壮至十余壮，灸至汗出身温，即可脱离危险，并宜从速内服回阳固脱之剂。

2. 药治

（1）参附汤：野山参二钱，附子五钱，生姜五片，大枣五枚，水煎去渣顿服。

（2）四逆汤：炙甘草二钱，干姜一钱五分，生附子四钱，以水三碗，煎取一碗，去渣，分两次服。

脱证切不可误服含有麝香、冰片等芳香走窜的成药，亦不可使用针刺及扯痧、刮痧等方法，如误用之，皆可以加速病人的死亡，临证时应特加注意。

五、实例分析

【例一】　麻疹并发肺炎

病人霍宝华……麻疹出后，骤然收没，先曾患百日咳，近发热出疹已五日，并见少许白痦。突然面黄不红、昏迷、不能吞咽、口角裂、舌质不红、苔白腻、腹满膈煽，红疹完全内陷、纹伏脉沉、呼吸微、无汗、体温降低，此疹毒内陷，正虚邪实，有内闭外脱之虞，急用冬瓜仁三钱、杏仁二钱、薏苡仁三钱、鲜草根五钱、生桑皮二钱、前胡一钱五分、竹叶二钱、香豆豉四钱、葱白三寸。服第一次，即吐痰涎一口，腹鸣大便一次，神志清醒，至夜体温渐升。……本例先患百日咳，再患麻疹，复因疹陷继发肺炎，诚所谓正虚邪实，脱闭之危，即在俄顷，急用苇茎汤复葱豉汤宣肺透邪，并取探吐以开其闭，一举而收"陷者举之、上者越之"的效用。同时，在邪正相争之时，体温渐升，表示正气尚能抵抗……①

……脉症如此，蒲先生断为疹毒内陷，诚为确见，铁案不移，但其又谓正虚邪实，有内闭外脱之危，内闭则诚然，其外脱之症则何在？若谓体温降低、呼吸微、纹伏脉沉，认此为将外脱之证，须知温降息微等，热邪内伏之症常常有之，但当面面合参，证证细认，方能认症之精微，而不为疑难之症所瞒蔽。……今谓有外脱之危，其脱究在何处，且所用之药，以瓜仁、杏仁、薏苡仁、苇茎、桑皮、前胡、竹叶、香豉、葱白为剂，皆以清宣之品为用，何尝有顾及正虚之处……②

……昔吴鞠通先生于阳明温病，下之不通，立五承气法，并谓其证

---

① 《中医杂志》，1959年第1期，蒲辅周"麻疹、疹后肺炎和病毒性肺炎中医辨证论治的体会"。

② 《广东中医》，1959年第3期，李翼农"与蒲辅周先生对于麻疹辨证论治问题的一些商榷"。

"急而又急，立刻有闭脱之虞"。……若谓霍案温降息微，神衰脉沉，乃内闭非外脱，然则鞠通所谓阳明大实、喘促不宁、神昏谵语、内窍不通，亦只有内闭无外脱又当何如？吴氏虽曰有闭脱之虞，我们亦虽曰有内闭外脱之危，盖即内闭之证，预察外脱之机耳。……以为霍案是用苇茎汤复葱豉汤以开手太阴之闭，并非救脱之方，然则鞠通用牛黄丸开少阴之闭，用承气汤救阳明之实，亦非救脱之方又当何如耶？殊未知开手太阴和手少阴之闭，正所以防外脱之危耳……①

上述病案，因疹毒内陷，采用宣肺透邪，并取探吐以开其闭，这是完全合乎治疗闭证的原则的，故能使病人化险为夷。由于当时对闭与脱的转化关系未予阐明，而本病的结果又是闭开疹透而愈，因而引起李翼农先生的怀疑。李先生认为当时的病情，"内闭则诚然……谓有外脱之危，其脱究在何处？"诚然，在观察病变方面，固然可以从"……内闭之证，预察外脱之机"，在治疗方面，也可以"开手太阴和手少阴之闭，以防外脱之虞"。这确实是蒲老先生识见远捷之处。但闭证不一定转化为脱证，闭证也不一定死于脱证，虽吴鞠通有闭脱并提之语，如不把闭证和脱证的界限划清，恐初学者对闭与脱混淆不清，因此我认为李老先生所提出来的意见也无可非议。总的说来，通过这一病例，又经两位老先生一再商榷，关于闭与脱的认识，对后学还是有一定帮助的。

【例二】　流行性脑膜炎

流行性脑膜炎，很多医家都认为是应属于中医的温病，脑膜炎出现败血症，无论是由菌血期发展而来或者属于暴发，其症如神昏搐搦、角弓反张、全身斑点紫黑，甚或四肢厥冷，根据中医温病辨证的方法分析，皆属于营分或血分之症。此类证候，古人认为是津液劫夺、邪热内闭所致，亦皆属于闭证之类。暴发型则属于伏气温病自内透发，故初起即见营分和血分重症。我省（湖南）交流治疗脑膜炎的经验，对败血症的急救是：外用针在斑点上及手足十指尖浅针出血，内服解毒凉血透斑之剂，如犀角地黄汤、清营汤、清瘟败毒饮之属，这些都是治疗闭证的方法，事实证明，经过用这些方法治疗一些败血症的严重证候，皆能转危为安。有些地区对流行性脑膜炎采取早期服药（清热解毒之剂），不使热邪内陷营分，亦有不产生败血症的。这都是以中医治病的理论方法为指导取得的经验。又据我省本年参加全国传染病会议的代表说：云南省治疗脑膜炎败血症出现循环衰竭现象的（华佛综合征），取得用四逆汤、通脉四逆汤治疗的经验。我想，败血症出现循环衰竭，可能是已经由闭证转化为脱证，既成为脱证，

---

① 《广东中医》，1959年第6期，蒲辅周、高辉远"与李翼农先生关于麻疹辨证论治问题的一些商榷的商榷"。

虽由温病转变而来，故亦可以用温补固脱之剂治之，这也是以中医治病的理论方法为指导取得的经验。

上述两种经验尽管不同，如根据中医闭证与脱证的理论来理解，都不是偶然的。这些经验的获得，当然是与一些临床经验多、阅历深的老中医分不开的。但是对这类证候，审证稍有错误，差之毫厘，就会失之千里，所以在临床上，凡遇到这类证候，应特别慎重，以免发生差错。

综如上述，中医对于闭证与脱证，不但有丰富的治疗经验，并且有较为完备的理论可以作为临床上的指导。很多传染病在出现险恶的闭证或脱证的时候，即可以根据这些指导思想去寻求处理方法，从以上两个例子看来，通过中西医的协作，已经进一步找出了治疗闭证与脱证一些新的运用规律。

谈谈中医辨证分清主次的三个关键[①]

凡病情复杂、隐蔽，或多方面相互牵涉，或病情变化处于转折关头时出现的证候，多不典型。在这种情况下，如果辨证不清，治疗就难免不舍本逐末。医者会诊有时做出的辨证结论不一致，也多是在这种情况下产生的。辨证施治要避免舍本逐末，关键就在于辨证能分清主次。尝读历代名医医案，发现前人对一些复杂疑难病证，一旦掌握它的主要病变所在，集中解决主要问题，其他枝节问题也就随之得到解决。是否历代名医都独具慧眼，能灼见病情呢？还是辨证分主次，也有一定的标准可循呢？通过长期读书临证，逐渐体会到：辨证要分清主次，是可以在总结前人经验基础上，摸索规律，定出标准的。

临证时经常可以看到：一个证候，其中必然有一些起决定和影响作用的症状，其他症状都是随着这种症状的产生而产生，随着这种症状的转变而转变的。前者应属主要症状，后者则为次要症状，辨证分主次，即可以此为准。特别是一些错综复杂的病证，要认真观察病情，分析病势的轻重缓急，要了解发病的前后经过，要撇开表面现象抓住疾病的本质，具体应从病势的轻重缓急，发病的先后因果，证象的真假同异三个方面着眼。抓住病势急重，发病前因，同中之异三个起决定和影响作用的主要方面，深入细致地进行分析，都不难分析出谁是主症，谁是次症。因此可以说：辨

---

① 本文原载于《中医杂志》1982 年第 9 期。

轻重缓急，先后因果，真假同异，也就是中医辨证分清主次的三个关键。兹分别举例阐述如下。

一、辨轻重缓急

中医治病，历来有"标本缓急"之分，所谓"急则治标，缓则固本"，就是按病情的缓急轻重来分主次的。例如：因感冒引起支气管炎，在咳嗽的同时兼有恶寒、身痛等症状，此时专治支气管炎，不发汗解表，效果多不理想，甚至咳嗽亦迁延难愈，这就是没有分清缓急主次的缘故。故慢性支气管炎、肺气肿、肺心病、久咳不愈，兼有外感，有明显的恶寒发热，身痛无汗，或汗出恶风，关节痛等风寒表证，皆当急则治标，权予发汗解表。前人治疗慢性支气管哮喘，已总结出一套"急则开肺豁痰，缓则补肾纳气"的治疗方案，这一方案在临床上是行之有效的。故无论外感引动原有的慢性病，或在患慢性病的过程中兼有外感，只要风寒表证未罢，均当以处理外感为首务。

例如：翁某，男，干部。入春以来，十余日寒热不罢，无汗，头剧痛，项强不可以侧，周身骨节酸楚，咳嗽胸痛，胃脘痛，嗳气吞酸，腹胀便溏，心忡失眠，舌苔白，脉沉细。某医院诊断为"支气管炎、溃疡病、风湿性关节炎、神经症"，并疑为"结核性脑膜炎"。经一个多月的对症治疗无效。病由去年冬兴修水库时，长期衣里冷湿而得，证属外感，乃寒湿郁滞经络，未及时祛散所致。予麻黄、桂枝、葛根、羌活、防风、紫苏叶、桔梗、枳壳、陈皮、甘草等辛温发散之剂，连服4剂，身痒如虫行皮中状，5剂后，大汗出，诸症渐退，食纳转佳。再配合针灸，调理半个月而愈。

此证虽表里证悉具，但恶寒无汗，头项强痛，骨节疼痛等伤寒表证极为严重。由于病人原有多种慢性病，外邪乘虚入扰引动原有的慢性病，因此咳嗽、胃痛、关节痛、失眠诸症蜂起。病虽见症多端，总由寒邪外束，不得解散所致，故迭进辛温表散之剂，结果是汗出后，诸症即逐渐消退。如果见咳，即予祛痰止咳；见胃痛，即予制酸止痛；见失眠，即予养心安神，治不解其外邪，这些症状均无法望其缓解。所以，临床上出现这种证候，必须从病情的缓急轻重分清主次，才能在治疗上不致陷于枝节问题而得不到要领。临床上常可看到外感引动原有的慢性病，只是见病治病，置外感于不顾，致偾事者尚比比皆是，值得引起注意。

按照病情的轻重分别主次，尚有两种情况需要注意。一是外感病"寒热夹杂""湿热交感"等证，两方面的症状有偏多偏少之分，亦当按照症状的多少轻重分别主次，处方用药，当对主症有所偏重。二是任何病在发展过程中出现"闭""脱"两证，不管原来另一方面的病情如何，皆当以"闭""脱"为主，在治疗上及时采取开闭、固脱之法。待"闭"或"脱"

之证消退后，再议其他。

二、辨先后因果

辨先后因果，就是对某些证候必须根据症状出现的先后来分清主次的问题。如前人总结出"喘胀相因"的经验，以"先喘后胀治在肺，先胀后喘治在脾"，两证均有气喘、腹胀症状，主要病变究竟在肺还是在脾是必须分清楚的。如果辨认不清，病在肺而予温补健脾，必致肺气壅满而喘促更甚；病在脾而予清降肺气，必致中气受损而胀满难安。结果气喘、腹胀均不能治愈。所以临床辨证，不仅要看到当前的全部症状，而且要了解发病的全过程，了解当前症状产生的根源。

例如：胆囊炎病人张某某，女，教师。胆囊炎反复发作，发则剧痛难忍，口苦、苔黄，尿黄，呕吐不食。每发经用四逆散加郁金、山栀、火硝、鸡内金、川楝、茵陈等疏肝利胆之品，即可逐渐缓解。一次剧痛月余，肢冷脉细，倦怠乏力，予吴茱萸汤加味，痛益剧，更感困倦。改用四逆散合大黄牡丹皮汤，两剂后痛减，手足渐温，脉转弦象，诸症随之消退。一周后即平复如常。

此证系在久痛剧痛之后产生的，痛是因；肢冷脉细、倦怠乏力是果。因痛久入络，络阻血瘀，阴阳气不相顺接，故肢冷脉细。久病痛苦折磨，精神不振，食欲减退，故倦怠乏力。而且在肢冷的同时尚有口苦，舌苔黄，尿黄等症。故仍用四逆散为主，配合泄热消痈之大黄牡丹皮汤，结果是痛止后，病情即随之好转，并迅速平复。类似这样的证候，用药无效，都必须从先后因果方面认真辨别，才能从源索流，揭发疾病的本质。

辨先后因果，不仅要辨别当前的证候，而且要观察分析当前证候发展变化情况。当证候发生变化时，原来确定的主症也要随之转变。如风寒外感，症见发热、咳嗽，外邪是因，咳嗽是外邪伤肺的结果，当以发热为主症；如外邪已罢，由于肺阴有损，症见干咳烦热，则当以肺阴虚损为因，烦热是阴虚阳亢的结果，这时又当以咳嗽为主症。由此说明：各种证候在其转折关头，既要注意到前因后果，也要注意到反果为因。

三、辨真假同异

辨真假同异，也就是从同中之异分清真假的一种辨证方法。凡病情隐蔽，出现的症状表里不一，对这种证候，就必须由表及里，去假存真，才能抓住疾病的真实本质，分清主次。如所谓"格阴""格阳"之证，外表寒热均属假象，格阴于外的假寒证，一予宣通透发，内热除则假寒证自罢；格阳于外的假热证，一予补火敛阳，内寒除则假热证亦即自行消失，这就从治疗上看出主症决定次症的存在。"假虚""假实"证也是一样，所谓"大实有羸象"，就是指假虚证，治当祛邪安正，邪去则正气自复；所谓"至虚有盛候"，就是指假实证，治当扶正祛邪，正气充实，邪气自不能容。这也说明，通过治疗，病的本质变了，外表假象也就失去存在的依据。所以，这些证候，要撇开假象抓住疾病的真实本质，就必须同中辨异。

例如：肺癌病人袁某某，男，工人。久咳胸痛不愈，胸闷，胸中隐隐痛，痰稠难出，痰中带血，气促，动则喘促更甚，逐渐消瘦，乏力，纳少，大便不爽，舌红苔黄，脉弦数。诊断为晚期肺癌、阻塞性肺气肿、肺不张。某医因其消瘦久咳，动则气喘，主张扶正，治以补肾纳气，予都气汤加枸杞子、肉苁蓉、沙参、炙甘草。服10余剂，喘促更甚，胸闷、胸痛增剧，咯血紫黑，并见低热口渴。改用千金苇茎汤去桃仁加白茅根、墨旱莲、葶苈子、橘络、鱼腥草、苦参、瓜蒌皮等清肺解毒、通络降肺之品，咳喘胸痛等症逐渐减轻，精神、食欲亦随之转佳，坚持用上法，获得一年多的缓解。

此证消瘦久咳，动则气喘，与"肾不纳气"之证相同，唯胸中隐隐痛，痰稠带血，脉弦数，与肾不纳气之证有异。《难经》谓"肺之积，名曰息贲"。说明呼吸喘促之证，有因肺中有积，阻塞气道而致者。补肾纳气，则肺中痰热郁积，更有碍于肺之清降，故喘促胸痛愈甚。改用清肺降气，邪去而正自安，终于使难治之晚期肺癌病人获得较长时间的缓解。

同中辨异，前人已积累了不少的经验，不但某些证候要同中辨异，具体到一个症状也要同中辨异。如同为发热，外感发热，覆被向火不解；内伤发热，得就温暖即止。同为口渴，热证口渴，烦渴引饮；饮证口渴，先渴却呕。同为腹泻，寒泻清稀如水；热泻臭秽灼热。根据这些症状本身的特点，也就可以作为辨别一个证候的线索。某些证候，出现脉症不符、苔症不符的情况，也要同中辨异。究竟舍脉从症、舍苔从症，还是舍症从苔、舍症从脉，也要以舌苔、脉象、症状三个方面，哪方面在本证中起决定性作用为准。只有抓住起决定性作用的方面，才能决定应该舍什么，从什么。

临床上所见证候，往往是错综复杂的。综上所述辨证分清主次有三个关键，对每一病例在具体分析病症时，需要全面考虑，考虑到是否一方面病势较重而另一方面病势较轻；一方面为病之因，而另一方面为病之果；一方面症状相同，而另一方面症状有异。任何复杂疑难病症，能从上述三个方面全面分析考虑，分清主次，就可以克服主观片面，做出较为准确的辨证结论。

以上辨证分清主次的三个方面，是个人的认识和体会，仅供初搞临床的青年中医同道，作为临证时的参考。

中医有关"脑炎"的辨证和治疗①

"脑炎"在中医学文献里有很多类似的证候及其治疗方法，自经过用中医的方法治疗乙型脑炎取得辉煌的成效以后，提高了中西医务人员发扬中医学遗产的信心。而消灭这种急性传染病，乃是当前党交给中西医务人员最光荣的一项任务，因此，个人根据体会文献所载和治疗经验所得，初步提供中医有关脑炎的辨证和治疗方法如下，以作为同志们研究和实验的参考资料，唯笔者学识浅薄，识见有限，尚希多加批评和指正。

一、中医文献中类似脑炎的记载

脑炎所表现的证候，如高热、头痛、昏迷、惊厥、手足瘛疭、颈项强直等，结合中医文献所载可以体会到脑炎究为中医所指何病，亦可选择其适当的治疗方法，今将中医文献中类似脑炎的症状及其治疗概述于下。

《素问·刺热论篇》："肝热病者，小便先黄，腹痛多卧，身热，热争则狂言及惊，胁满痛，手足躁，不得安卧……刺足厥阴少阳，其逆则头痛员员，脉引冲头也。""心热病者，先不乐，数日乃热，热争则引卒心痛，烦闷善呕，头痛面赤，无汗……刺手少阴太阳。"《素问·痿论篇》："肝气热……筋膜干，筋膜干则筋急而挛，发为筋痿。""心气热，则下脉厥而上，上则下脉虚，虚则生脉痿，枢折挈，胫纵而不任地也。"《素问·至真要大论》："……热淫所胜，怫热至，火行其政，民病胸中烦热。"此所谓脑中炽热、头痛面赤、狂言及惊、多卧或不卧，为脑神经症状；筋急而挛、胫纵而不任地，为脊髓神经病变，皆类似脑炎病征。用针刺疗法，对减低热度、缓解神经症状都有一定的作用。

《金匮要略·痉湿暍病篇》："病者身热足寒，恶寒，颈项强直，头热面赤，独头动摇，卒口噤，背反张者，痉病也"，"痉为病，胸满口噤，卧不着席，脚挛急，必齘齿，可与大承气汤"，"太阳病，发热无汗，反恶寒者，名曰刚痉"，"太阳病，无汗而小便反少，气上冲胸，口噤不得语，欲作刚痉，葛根汤主之"，"太阳病，发热汗出而不恶寒者，名曰柔痉"，"太阳病，其证备，身体强几几然，脉反沉迟者，此为痉，栝蒌桂枝汤主之"。此言痉病主症：如身热面赤，卒口噤，头热动摇，项强背反张等，皆因热

---

① 本文原载于《中级医刊》1956年第7期。

邪刺激大脑，使脑脊髓神经损伤所致。热邪炽盛，痉急之极，致脚挛急龂齿者，宜用泻下剂促使肠壁蠕动，以减少热势上壅。故脑炎之实症，可以一下而愈。至于刚痉主用葛根汤、柔痉主用栝蒌桂枝汤，二方皆主项背强几几，因外寒侵犯，致项背间局部末梢神经挛急，当非脑病。头摇口噤背反张之脑病，亦非辛温燥热之麻桂葛根所宜，故刚柔二痉似不能与脑炎混为一谈。

《备急千金要方》："太阳中风，重感于寒湿，则变痉也，痉者口噤不开，脊强而直，如发痫之状，摇头马鸣，腰反折；须臾十发，气息如绝，汗出如雨，时有脱易，得之者新产妇人及金疮，血脉虚竭。小儿脐风，大人凉湿，得痉风者皆死。"巢氏《诸病源候论·小儿中风痉候》："小儿风痉之病，状如痫，而背脊项颈强直，是风伤太阳之经。小儿解脱之，脐疮未合，为风所伤，皆令发痉。"吴鞠通谓《千金方》此条"上下文义不续，不可以为据"，其意是说寒湿只能影响末梢神经痉挛，不能直接引发脑病，致所云须臾十发及新产妇人，金疮，小儿脐风，则是破伤风，巢氏《诸病源候论》所记载的也是破伤风。破伤风与脑脊髓病症颇相似，唯脑膜炎初起即恶寒发热为异，大脑炎亦可使脑膜受累，初期亦有寒热症状，故千金方所指似亦包括脑炎在内。痉病自有多因，古人不知病原，因其症状上有相同之点，每多将几种病混而为一，故中医文献中有关类似脑炎的证候也当详细加以审辨。

《温病条辨》："痉之为病，《素问》谓诸痉项强皆属于湿，此湿字大有可疑，盖风字误传为湿字也。……湿性柔，不能致强，初起之湿痉，必兼风而后成也且俗名痉为惊风，原有急慢二条，所谓急者，一感即痉，先痉而后病；所谓慢者，病久而致痉者也。……以卒得痉病而论，风为百病之长，六淫之邪皆因风而入，以久病致痉而论，其强直反张瘛疭之状，皆肝风内动为之也。……风寒风湿致痉者，寒痉也，风温风热风暑燥大致痉者，热痉也，俗称慢脾风者，虚寒痉也。""后人不分痉瘛厥为三病，统言曰惊风痰热，曰角弓反张，曰抽搦，曰抽掣……痉者强直之谓，后人谓角弓反张，古人所谓痉也，瘛者蠕动引缩之谓，后人所谓抽掣搐搦，古人所谓瘛也，抽掣搐搦不止者，痫也，四肢冷如水者厥也，有时而冷，有时而热，亦厥也。"此所谓风寒风湿致痉者，其见症不外身体强几几然，即因寒湿侵袭致身体局部末梢神经麻痹痉挛所致，所谓风温风热风暑燥大致痉者，则为热毒上熏于脑引起各部分神经症状，属脑炎一类病症无疑。致所谓慢脾风者，多见于泄泻久病之后，其症为手足抽掣、头摇反张、神疲气喘、唇白面部脱色，近似结核性脑脊髓膜炎，唯所谓痉、瘛、痫，如紧张收缩、痉挛抽搐、角弓反张等现象，完全是脊髓神经病变，古人不知神经系统，故只从其症状上不同之点来加以区别。四肢厥冷亦为脑炎间有之症，观此则知脑炎究属中医所指何病，已有比较明确的体会。

叶香岩《三时伏气外感篇》："风温者，春月受潮，其气已温，经谓春气病在头，治在上焦。肺位最高，邪必先伤，此手太阴气分先病，失治则传入手厥阴心包络，血分亦伤……医者见身热咳喘，不知肺病在上之旨，妄投荆、防、柴、葛，加入枳、朴、杏、苏、菔子、麦、楂、橘皮之属，辄云解肌消食。有见痰喘，便用大黄礞石滚痰丸，大便数行，上热愈结，幼稚谷少胃薄，表里苦辛化燥，胃汁已伤，复用大黄大苦沉降丸药，致脾胃阳和伤极，陡变惊痫，莫救者多矣。""夏令受热，昏迷若惊，此为暑厥，即热气闭塞孔窍所致，其邪入络，与中络同法，牛黄丸、至宝丹芳香利窍可效，神苏以后，用清凉血分，如连翘心、竹叶心、玄参、细生地黄、鲜生地黄之属。此证初起，大忌风药，初病暑热伤气，竹叶石膏汤或清肺轻剂。大凡热深厥深，四肢逆冷，但看面垢齿燥，二便不通，或泄不爽为是，大忌误认伤寒也。""疟之为病，因暑而发者居多……幼稚之疟多因脾胃受病，然气怯神昏，初病惊痫厥逆为多，若但以小柴胡汤去参或香薷葛根之属，不知柴胡劫肝阴，葛根竭胃汁，致变屡矣。""秋深初凉，发热咳嗽，症似风温，但温乃渐热之称，凉即渐冷之意……误认暴感风寒，混投三阳发散，津劫燥甚，喘急告危，若果寒凉外束，身热痰咳，只宜葱豉汤或苏梗、前胡、杏仁、枳壳之属，更有亦知为热病与泻白散加芩连之属，不知愈苦助燥，必增他变，当用辛凉甘润之方，气燥自平而愈，慎勿用苦燥劫烁胃汁。"这里说明三时温热病，无论春温夏暑秋燥，这类病毒在人体所引起的炎症，均能消耗体内的水分，如再误予辛温燥热之剂，使水分消耗过快，则毒素不能排出而侵犯大脑，脑部遭到损害，就容易发生惊痫厥逆等症，故此种厥逆，亦为血中水分被夺，血液浓厚，循环不利，使体温奔集内脏所致，外表愈冷，内脏炎症愈重，所以外症有面垢齿燥的特征。

陈平伯《外感温病篇》："风温证，身热畏风，头痛，咳嗽口渴，脉浮数，舌苔白者，邪在表也，当用薄荷、前胡、杏仁、桔梗、桑叶、川贝之属，凉解表邪。""风温证，身热咳嗽，自汗口渴，烦闷脉数，舌苔微黄者，热在肺胃也，当用川贝、牛蒡、桑叶、连翘、橘皮、竹叶之属，凉泄里热。""风温证，身灼热，口大渴，咳嗽烦闷，谵语如梦语，脉弦数干呕者，此热灼肺胃，风火内旋，当用羚羊角、川贝、连翘、麦冬、石斛、青蒿、知母、花粉之属，以泄热和阴。""风温证，身热自汗，面赤神迷，身重难转侧，多眠睡，鼻鼾语难出，脉数者，温邪内逼，阳明精液劫夺，神机不运，用石膏、知母、麦冬、半夏、竹叶、甘草之属，泄热救津。""风温证，身热痰咳，口渴神迷，手足瘈疭，状若惊痫，脉弦数者，此热劫津液，金囚木旺，当用羚羊角、川贝、青蒿、连翘、知母、麦冬、钩藤之属，以熄风清热。""风温证，热渴烦闷，昏愦不知人，不语如尸厥，脉数者，此热邪内蕴，走窜心包络，当用犀角、连翘、焦远志、鲜石菖蒲、麦冬、川贝、牛黄丸、至宝丹之属，泄热通络。"脑炎初期，亦多有上呼吸道感染症状或全身症状，如身热畏风、咳嗽口渴、呕吐、烦闷等，如至"风火内旋""神机不运""金囚木旺"成"热邪内蕴、走窜心包络"，则为毒素上冲刺激大脑，故引起各部分神经病变，如因脑神经紊乱而神迷或多眠或谵语如梦呓，运动神经痉挛而手足瘛疭，状若惊痫，脊髓神经疲乏而身重难侧，舌咽神经麻痹而语言障碍等，甚至血热上壅于脑而致热闷神昏，不语如尸厥，则更为严重了。

薛生白《湿热病篇》："湿热证三四日，即口噤、四肢牵引拘急，甚则角弓反张，此湿热侵入经络脉隧中，宜鲜地龙、秦艽、威灵仙、滑石、苍耳子、丝瓜络、海风藤、酒炒黄连等味。""湿热证，壮热口渴，舌黄或焦红，发痉神昏，谵语或笑，邪灼心包，荣血已干，宜犀角、羚羊角、连翘、生地黄、玄参、钩藤、银花露、鲜菖蒲、至宝丹等味。""湿热证，发痉神昏，笑妄，脉洪数有力，开泄不效者，湿热蕴结胸膈，宜仿凉膈散，若大便数日不通者，热邪闭结肠胃，宜仿承气汤微下之例。""湿热证，七八日，口不渴，声不出，与饮食亦不却，默默不语，神识昏迷，进辛香凉泄，芳香逐秽俱不效，此邪入厥阴，主客浑受，宜仿吴又可三甲散，醉地鳖虫、醋炒鳖甲、土炒穿山甲、生僵蚕、柴胡、桃仁泥等味。"盛夏五六月时，正当湿热熏蒸，此际的雨量温度都适宜于脑炎媒介蚊类的孳生繁殖，故因湿热而引发之脑病，在湿邪尚未宣化时，宜用芳香逐秽清湿泄热之品，一切滋润滞腻，在所当禁，如湿已化热或荣血已干或开泄不效，前者则宜增液，后者则可微下之，致邪入厥阴，主客浑受，则为病毒充斥，脑神经紊乱而呈麻痹现象，一般芳香通窍之品，不能驱除脑部的毒素外出，故取异类灵动之物，以其善于走窜时引毒外透，并同具破瘀导滞之效，此为脑炎极重型的治疗方法。

叶香岩《外感温热篇》："温邪上受，首先犯肺，逆传心包，肺主气属卫，心主血属营，辨营卫气血……舌苔不甚厚而滑者，热未伤津，尤可清热透表……舌苔白厚而干燥，此胃燥气伤也……舌心干，四边色红，中心或黄或白，此非血分，乃上焦气热烁津……其热传营，舌色必绛，绛深红色也，舌尖绛独干，此心火上炎，初传绛色，中兼黄白色，此气分之邪未尽也……大凡看法，卫之后方言气，营之后方言血，在卫汗之可也，到气方可清气，入营犹可透热转气，如犀角、羚羊角等物，入血犹恐耗血动血，直须凉血散血，如生地黄、阿胶、赤芍等物，否则前后不循缓急之法，虚其动手便错，反致慌张矣。""凡斑疹初见，须用纸捻照见胸背两胁，点大而在皮肤之上者为斑，或云头隐隐或琐碎小粒者为疹……若斑色紫小点者，心包热也，点大而紫，胃中热也，黑斑而光亮者，热胜毒盛，虽属不治，若其人气血充者，或依法治之尚可救，若黑而晦者必死，若黑而隐隐，四旁赤色，火郁内伏，大用清凉透发，间有转红成可救者，若夹斑带疹，皆是邪之不一，各随其部而泄。然斑属血者恒多，疹属气者不少。斑疹皆是邪气外露之象，发出宜神情清爽，为外解里和之意；如斑疹出而昏者，正不胜邪，内陷为患，或胃津内涸之故。"卫气营血，为温病辨证的纲领，它代表病毒侵入人体的几个时期，如舌苔不甚厚而薄为在卫分，黄白相兼为在气分，舌尖绛独干为入营分，深红色为入血分，这样把病症分为四期，在观察病变和选择治法，都有一种规律，所以又强调"前后缓急"不容混乱，如毒素被吸收到血液，毛细血管周围血液与毒素滞留，致毛细血管充血，使毒素向外排泄，即有红色的斑疹出现，故无论发斑与发疹，皆为病毒外透之象，故发出宜"神情清爽"，毒素从皮表上逐步涣散，斑疹亦可随之消失。如血中水分不足，毛细血管中血液堆积，斑色黑滞或一出即没，致毒素内攻大脑而神昏，均属危候。

上述风温暑湿等痉急之病，古人多认为是气候所影响，其中当然是包括脑炎一类的滤过性病毒在内，不过古人对这方面已引起怀疑，吴又可《瘟疫论》认为是"不正之气发为瘟疫"，并说"瘟疫从口鼻而入，伏于膜原，其邪在不表不里之间，其传变有九"。这对于瘟疫病的感染途径，已有最新的认识，他又说："戾气者，非寒、非暑、非缓、非凉，亦非四时交错之气，乃天地间一种戾气，多见于兵凶之岁，间岁亦有，但不甚耳。"当时所指"戾气"和"不正之气"就是意味着有某种危害人类之有毒微生物因环境适应繁殖的，那时虽没有显微镜，可是已有这种唯物的观点了。

综如上述，脑炎即中医所谓风温暑湿和瘟疫所发生痉急之症，在热性病的发展程序上来看，脑炎多数证候是表现在"营分"和"血分"的阶段，古人谓抽搐强直为肝风，昏迷谵语为心热，实质就是脑神经病变，所以中医对于脑炎的治疗也不外"清热凉血""熄风缓痉""解毒利窍"等方法。

二、对中医治疗脑炎的几点体会

由于在石家庄市用中医的方法治疗乙型脑炎，从其实践观察中，确能发挥其预期的效果，正如袁以羣同志所说："方法虽来自古书，应用确由于今人。"我读了袁以羣同志"对流行性乙型脑炎治疗的观察及纪实"以后，结合古代文献与个人的经验，有如下几点体会。

（一）新感与伏邪

《内经》谓"冬伤于寒，春必病温"，此类温病，称为伏邪，伏邪必病毒潜伏一个时期或因人的抵抗力不足或因其他原因触发，病则由里出表。新感温病，感染后即发，叶香岩《外感温热篇》谓："温邪上受，首先犯肺，逆传心包"，此即新感温病初期传变情况，病则由外入内，故脑炎先有上呼吸道感染症状而后脑症状逐渐显露者为新感，病起即现脑神经症状者，多属伏邪。

（二）**热厥与寒厥的区别**

热厥者，外虽厥冷，体内仍有热，热深者厥亦深，热微者厥亦微，故此种厥证，实厥与热厥并有，寒厥者，厥热必不同时，以厥与热之多少决定人身抵抗力与病邪斗争的胜败，热多为人身抵抗力强，病时自愈，厥多为病毒战胜，病势必定增进。脑炎一类热病，以高热烦渴、脉搏洪数为脉证相合，如转变为四肢厥冷、脉搏沉伏，此热势内趋，名为热厥。这时必须参合全身症状，如面垢齿燥、二便不通或泻不爽、眼膜充血、舌苔厚黄等，则为热厥无疑，切不可误认为寒厥投以四逆回阳之剂，致变生不测。

（三）**关于发汗、泻下与利小便问题**

中医发汗有辛温发汗与辛凉发汗之别，辛凉发汗，如薄荷叶、牛蒡子、前胡、桔梗，或桑菊饮之类，在温病初期可以使用，使热得随汗排泄，这类药不单纯能发汗，还基本上具有清热作用。如因感受风寒，刺激末梢神经，汗腺收缩，体温起而自卫，这种发热，就不能用辛凉抑制，故适于辛温发汗，如荆芥、防风、羌活、独活或麻黄汤之属，以兴奋末梢神经促使排汗，体温蒸发，热就自然退了，故此类药物只能发汗，并不是解热的。所以不但温热病进行期不能用，即温热病初期也当禁忌。泻下剂只适宜于热毒内结，如绕脐痛、潮热、大便秘结等症，利水剂只适宜于热毒集中下部，如小便短赤或癃闭不通等症，如无上述症状妄施泻下利水之剂，都可使水分受伤，不但毒素不能排出，反把毒素扩大到未遭受侵犯的脏器。间有热势过高，也可以视其身体条件，利用凉膈散或承气汤等下剂对大肠刺激的诱导以减轻其炎症。下剂虽伤津液，但热势衰减以后，体液可以恢复，古人对这种方法认为是"扬汤止沸，不如去火抽薪"。如水分已耗而又非泻下和利小便不可，中医则有泻下剂或利水剂与滋润药并用的方法，如增液承气汤、导赤散用生地黄、猪苓汤有阿胶之类。

（四）**关于滋润与清热问题**

中药清热剂也有几种，如黄芩、黄连、山栀等，为苦寒除热剂。此类药物，根据现代药理分析与临床实验，对某些炎症确系有效。如阴虚之体质感受温病或感受温病而水分已消耗，见舌苔枯焦、干咳无汗、烦渴引饮等燥热症者，不但不能单纯用苦寒之味，并且不能着重清热，应该主以滋润养阴之品，如白芍、麦冬、石斛、知母、芦根、地黄之类，缓缓调之，待体液恢复，也有自然汗出热退而愈的。故治疗温病，必须注意保护体液，若体液过度消耗，一时就骤难填补，不但延长了病程，而且可引起很多变症。朱丹溪谓"阳常有余，阴常不足"盖亦有见于此。

（五）前驱症的处理

脑炎的前驱症，一般为上呼吸道感染症状，如发热、鼻塞、咳嗽、咽喉痛、舌苔白等，或见消化系与全身症状，如口渴、呕吐、烦闷不爽、二便涩、舌苔黄等，此即所谓"热在表""热在肺胃"。在表宜凉解表热，如桑叶、菊花、薄荷叶、前胡、桔梗、黄芩之属。在肺胃宜凉泄里热，如连翘、黄芩、黄连、川贝母、石膏、知母、天花粉、竹叶之属。如借此用药得宣，不妄用辛温燥热之品，水分不伤，能使毒素尽量向外排泄，体内炎症得以逐渐消失，脑神经症状或可以不致出现。

（六）脑神经症状的处理

热势进展或治疗失当，致热势侵犯肝脏、心脏，如昏迷谵语、四肢抽搐、眼睛颤动、颈项强直、角弓反张、舌苔鲜红或生芒刺等，实质就是病毒由血液侵犯大脑而引起的各种神经症状，对这些症状的处理，不外是"凉血清热""熄风涤痰""开窍透邪""通络缓痉"。凉血清热，如犀角、石膏、生地黄、牡丹皮、赤芍、紫草等品；熄风涤痰，如羚羊角、天竺黄、胆南星、牛黄、僵蚕、川贝母等品；开窍透邪，如石菖蒲、郁金、麝香、穿山甲等品；通络缓痉，如忍冬藤、丝瓜络、钩藤、橘络、木瓜等品。其他如虫类药物，全蝎能缓解神经痉挛又能镇痛，蜈蚣能中和毒素，䗪虫能破瘀推陈，如能掌握药病相当，不致过剂，都能发生很大的效果。

（七）兼有湿证的处理

多雨季节，因外界水蒸气饱和，汗难蒸发，郁于皮下而为湿，这时感受温病，称为湿温证，宜以辛开苦降之药清热除湿，如香薷、白豆蔻、薄荷叶、石菖蒲、黄连、山栀等味。湿未宣化，忌用滋润腻滞之品，待湿已化热，然后照热证处理。湿温证的表现，如身重、胸膈痞闷、小便短赤、舌苔厚腻等，如无上述病征，即未兼有湿的成分，这还必须根据有湿的表现做决定，不一定雨天都必兼有湿的。

（八）发斑疹的处理

古人对斑疹虽有不同的看法，处理的方法还是一致的，主要不可发汗，致重令开泄，更使毛细血管充血破裂而致斑烂，亦不轻下，因其热毒散漫于外，又恐引而内陷，一般宜解毒透斑，如牛蒡子、薄荷叶、石膏、山栀、蝉蜕、连翘、人中黄之属。如热毒内盛，毛细血管扩张、皮肤溢血、斑出成片、其色鲜红，症见热甚烦渴，宜清凉解毒，如生地黄、玄参、石膏、金银花、黄连、连翘之属。如热毒更炽，毛细血管中血液郁滞，斑色黑紫，症见壮热谵妄，宜解毒活血，如犀角、牡丹皮、赤芍、紫草、石膏、鲜生地黄之属。如斑疹发出后，突然隐退者，宜重用解毒活血之剂以托毒外出，隐退而不复出者多死。

（九）后遗症的处理

脑症状解除之后，因神经过敏，闭目则惊悸梦惕，古人说是"余邪内留，胆气未舒"，宜郁李仁、炒酸枣仁、黄连、山栀、枳实、竹茹等味。如胃中热毒未净，体温虽正常，语无伦次，舌苔厚黄者，宜调胃承气汤。因消化功能减退、体液未复、神经衰弱、神识不清、倦语不思食、溺数唇齿干，古人说是"胃气不输，肺气不布，元神大亏"，宜人参、麦冬、石斛、木瓜、甘草、麦芽、莲子等味。如血液被煎熬，肌肉神经失所濡养，宜补血养阴，如地黄、阿胶、玄参、白芍、桑枝、木瓜之属。总之，脑炎的后遗症，亦不能妄用温补，古人谓"炉烟虽熄，灰中有火"这种说法是很对的。

三、脑炎的辨证和治疗

温病传变最速，其变化是无常的，欲以一成不变之法应付变化无常的病症，是不可能的，但必须从中找出规律作为辨证和治疗的指导原则。脑炎一类的温病，亦可以卫、气、营、血为辨证的纲领，有了此一纲领，即能掌握治疗之先后缓急不致紊乱，故将文献上所记载的类似脑炎的各种见症，亦分作卫、气、营、血与后遗症 5 个程序表列于后（表5）。

表5 类似脑炎的症状鉴别与处方

纲领	类型	症状鉴别			处方		
		舌苔	一般症状	脑神经症状	治疗方法	原有方名	药品
卫分证	呼吸型	苔薄白	发热咳嗽、咽喉微痛		辛凉发表	桑菊饮	桑叶、菊花、杏仁、桔梗、连翘、薄荷叶、石韦、甘草
		苔白	身热恶风、咳嗽口渴	头痛	凉解表邪		薄荷叶、前胡、桔梗、杏仁、桑叶、川贝母、黄芩
	湿热型	苔白而腻	始恶寒、后但热不寒、汗出身重胸痞、口渴不引饮	头痛	清热宣湿		薄荷叶、连翘、栀子、蚕沙、防己、石菖蒲、白豆蔻、茵陈
气分证		舌苔微黄	身热咳嗽、自汗口渴、烦闷、便溏		苦寒除热		牛蒡子、川贝母、连翘、金银花、橘皮、黄芩、山栀、杏仁、竹叶

续表1

纲领	类型	症状鉴别			处方		
		舌苔	一般症状	脑神经症状	治疗方法	原有方名	药品
	燥热型	苔黄而燥	身热汗多、烦渴引饮		清润除热	白虎汤	知母、石膏、粳米、甘草
	燥热型	苔黄而焦	身热自汗烦渴、面赤鼻鼾、身重难转侧	神迷、多眠睡、语言难出	清热救津		知母、石膏、石菖蒲、麦冬、石斛、白芍、芦根、竹叶、甘草
			身热痰咳、口渴	神迷、手足瘛疭、状若惊痫	熄风清热		羚羊角、钩藤、麦冬、石菖蒲、川贝母、连翘、僵蚕、石膏、龙胆、木瓜
			身灼热、口大渴、身重、大便秘结	谵语如梦呓	清热和阴		石菖蒲、石膏、知母、天花粉、麦冬、石斛、川贝母、枇杷叶、芦根、甘草
	肠胃型	苔黄厚	壮热烦闷、口大渴、身重、大便秘结	神昏笑妄、颈项强直、背反张	泄热救阴	加味承气汤	枳实、厚朴、大黄、玄明粉、白芍、木瓜、竹叶
		四边色红中心或黄或白	胸闷热盛、燥渴便秘、口疮衄血	谵语或狂妄不安	泄热平脑	凉膈散	黄芩、山栀、薄荷叶、连翘、大黄、玄明粉、竹叶
	湿热型	苔黄而腻	身热汗出、身重胸痞	口噤、四肢牵引拘急、角弓反张	宣湿缓痉		栀子、秦艽、威灵仙、黄连、竹茹、丝瓜络、滑石、桑枝、羚羊角、海风藤、鲜地龙

续表2

纲领	类型	症状鉴别			处方		
		舌苔	一般症状	脑神经症状	治疗方法	原有方名	药品
营分证		舌尖红、根兼黄白色	口干咽痛、大热干呕、吐衄，或发斑疹	错语不眠	清热解毒	黄连解毒汤	石膏、生地黄、犀角、黄连、栀子、桔梗、黄芩、知母、赤芍、玄参、连翘、牡丹皮、竹叶、甘草
	暑热型	舌红	身热面垢、烦躁不安，或厥	夜不能寐、手足瘛疭、时谵语、目常开不闭，或者闭不开	凉血熄风	加味清营汤	犀角、生地黄、玄参、麦冬、牡丹皮、黄连、金银花、连翘、钩藤、羚羊角、丹参、全蝎
	阴虚型	舌绛苔少	热久、脉气虚弱、时时欲脱	神倦、手足瘛疭	育阴熄风	大定风珠	龟板、鳖甲、牡蛎、白芍、阿胶、五味子、大麻仁、麦冬、鸡子黄、干地黄、炙甘草
血分证	厥热型	舌焦红	高热大渴、烦闷燥乱	昏愦不知人、不语如尸厥	开窍透邪		犀角、连翘、远志、石菖蒲、麦冬、川贝母、至宝丹、牛黄丸
		舌焦红或缩	壮热烦渴、胸痞自利兼发斑疹，或厥	神昏、颈项强直、角弓反张	解毒活血		犀角、羚羊角、生地黄、玄参、金银花、紫草、牡丹皮、赤芍、菖蒲、全蝎、蒲公英
			壮热、二便自通、口不渴、予饮食亦不却	默默不语、神识昏迷	透邪引毒	加味三甲散	土鳖虫、鳖甲、穿山甲、僵蚕、柴胡、桃仁、蝉蜕、赤芍

续表3

纲领	类型	症状鉴别			处方		
		舌苔	一般症状	脑神经症状	治疗方法	原有方名	药品
后遗症				目瞑则惊悸梦惕	泻肝安神		郁李仁、炒酸枣仁、黄连、山栀、枳实、竹茹
		舌苔厚黄		语无伦次	清泄余邪	调胃承气汤	大黄、玄明粉、甘草
		舌红无苔	肌肉瞤动	神经挛急不解	补血养筋		熟地黄、阿胶、白芍、何首乌、桑枝、木瓜
			不思食、溺数唇齿干	倦语、神识不清	补脾生津		人参、麦冬、石斛、木瓜、麦芽、莲子、甘草

　　上列各期病变，除症状足资鉴别，并须注意苔色，如已入营分，舌现绛色，仍用气分药是无效的，如尚在气分，四边色红，中心或黄或白，而用血分药，把毒素引到未被侵犯的一部分，也是错误的。就是后遗症，也须注意看是余邪未净或体液虚耗，清热补虚，在治疗上又各不相同。

　　中医对于"脑炎"的辨证和治疗，经过历代很多医学家逐步加以总结提高，如以上所述，已经有了比较完整而切合实际的方法。古代文献中所记载类似脑炎的病症甚繁，本文首则辨其异同，以明确脑炎究为中医所指何病，继则举出辨证的纲领和治疗的范围，这些带有原则性的方法，笔者在临床方面也曾经过一个比较长的时期的经验证明，确能收到良好的效果。目前对脑炎尚未有一定的特效药物，这些辨证和治疗的方法，也是可以作为研究和实验的参考资料的。

麻疹并发肺炎的预防和治疗[①]

麻疹死于肺炎，这是没有获得解决的问题。目前麻疹尚不能完全控制，因此对麻疹并发肺炎的预防和治疗值得重视。现代医学认为麻疹病毒除引致原发病以外，还可以使病人抵抗力减低，因而继发性传染容易发生，所以对发生麻疹的小儿着重隔离、避免继发感染，这是必要的。但是中医学对于麻疹并发肺炎——麻疹时发喘的预防，其认识还不是这样简单；就是已经发生喘证，治疗方法也不是一成不变。兹就临床经验所及，对麻疹并发肺炎的预防和治疗提出如下体会。

一、预防方面

《内经》谓"肺合皮毛"。疹子皆从皮肤发出，这一类病毒侵及肺之所合，当然可以影响肺，如若病毒不能顺利从皮肤透出，势必内舍于肺，这是容易理解的。所以在发疹子的时候应如何保肺，就是预防并发肺炎的关键。感染麻疹要发疹子是必然的，疹子能顺利透发，麻毒就能够从皮肤逐渐发散，这对于肺尚不至于有很大的影响，一般发疹时有轻度咳嗽、气促，这是上呼吸道黏膜遭受损害之故，如喘甚而至鼻煽胸张，痰涎壅盛，指甲青，关纹黑滞，则为已发肺炎之候。由于客观的不良影响，使麻疹不能顺利透发，就可以引起肺炎，故要控制麻疹并发肺炎，也就必须消灭对发疹的一切不良影响。对发疹的不良影响，据临床所见，大致可分为如下几点：

（一）风寒外束

麻疹流行，以春冬两季为多，而麻疹的透发，又必须在高热自汗的情况下始能顺利透出，如发疹时气候严寒，或衣着太少，覆盖稍疏，不能保持适当温度，以致皮毛闭而无汗，出现严重的身痛恶寒，鼻塞流清涕，咳嗽，喷嚏不休，舌苔薄白等风寒表证，就会影响疹子的顺利透发，若不及时予以辛温发散之剂，即可以继续发生喘促之症。辛温发散宜用麻黄、荆芥、防风、羌活、紫苏叶、桔梗之属。有人执"桔梗载药上浮"之理，认为麻疹用桔梗，可以引起肺充血，为炎症创造条件，其实不然，风寒外束，以桔梗寓于辛散药中开提肺窍、使汗出而病毒外透，正可以防止肺

① 本文原载于《中医杂志》1959年第2期。

临床经验

炎，幸无为着重局部而忽视整体的学术观点所误。

（二）肺中伏热

温病有"新感""伏邪"之分，麻疹必在高热时透发，故古人与温病等视，因之发疹时也应该注意有无伏热，如秋冬两季雨量少，气候干燥，或小儿本质"阴亏"，平常有干咳便结等症，感染麻疹，透疹时，就壮热不恶寒，口渴，咳嗽痰稠，鼻塞流浊涕，或衄，舌苔黄，尿赤，此即肺中有伏热之候。此时如固执麻疹初期宜用辛温发汗，荆、防、羌、独、升、葛之属随手浪用，津液被劫，热势益盛，病毒不得外透而反内泻血分，疹色紫黑，喘促之危证就不可幸免了，故凡感染麻疹，如肺中有伏热，治疗失当，更容易引起肺炎，近年来，麻疹流行，由于伏热引起肺炎的病例就很不少。因此麻疹透发的初期，如无风寒外束而有肺中伏热之候，则宜用薄荷叶、牛蒡子、菊花、桑叶、连翘、贝母、蝉蜕等辛凉透发之剂；透疹初期，本不宜降热，但热势盛者，不得不少衰其势，亦可用枯芩、栀子、石膏之属；如审系热盛津伤而无汗，知母、芦根、玄参等清润之品，亦不妨适当加入，如热伏于肺中血分，疹出即现紫黑，舌红夜热甚，此时犀角地黄汤（犀角、生地黄、白芍、牡丹皮）也正是透发疹子的无上妙方。

（三）腹泻下陷

肠胃功能不健全，古人谓之"脾虚"，小儿脾气虚弱，常多便溏不食之症，此类小儿感染麻疹，在发疹时，颜面阳部极少，疹色多淡红，不但不宜妄施泄下，即用清热之石膏，解毒之金银花，亦可引起腹泻使麻毒内陷而导致肺炎，故麻疹一出即腹泻者，就宜在温散剂中加升麻、葛根等升提之品，以防止脾虚下陷而致病毒不透。发疹本为病毒外透之机，在发疹期，不但脾虚下陷而致腹泻者为逆证，即清里之剂用之不当或过早引起腹泻，使疹透不畅者，亦皆为逆证，故麻疹清里失当而致早期腹泻，总宜续予清热解毒，亦当稍佐升提之品，以防麻毒内陷，唯《伤寒》葛根芩连汤（葛根、黄芩、黄连、甘草）为最宜。

（四）肠胃阻滞

凡小儿肠胃有积滞，就可以削弱"托邪外出"的机能，特别是发疹时，肠胃黏膜亦有轻度损害，常多出现呕逆不食、消化减弱等现象，故透疹剂中多宜配用"解油行滞"之楂肉。如发疹时不注意禁忌辛辣油腻及坚硬难于消化的食物，加重了肠胃负担，以致产生饱嗳腹泻，或腹胀便结等症，就足以影响疹子的顺利外透而发生喘急之症，故发疹时出现有肠胃阻滞症状，更宜于发散剂中加用枳实、厚朴、麦芽、神曲等消导之品；确有宿食、燥屎不去者，亦可权用表里分消之法（其法即温散药中加大黄，芒硝），大便通利以后，方可专用发散。由于不慎重清理肠胃使麻毒内陷而引起肺炎的病例，在临床上总较上述三例为少见，但亦不可忽视。

基于上述，凡麻毒内陷皆可以引起肺炎，故如何使麻疹得以顺利透发以控制肺炎的产生，诚为治麻疹者在发疹期所宜积极重视的问题。中医学对麻疹并发肺炎的预防措施，就是要针对上述情况，掌握"辨证"的原则，早期予以适当治疗，还可以采用一些外治的方法，如以胡荽、浮萍、生姜、葱须、橘皮、椿树皮等炒热布包外熨，或煎汤乘热熏洗，以帮助疹子外透，若能控制麻毒内陷，肺炎就不至于产生。现代医学对麻疹并发肺炎认为是继发感染而致，其所以易于继发感染，与上述客观不良影响实有极密切关系。因此，凡感染麻疹的小儿，都宜慎重避免风寒侵袭，饮食也要有适当的节制，尤其是在发现麻疹前驱症的时候，宜细致辨证，正确估计到可能发生的问题以防微杜渐。如初期用药得当，处理适宜，我认为麻疹并发肺炎是可以减少或完全控制的。

二、治疗方面

麻疹透发以后，由于客观不良影响，使疹子不能顺利透发，以致麻毒内陷，继续出现鼻煽胸张、痰涎壅盛、指甲青、关纹黑滞，这就是已经发生了肺炎。已经发生肺炎，在治疗上除应积极救肺以外，仍当托邪外出。要托邪外出，仍当以上述客观不良影响为依据予以分别处理，兹分言如下。

1. 由于风寒外束，影响了麻疹的透发，以致麻毒内陷为喘促之症，如仍有严重的风寒表证存在，这就是《伤寒论》所谓"无汗而喘"之类，宜用麻黄、紫苏叶、桔梗、防风等辛散之品以发汗，汗出疹透，再议清肺。有人畏用麻黄而代以羌、独，殊不知羌活、独活发汗之力逊于麻黄，而辛烈之性迫有过之。如初因热壅于肺而发喘，续感风寒，以致寒束热郁，喘促愈甚，则不宜单纯用辛温发散之剂，只宜在清热剂中稍佐辛散，以麻杏石甘汤（麻黄、杏仁、石膏、甘草）为宜。

2. 感染麻疹的小儿如肺中有伏热，并发肺炎的可能性更大，故发疹时，凡见热势炽盛，咳嗽声壅者，即当稍佐清热，如栀子、连翘、枯芩之属，以利透发；热盛而疹不透，致内陷为喘促之症，甚至神昏肢冷者，尤宜急予清热解毒，如牛黄、川贝母、犀角、石膏、黄连之属；疹色紫黑或完全隐晦者，加生地黄、紫草、牡丹皮、红花等味，此时药不能缓投，宜大剂频服，更宜配用外治法，务使疹子外透，始能转危为安。麻疹后期，肺中伏热未净，如不续予清解，亦有引发肺炎的可能，故麻疹后凡见咳嗽不止，口渴便结，仍当以桑皮、金银花、沙参、芦根、枇杷叶、知母之属清热解毒，以善其后。

3. 脾气虚弱之小儿感染麻疹，尤易因腹泻而使麻毒内陷发生喘促之症。气上逆而喘，本不甚适宜用升麻、葛根等升提之品，但脾虚下陷，非用升提不足以举下陷之气而托邪外出，故不忌用升麻、葛根，并宜加苍术、陈皮之属，这也就是李东垣"升阳益胃"的方法，如用升提之品而泄仍不止，疹陷不透，喘又大作，则属"上厥下竭"之症，多致不治。内热下注腹泻，致麻毒不能顺利透发而喘，亦宜于清热剂中稍佐升提之品，如葛根芩连汤之类，但利止以后，汗出疹透，葛根即当禁用，盖下陷致喘者宜升，不陷仍喘者，则喘属于热，因热致喘，稍用升提，就对肺有不利之处，用药之先后去取，必须慎重若此。

4. 在麻疹透发时，如因肠胃有积滞，则病毒不能透达无阻，往往出现有透出不畅、壮热口渴、腹胀气壅、喘急痰潮等症，此时独予宣透解毒之剂，其效果必不甚著，宜佐用消导（麦芽、神曲、楂肉）或稍加清利之品（大黄），使肠胃通利，滞气即行，疹子得顺利透出而喘促也就自然平定了。

凡客观条件给予病人的不良影响，如风寒、饮食所伤等，古人皆称为病因，中医学对任何病，都是把病因、症状、诊断、治疗联系在一起，成为"辨证论治"的理论体系，麻疹当然也不能例外。这是中医学的特点。上述麻疹并发肺炎的预防和治疗，也是根据这个特点提出来的，不过所提的，仅是个人从临床经验中体会所得，很不全面，尚有待于同志们的补充和指正。

有关麻后变证的治疗问题[①]

感染麻疹要发疹子，这是必然的。疹子能顺利透出，只要护理适宜，一般经过初期、见形、收没几个阶段，即可归于平复。麻毒从内发出，对内脏当然也有一些轻度损害，在见形期内，除高热烦渴外，有轻度咳喘，呕吐，大便闭结或泻利，食欲不振等证；热盛伤津，收没以后，仍然有咳嗽，不思食，大便干燥等，这些症状，是麻疹几个阶段所常见的，都属顺证。若上述症状表现得较为严重，或者在见形期内影响麻疹的外透，甚至内陷而发生喘促，神昏抽搐等症，或者收没以后热不退，并继续出现口疮、目翳、牙疳、脓耳、痢疾等，这些皆属变证。麻疹顺证一般可以不服药，变证则必须及时予以处理，否则可因此而产生不良后果。

基于上述，麻疹变证，大体上分为疹前、疹后两种。麻疹前的变证，以麻毒内陷发生喘促为多见，因皮毛为肺之合，病毒不能从皮肤排出而内

---

① 本文原载于《江西中医药》1959 年第 12 期。

合于肺，固为势所必然。其所以影响疹子外透而致麻毒内陷，则不外乎风寒外束，肺中伏热，脾虚下陷，肠胃阻滞等不良影响。关于麻毒内陷发生喘促的预防与治疗，已于本年2月在《中医杂志》专题论述，此不赘。此外在见形期内，由于内热充斥，除一般常见症状表现得较为严重以外，或肠黏膜损害而为下利脓血，或热犯神明而致神昏抽搐……凡此种种皆应适当地予以清热，否则热壅于内，亦不利于疹子的顺利透发，关于见形期内各种变证的处理，各地亦有不少的经验介绍，这里亦不再重复。

麻疹后的变证，较麻疹前更为复杂，其所以麻后会产生复杂的变证，其原因主要是余毒未尽。古说"麻出六腑"，腑的生理功能是"传化物而不藏"。故麻疹以尽量向外透出为顺，若麻毒在皮肤方面尚不能尽其外透之势，因致上为呕吐，下为泄泻者，亦为病毒外出之机。故麻毒能彻底外透，麻后内脏生理功能即可逐渐恢复正常，若透疹时尚有一部分病毒未透出，麻后邪退正虚，遗留的病毒乘虚发动，因之遂变证而起。以此，知麻后虽变证多端，总皆由于余毒未尽所致。究竟其毒藏于何处，应如何诊断与治疗，这就是本文讨论的重点。必须明确，麻毒之遗留于体内，多与人体的某一脏先有所缺陷有关，由于麻毒乘虚而入，遂给麻后建立了病理基础。故从麻后反映出来的脏腑见证，就可以联系到麻毒遗留于何脏何腑。因此对麻后变证，只要能掌握以脏腑经脉为证候分类的辨证方法，在治疗上以清解余毒为基本原则，是可以执简驭繁的。古人在脏腑经脉的理论方法下，对麻后变证的治疗积累了极为丰富的经验。兹根据个人在临床上的体会，以心、肝、脾、肺、肾五脏作为提纲，简要地分论如下。

一、心经遗毒

口疮、小便赤涩、衄血、吐血，心主血，开窍于舌，麻后血热未净，则口舌生疮，灼热而痛；心与小肠相表里，心火下注小肠，则小便赤涩，或尿时茎中痛。麻后凡见有此两证，即当凉血泻心，通利小便，宜导赤散（生地黄、木通、甘草梢、淡竹叶）加黄连、车前子之属。血热太盛，迫血妄行，或为鼻衄，或为吐血。虽衄血亦关乎肺，吐血亦关乎肺、胃，除清解肺热（沙参、桑皮、玉竹）、胃热（石斛、芦根）以外，亦皆佐以凉血泻心之品。

二、肝经遗毒

目赤、目翳、脓耳。肝开窍于目，麻后有目赤肿痛，两目生翳，或生眵羞明者，皆肝经毒火上攻于目所致。其证多见于有蛔虫病（亦称疳症）之小儿，或其人平素有眼膜干涩、面赤、耳鸣等肝阴不足之象，虽麻后未净之火，由于阴虚不能制火，亦易升腾为患。故其证发展极速，急当凉血泻肝，如石决明、白芍、密蒙花、菊花、蝉蜕、谷精珠、牡丹皮、生地黄、龙胆、连翘之属。兼有食不化、便泄，或下蛔虫，腹大青筋等消化系统症状者，加鸡内金、使君肉、麦芽、厚朴等消导杀虫之品。肝与胆相表里，麻后肝胆两经未净毒火循经上壅，热聚不散，则耳中痛肿溃脓，耳鸣或降，亦宜金银花、连翘、白芍、牡丹皮、龙胆、青皮、黄芩、枳壳之属以散火泻肝。

三、脾经遗毒

口渴、口臭、呕吐、腹痛、便闭、泄泻、痢疾、浮肿。中医所称脾，亦赅括肠胃而言。麻后口渴、口臭、呕吐，即由胃中毒火未净所致，火甚伤津，故口渴，浊气上逆，故或为呕吐，或口中秽气逼人，凡此皆当清热安胃，如黄连、石斛、黄芩、芦根、天花粉、竹茹之属。麻疹后腹痛便闭、泄泻、痢疾诸证，即肠中毒火未净之故，腹痛便闭，多因肠中有燥结而热；如肠中津液被迫下注，则腹泻下利，肛门灼热；如肠黏膜损坏，则下利脓血，里急后重，凡此皆当清热理肠为主。但麻疹后腹痛便闭，不可任用苦寒泄下，只宜润下之剂，如麻仁丸（白芍、火麻仁、枳壳、厚朴、杏仁、大黄）之类以缓通之，必腹痛大满不通，始可权用大承气汤（枳实、厚朴、大黄、芒硝）。腹泻宜扁豆、石斛、厚朴、茯苓、玉竹、甘草之属以甘寒清胃。痢疾宜由白头翁汤（白头翁、黄连、黄柏、秦皮）加地榆、白芍之属解毒清肠。以上诸证，皆不可妄用辛香行滞及甘温补涩之剂。至麻疹后热净而面目水肿，不食便溏者，则为脾虚之候，宜异功散（人参、白术、陈皮、茯苓、甘草），以淮山代白术，并加薏苡仁、扁豆之属。

四、肺经遗毒

咽喉痛、咳嗽、气喘声嘶。麻疹从皮肤发出，侵及肺之所合，当然对肺的影响更大，况肺为娇脏，热甚伤津，于肺更不利，故麻后咳嗽不已，咽干口渴，极所常见，一般可用泻白散（桑皮、地骨皮、粳米、甘草）去粳米加知母、金银花解毒清肺以善其后。如麻后热不退，咳嗽气喘较为严重，痰壅胸张，口燥渴，咽喉痛，大便结，甚至声嘶语声不出，此肺中未净毒火，又有发展之势，麻后肺已被伤，不堪再受火克，急当清金保肺，宜清燥救肺汤（桑叶、枇杷叶、麦冬、石膏、阿胶、胡麻仁、杏仁、沙参、甘草）之类。

五、肾经遗毒

腰痛、牙疳。腰为肾之府，麻后腰痛，即可知毒留于肾，此证多见于妇人及成年男子平素肾虚者，故麻后腰痛，亦多兼见膝胫痿弱，喉干，尺脉微弱等肾虚之候，妇人并多带下。法当六味地黄汤（熟地黄、山茱萸、淮山、牡丹皮、茯苓、泽泻）加枸杞子、杜仲、女贞子之属滋阴补肾。肾主骨，齿为骨之余，麻后发生牙疳，虽因毒火留于肾，亦多与平素肾阴不足有关，牙疳以牙龈腐烂为主证，古说"齿为肾之余，龈为胃之络"，因之牙疳亦有由胃中毒火未净，饮食辛燥而致。此证发展极速，甚至落牙穿腮，口中秽气迫人，烦热口渴，或二便闭涩，治当滋肾清胃，并宜解毒凉血，如石决明、胡黄连、生地黄、牡丹皮、赤芍、紫草、金银花、连翘、浙贝母、石斛、芦根之属。素有蛔虫病，还须加入使君肉、榧子等杀虫之品。并当外用六神丸（成药）研极细末吹患处，以控制溃烂面的扩大。

上述麻后变证，皆为极所常见者，其中更以肺经诸证为多见。但亦往往有一二经症状相互并见者，故在治法上，亦当相互配合使用。很多人对麻疹见形期的护理与治疗很重视，对麻后往往易于疏忽，当然，麻后一般生活正常，只要注意其饮食寒暖，可以不必服药；如果是麻后，还遗留下来一些症状没有消失，或者发生另一些症状，都应该继续治疗，方保安全。有些儿童，在麻后一个时期内发生较严重的疾病，追溯其原，往往与麻后未注意清解有关。因此，麻后清解余毒，仍然是治疗麻疹一个值得重视的问题。

伤暑与中暑

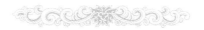

中医所称暑病，包括两方面：一是指夏月具有暑热病特征的一些热性病；二是指在高温下卒然闷倒之症。前者亦可称为伤暑，后者一般都统称中暑。为了避免伤暑与中暑的混淆，兹分别介绍如下。

一、伤暑

暑与热的性质虽相类似，但伤暑与一般热病是不同的，《内经》谓"先夏至为病温，后夏至为病暑"，这是指时令上的区别。在病理和临床症状方面，暑病与一般热病也都有所不同。叶香岩《外感温病篇》说："长夏湿令，暑必兼湿，暑伤气分，湿亦伤气，汗则耗气伤阳，胃汁大受劫铄，变病由此甚多，发泄司令，里真自虚。"这就很明显地提出暑多虚证、暑必兼湿的两个特点。《景岳全书》更具体指出"暑有八证，脉虚、自汗、身热、恶寒、面垢、烦渴、手足微冷、体重是也"。由此可见，暑与热病不同的是：热病脉多滑实，此则脉数而虚。与湿热证不同的是：湿热口渴不欲饮，此则烦渴引饮，尤以面垢一证，多为他病所无。

由于人的体质及受病的环境不同，故人之伤于暑而致病，有阳暑、阴暑之分。同时暑邪之伤人，亦常随其病变的部位不同而出现各种不同的证候。如暑邪侵扰肠胃，则发为吐利；暑邪扰犯神明，则发为暑厥、暑风。这些都是伤暑在临床上常见的证候。

1. 阳暑、阴暑：阳暑因于过度疲劳，直接受暑热所致。其症如头痛、身大热、口渴、心烦、体倦、自汗、脉虚而数等即是，宜清热之剂稍佐生津益气之品，选方如白虎加人参汤（知母、石膏、粳米、甘草、人参，可用党参或玉竹参代人参）之类。阴暑由于避暑贪凉受阴冷潮湿之气使体内的热不能发越所致，并未直接感受暑热，其症如恶寒、身大热无汗、头痛、心烦、脉虚等即是，宜芳香辛散之剂以解除外寒，选方如香薷饮（香薷、扁豆、厚朴）加藿香、羌活之属。

2. 伤暑吐利：因肾邪入扰中焦，以致升降失职、清浊不分所致，多见身热烦渴、气粗喘闷，腹痛呕逆、泻下恶臭，小便短涩，舌苔厚浊，甚或躁扰不宁，脉冷脉伏，治当清暑安胃，宜黄芩定乱汤（黄芩、山栀、蚕沙、蒲公英、半夏、橘红、竹茹、豆豉、黄连、吴茱萸。吴茱萸只用黄连的1/6）之属。如因生冷瓜果所伤，脾胃阳虚是湿胜而致吐泻者，其症多腹痛绵绵不绝，口不渴，舌淡尿清，或手足冷，宜温胃调中，如缩脾饮（砂仁、草果、乌梅、扁豆、葛根、甘草）之类。

3. 暑厥、暑风：多因袭邪内陷，引动肝风，风热上壅，侵犯神明所致，其症如高热头痛，项强反张，手足痉挛，昏迷若惊，舌苔干红等即是，治当清热凉血，泻肝开窍，宜清营汤（犀角、竹叶、丹参、金银花、连翘、黄连、莲心、玄参、生地黄）加牡丹皮、石膏、地龙、天竺黄、建菖蒲或紫雪丹（成药）之类。至于暑厥、暑风两证，如古代文献所载，有猝然晕倒，不省人事，如中恶状，则是指中暑而言。

凡夏月热病与风寒生冷所伤，如无暑病特征（面垢体重等）当与暑病无关，并不是夏月所有的病都是暑病。但是，在发热恶寒无汗或吐泻逆冷等症的同时兼有暑病见症，也就不可和一般热病及风寒生冷所伤之症一样看待。就是在用药方面，暑病发汗用香薷、温脾用草果，此类药物，除有发汗和温脾的作用外，都具有芳香祛暑的功效，与一般发汗温脾诸方用药是有区别的。特别是暑多虚证，在暑邪稍退以后，更应当随时注意加用生津益气之品。

二、中暑

中暑多因在高温间或炎日之下持续劳动所致。关于中暑的病理，巢氏《诸病源候论》谓："夏月炎热……热毒入内……阳气暴壅、经络不通。"《医门法律》谓："夏月卒倒，不省人事，乃心火暴甚。"《东垣十书》谓："热伤肺气。"这说明中暑一方面是由于体内积蓄的热不能排出，以致内热上攻，另一方面由于高热严重地威胁着心、肺。所以中暑的症状，起病多头晕、呼吸急促、心跳加快、脉无力而数，继则热闷神昏而致晕倒。在晕倒后，多见面赤大汗，牙关紧闭，手足冷、麻木、抽筋，甚或大小便失禁。苏醒以后，仍周身酸痛，无力转动、恶寒、头及周身按之有热。如中暑患者兼有饮食积滞，则出现胸腹胀闷，恶心呕吐等症。

1. 急救：凡中暑病人，宜迅速移到阴凉地方，平卧，将上半身稍微垫高，宽衣解带，给予十滴水、仁丹、痧药丸或卧龙丹、紫金锭（以上都是成药）之类。再采取下几种方法进行急救。

（1）取嚏开窍：用通关散或紫金锭研末，吹入鼻中以取嚏；或用大蒜取汁灌入鼻中，借其臭烈之气以通窍。

（2）针刺：一般在手十指尖、足十趾尖等处浅针出血。手足冷者，针曲池、委中。神昏者，针合谷、人中。

（3）扯痧，刮痧：扯痧的部位是颈周围、手足弯、胸背部等处，施术者屈曲手指，中指、示指二指的第二关节合拢，蘸一些温水，撮起病人的皮肤，又让皮肤从二指间滑脱。如此连续地用力操作。刮痧的部位，亦是在手足弯、胸背部，用碗碟边缘蘸些菜油自上而下地刮病人的皮面，使其皮下溢血，出现许多青紫斑点为度。中暑采取上述方法急救，轻症即可逐渐恢复；如仍昏迷不醒、肢冷脉伏、唇青面黯、身热惊厥者，急宜灌服紫雪丹或牛黄丸之属，此类重症，脱离危险后仍当进行治疗。

2. 治疗：中暑病后，神疲肢倦，不思饮食，胸闷嗳气，舌苔浊，尿少。宜续予清解，如藿香、扁豆、厚朴、陈皮、神曲、薏苡仁、金银花、六一散之属。如果气短倦怠，口渴多汗，舌苔薄润，脉细或软者，宜生津益气，如党参（玉竹亦可）、麦冬、五味子、淮山药、炒扁豆、黄芪、广陈皮、甘草之属。

3. 预防：凡暑天汗出多，口渴多饮，渐觉饮水不能解渴，随饮随出汗。继则头晕，呼吸迫促，心跳、脉无力而数，凡此即属中暑的先兆。此时如能到凉爽地方休息，多喝点浓茶或盐开水，或用开水泡鸡苏散（滑石、甘草、薄荷叶研末）内服，就可渐渐恢复。所以暑天在炎日之下工作，一定要有凉棚作为休息之处，中午必须好好午睡以解除疲劳，并随时多喝点浓茶、盐开水或鸡苏散之类，这样，中暑是可以防止的。

中医对中暑的急救和治疗，还应当注意分清脱证和闭证，以上所述，皆属闭证。也就是由于暑邪内闭所引起。至于脱证，皆因其人素质阳虚，兼暑天汗多，更足以亡阳。故虽暑邪内闭，亦可转化为阳虚外脱之证，其症加卒倒时面色苍白，四肢冰冷，冷汗淋漓，口开，手撒，脉微，神倦等即是。脱证的急救，宜以布蘸热汤熨脐中，气海穴，灸脐周围三壮（作"△"形），治疗宜用通脉四逆汤（干姜、附子、甘草、葱白）冷服。切不可误予紫雪丹、牛黄丸等芳香走窜之品。脱证在临床上总属少见，如辨认不清，毫厘之差，便有千里之失，因之必须特别注意。

关于暑月吐泻证的审证和施治①

吐泻，是暑月临床上常见的证候之一。其病多卒然发作，与霍乱相近似，故自《内经》而后，《伤寒论》及温病诸书，对暑月吐泻证多混同于霍乱。近代医学家发现一种弧菌侵入人体后，可骤然引起吐泻，因亦定名为霍乱，但以不发热、不腹痛作为与一般吐泻证的鉴别。并从实践中得出这样一个结论：一般吐泻证有寒证，也有热证；霍乱则尽属寒证而无热证，因之医学家就一致认定由感染霍乱弧菌所产生的吐泻为真霍乱。中华人民共和国成立后，贯彻党的"预防为主"的卫生工作方针，霍乱已在我国销声匿迹。故本文所介绍的，虽赅括一些治疗寒证吐泻的理论和经验，不是指真霍乱，这是应该说明的。

暑月吐泻证，多因暑邪侵扰中焦，使清浊相扰所致；亦有由于饮食不节，或过食生冷、辛热，或食不清洁食物所引起的；若肠胃先有暑邪内滞的因素存在，更容易发生本证。由于致病的因素与人身阴阳之盛衰有不同，虽同为吐泻，亦常出现不同的全身症状，故在吐泻的同时，或恶寒厥冷、完谷不化（寒证）；或发热烦渴，泄下腥臭（热证）；或面垢苔浊，小便短赤（热证）；或苔腻脉濡，身重胸痞（湿证），尤以伏暑透发，人身上下，内外骤然产生清浊相扰，阴阳关格的病理变化，继吐泻之后，多发生肢冷脉伏等险恶证候。由此可知，暑月的吐泻证，就不是单纯的"清理肠胃"所能解决的问题，更不能随便使用止呕止泄之剂以阻碍病邪外透之机，而是应该根据全身症状，正确地使用"清解"诸法，以恢复正常的升清降浊的生理功能，其吐泻也就自然获得解决。

吐泻证，无论是暑邪所扰，或饮食所伤，或暑邪内滞，多属邪实之证，但是也要在肠胃功能不健全时始能发生病变。因此对吐泻证，还必须注意其邪正消长情况，以施"清""补"之治，不可专意于祛邪。尤其是在肠胃遭受病理损害以后，常随人身阴阳偏虚产生脾阴不足与胃阳虚衰之候，在清解以后，更应该根据阴阳偏虚证候调理脾胃。

综上所述，吐泻虽属肠胃病，与人之整体仍有密切关联，故对于吐泻证的处理，仍然不能离开辨证论治的思想方法。兹综合前人经验，结合个人临床体会，将暑月吐泻证的审证和施治，分暑邪所扰，饮食所伤，脾胃

---

① 本文原载于《江西中医药》1960 年第 7 期。

虚寒，病后调理等项概述于下；以供临床参考。不当之处，并希同道指正。

一、暑邪所扰

暑月吐泻证，病虽发于肠胃，其主要病因，多属气候因素。如《治暑全书》所说"暑气入腹……上吐下泻"之证，王孟英认为是"春分以后，秋分以前，天之热气下，地之湿气上，人在气交之中，受其蒸淫之气，由口鼻而入扰其中，遂致升降失职，清浊不分"所致（见《随息居·霍乱证》，以下引王氏之说，均见此书），这就说明了暑月吐泻的病因，是外感湿热蒸淫之气，其发病机制，是升降失职，清浊不分。人身之脾胃，位居中焦，职司运化，胃属阳，脾属阴，如中焦因暑邪所扰，使脾胃阴阳失调，胃阳偏亢则偏于热，脾阴太盛则偏于湿。暑邪未适当地予以清解，不但上下清浊相扰，吐泻不止，如内外清浊相扰，致暑热之邪入营分而格拒阴气于外，必产生肢冷脉伏等险恶之证。暑邪内滞不即发作，肠胃功能稍有不健全时，虽暑月已过，亦可产生具有暑病特征的吐泻证。由此种种，同为外感暑邪所产生的吐泻，可以出现暑重于湿、湿重于暑、暑邪入营、伏暑晚发等不同证候。此外，暑邪蕴结中上二焦，由于脾胃运化失常，津液不行，胃气不和，在吐泻的同时，并多兼见食积、痰凝、呃逆、胸膈痞塞等证。

（一）暑重于湿

暑邪，即湿热蒸淫之气，暑与热之性质虽相类似，其所以不同于热病，其中主要之一，就是兼有湿邪。唯胃阳偏亢之人感受暑邪，每多热重于湿，其证如面垢苔浊而厚腻，发热烦渴，脘闷不适，腹痛转筋，呕吐酸腐，泄下腥臭，肛门灼热，小便赤涩等即是，宜用黄芩定乱汤（黄芩、栀子、香豉、蚕沙、半夏、橘红、蒲公英、黄连、吴茱萸，吴茱萸只用黄连量的六分之一，以下同）祛暑和中，转筋者加丝瓜络、生薏苡仁，小便闭涩者加茵陈。若舌苔干燥，大渴引饮，则为完全化热之候，当去半夏加天花粉，或用竹叶石膏汤（竹叶、石膏、半夏、人参、麦冬、粳米、甘草）清热和胃亦可。吐泻伤津，筋失所养而拘急，转筋不已，目陷脉伏，口渴烦躁，势甚危急者，宜用蚕沙汤（蚕沙、薏苡仁、大豆黄卷、木瓜、黄连、半夏、黄芩、木通、山栀、吴茱萸）导浊舒筋，即可缓解，暑邪未去，不必用滋润之剂。若暑热内郁，因乘凉饮冷，阳气为阴寒所遏，症见头痛发热，恶寒烦躁、口渴腹满而兼吐泻者，宜用黄连香薷饮（黄连、扁豆、厚朴、香薷）稍予发散，待表证解后，如暑邪未罢，再议清解。

（二）湿重于暑

湿重于暑，多与脾虚不运有关，其证多见舌苔白腻，口不渴或渴不能饮，身重胸痞，发热或微恶寒，脉数而濡，呕恶不止，泄下如注，小便短涩，治当清热渗利，兼健脾胜湿，如桂苓甘露饮（桂枝、白术、猪苓、茯苓、泽泻、寒水石、石膏、滑石）之类。若湿蕴于内，寒袭其外，呕恶腹泻，兼有恶寒头痛等证者，宜藿香正气散（厚朴、陈皮、桔梗、白术、半夏、大腹皮、白芷、茯苓、紫苏叶、藿香、甘草）发散理脾，表里兼顾。王孟英认为此方"治风寒外感，食滞内停，或兼湿邪，或吸秽气，或伤生冷，或不服水土等证，的确是良方，若温暑热证不兼寒湿者，在所切禁，今人谓其统治四时感证，不审病情，一概滥用，误人不少"。这很明显地指出藿香正气散只适宜于湿重于暑之注，而不可随便用于暑月一切吐泻证，特别是偏重于热的。

（三）暑邪入营

温病以邪犯心包为入营分，里结肠胃为仍在气分（《温热经纬》），故暑月吐泻证，一般都属气分之病。若在吐泻的同时，出现面黑目陷，脉伏尿无，肢冷汗多，腹痛转筋，口渴烦躁等证，则为暑邪入营之候。此时人身不但上下清浊相紊，内外亦清浊相紊，暑热之邪深入营分而隔拒阴气于外，故外显肢冷脉伏等假象。宜急用解毒活血汤（连翘、丝瓜络、淡紫菜、石菖蒲、黄连、原蚕沙、地丁、益母草、生薏苡仁、金银花，煎后兑入藕汁或白茅根汁）透邪清营，必内外协调，清升浊降，诸证自已，若独注意于清理肠胃，必无济于事。

（四）伏暑晚发

暑邪内滞不即发作，王孟英认为是"伤之渐则发之缓，故九月时候，犹多伏暑霍乱之证"，这是一方面；另一方面，虽有暑邪内陷的因素存在，若肠胃功能健全，也可以不即时发作。王氏对伏暑发为吐泻，有关审证、施治、预后及禁忌事项，有较全面的介绍，他说："凡伤暑霍乱，有身热烦渴，气粗喘闷，而兼厥逆躁扰者，慎勿认为阴证，但察其小便之黄赤，舌苔必黏腻或白厚，宜燃照汤（滑石、香豉、山栀、黄芩、省头草、厚朴、半夏，煎后入白蔻仁末少许）澄冷服一剂，即现热象。彼时若投姜、附药，转见浑身青紫而死矣。甚或手足厥冷少气，唇面爪甲皆青，腹痛自汗，六脉皆伏，而察其吐出酸秽，泻下臭恶，小便黄赤热短，或吐下皆系清水，而泻出如火，小便点滴或全无者，皆是热伏厥阴也，热极似阴，急作地浆（在干净泥地上打一小洞，倒入冷水、开水各半，搅之，取出后澄清即是。凡吐泻属暑证所用诸方，均可以此水煎药）煎竹叶石膏汤（见前）服之。又有吐泻后，身冷如冰，脉沉欲绝，汤药不下，或发哕，亦是热伏于内，医不能察，投药稍温，愈服愈吐，验其口渴，以凉水予之即止，后以驾轻汤（见前）之类投之，脉渐出者生。"此外，若暑邪从营分透出，骤然发为吐泻，神情烦躁，或昏沉不省，面黑目陷，肢冷脉伏，势极可危者，亦宜解毒活血汤（见前）急进，服后1周时脉不出者，多属危候。

（五）兼有食积、痰凝等证

吐泻证本由运化失职、清浊不分而致。由于水谷化生之津液停滞不行，故在吐泻的同时，多有食积、痰凝等证，食积多见饱嗳吐酸，脘胀腹痛，食后痛甚，泻后痛减；痰凝多见舌苔腻，渴喜热饮，胸闷不舒，常多稠痰，连朴饮（厚朴、黄连、石菖蒲、半夏、香豉、山栀、芦根）不但有祛暑和中之功，并有消食涤痰之效，凡吐泻时有食积痰凝见证者，均宜此方。

（六）兼见呃逆、胸膈痞塞等证

暑热秽浊之邪蕴结于中上二焦，不但使清浊相紊而发为吐泻，亦可使胃气上逆而呃逆；肺气不舒而胸膈痞塞。即吐泻已止，暑邪未去，亦常多胸痞、汤水碍下，小便闭涩，或渴或呃等证，均宜昌阳泻心汤（石菖蒲、黄芩、半夏、黄连、紫苏叶、厚朴、鲜竹茹、枇杷叶、芦根）清除暑秽，和中利膈，小便闭塞者加紫菀（清肺金之上源），切不可以有痞证而妄用《伤寒论》诸泻心汤。王孟英认为"暑热秽浊之邪与伤寒不同，故五泻心皆有方凿圆枘之格，漫为引用，岂徒无益已哉"。故此方"以石菖蒲为君，辛香不燥，一名昌阳者，谓能扫除浊邪，而昌发清阳之气也，合诸药以为剂，其蠲痰泄热，展气通津之续，已历试不爽"。

二、饮食所伤

因暑邪所扰，使运化失职而致食积为患，但清其暑邪，或稍佐消导，脾胃复其运化之常，则食积自行消散。若食欲过度，使脾胃功能削弱，致暑邪入扰于中而发为吐泻者，则当以消食导滞为主，清解暑邪为次，此类吐泻证，必呕吐酸腐，泄下腥臭，口秽苔浊，食欲减退，腹胀肠鸣，尤多矢气，痛而拒按，泻后则觉减轻，并见发热口渴，神情烦躁，小便短黄等证，宜保和丸（神曲、麦芽、楂肉、莱菔子、茯苓、陈皮、半夏、连翘）合黄连香薷饮（见前）；伤于酒者，加葛花、蔻壳，食积既解，暑邪自不留恋而吐泻亦自愈。若因过食生冷或辛热食物而发为吐泻者，生冷所伤，多见于脾胃虚寒之人，一般可用藿香正气散（见前），或从虚寒证治之；辛热所伤，则多从热化，如无食积见证，亦可仿暑热诸法治之。至食不清洁食物，发为吐泻，属腐败食物而致者，仍当消食导滞；属有毒食物而致者，宜着重用解毒之品，如绿豆、金银花、大青叶、地浆水之属，亦可根据病情使用涌吐、泄下之法；如食物下咽未久，呕恶不止，胃脘痛甚者，宜用吐法，下咽已久，既吐且利、腹痛更甚者，宜用下法；属水土不服而致者，亦宜藿香正气散之类。

三、脾胃虚寒

暑月正当热令，故暑邪侵扰肠胃发为吐泻，固多属热证。但王孟英认

临床经验

101

为"热化者，天运之自然；寒化者，体气之或尔"。所以他说："若其人中阳素馁、土不胜湿，或饮冷食凉太过，则湿遂从寒化，而成霍乱者亦有之。"这说明了暑月吐泻证，亦有因人素体阳虚而从寒化的。盖暑月人身卫外的阳气，多从汗而外泄，卫阳不足，中焦的阳气势必不时予以补充，故阳虚之人，就随时有产生中寒证的可能，况饮冷贪凉，更足以引起中寒。因此，暑月之吐泻，不仅要从肢冷脉伏等假寒证中辨明热证，亦当于一般热证当中认清寒证。

《伤寒论》霍乱篇早就指出寒多不用水（不渴）之证，可用理中汤（干姜、人参、白术、甘草），这说明吐泻属脾胃虚寒者，原则上宜温补中焦。唯所谓不用水，只是寒多的症状之一，吐泻属寒证，多有恶寒肢冷、脉沉迟，腹满痛，食不下，泄泻完谷不化等证，且吐出必不臭腐，泄下亦不腥臭，虽腹满痛而喜温按，与热证诸多不同之点。吐泻之后，四肢仍厥，脉微欲绝者，宜四逆汤（附子、干姜、甘草）补阳回厥，兼转筋烦渴者，加猪胆汁、人尿。寒证吐泻发于暑月，如有面垢苔黄等证者，则宜于理中汤中佐以黄连（名连理汤）兼清暑邪。

脾胃虚寒之人，暑月因生冷所伤发为吐泻，更属常见，其证如腹痛脉紧弦，泄下不爽，恶寒无汗，面如尘土，四肢厥冷等即是。四肢稍冷，脉浮而紧者，宜藿香正气散（见前）温散行滞；四肢冷过肘膝，脉沉而紧者，宜冷香饮子（附子、甘草、草果、橘红、生姜）温中行滞，胃中阳和之气充沛，则冷食自化而吐泻亦自止。

四、病后调理

吐泻之后，由于脾胃遭受病理损害，吐泻虽止，常随人身阴阳之偏虚遗留胃阳虚衰或脾阴不足之证，因此病后调补脾胃，亦为不可忽视的问题。如暑滞未清，尚有心烦口渴，脘闷不舒等证，则宜枳实栀子豉汤（枳实、栀子、香豉）之类以清余热；如脾胃功能正当恢复，不胜谷气，薄暮时尚觉微烦，但节制饮食，就可自愈；如已出现胃阳虚或脾阴不足之证，虽宜调补，亦当根据阴阳偏虚不同情况分别对待，若外证已退，内热未净，滥用温补之剂，后患亦属难免。

胃阳虚衰之证，多见舌淡、口中和，小便清利，大便仍溏，腹满不食，脉弱无力，宜用异功散（人参、白术、茯苓、甘草、陈皮）益气健胃，若口中津液多、喜唾，此胃中津液不能收摄所致，亦宜理中汤（见前）温之。脾阴不足之证，多见舌燥喉干，口渴引饮，大便溏，小便短涩，或干咳无痰，心烦便结，宜用致和汤（沙参、扁豆、石斛、陈仓米、枇杷叶、淡竹叶、麦冬、木瓜、甘草）生津润脾，若舌上干红无苔，五心烦热，为津、液俱伤之象，宜用大剂甘露饮（生地黄、熟地黄、麦冬、天冬、枇杷叶、黄芩、枳壳、石斛、茵陈、甘草）调补其阴。以上虽为脾胃病后调补之常法，亦须注意审证施治，不可错用。

五、结语

医学是不断发展的，《伤寒论》早就有论述吐利证的霍乱专篇，并提出其证有寒多热多之分，后世温病学家对吐泻一证审证施治的理论和经验，又在《伤寒论》的基础上有了很大的发展，王孟英所撰《霍乱论》，就是总结前人诊疗吐泻证的经验较为完备的书，并且还包括一些预防知识和急救办法（原书具在，这里就不赘述）。其中一部分方剂，用于暑月吐泻证，确能收到良好的效果，如本文所举出来的方剂，绝大部分是出于王氏之书，且历经试用不爽，故愿为同道介绍。

治疗白喉的几个关键性问题[①]

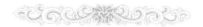

这次参加卫生厅召开的湖南省防治白喉经验交流座谈会，会上听取了很多经验，增加不少的知识，兹结合个人的临床经验，就治疗白喉的几个关键性问题，提出如下一些体会供同道参考，并希指正。

一、白喉忌表问题

（一）白喉忌表之由来

郑梅涧《重楼玉钥》对咽喉诸症，提出不可发表，并列举喉间起白所切忌药味，如麻黄、羌活、防风等，故后世认为白喉忌表之说始于郑氏，但郑氏对暂受风寒喉痛（当亦赅括白喉）治法，仍主用清解汤，如防风、桔梗、川芎等皆属表散之品。由此可见，郑氏对忌用表药，并没有硬性肯定。坚决主张白喉忌表者，还是《白喉治法忌表抉微》作者——耐修子。耐修子鉴于亲邻患白喉有死于表散而愈于清凉者，特假托洞主仙谕著《白喉治法忌表抉微》一书，提出"养阴忌表"四字，为治白喉百劫不磨之论。他说："寻常表邪，轻烟而已，此则蛮云毒雾，蓊蓊郁郁，一经表散，仅能外窜于经络之中，而不能透出于皮肤之外，愈入愈深，有入无出。"他所忌的表药范围较郑氏更有所增加，如僵蚕、蝉蜕、马勃，也列为"杀人之具"。当时流行的白喉不适于表散，耐修子养阴忌表之说，在当时治疗白喉也确实可以作为指导方法。自后医家在治疗白喉的实践经验中，又体会到治疗白喉有宜于表散和必须表散的，故陈耕道、李纪方等就提出来

---

① 本文原载于《江西中医药》1959年第3期。

临床经验

反对忌表。如陈耕道说："有执白喉忌表一说，不敢宣毒以误事者。"（《疫疹草》）李纪方说："喉为气之门户，故宜宣发，而时医忌表药，谬矣。"（《白喉全生集》）以后还有《抉微辨谬》《抉微驳议》等专书，对忌表之说，抨击尤力。由于学术见解分歧，习喉科者又各师承其说，因此白喉忌表，成为中医学术上一个争论不休的问题。

（二）白喉是否必要忌表

《景岳全书》咽喉论治云："凡火浮于上而热结于头面、咽喉者，最宜清降，切不可用散风升阳等剂。"这就是白喉忌表的先声。的确，临床上所见咽喉部疾患，以火热上浮之症较为多见，况白喉多流行于春秋之季，尤其是燥气主令之时，如再加以人体津液不足，误用表药，则火热得发散之剂，愈益增其炎上之势，必致变生不测。因此，白喉忌表原则上是对的。但因地区、气候及个体素质不同，白喉初起以风寒外感的表证出现的病例亦非绝无仅有，当用表散而忌表，也同样可以造成不良后果，故《抉微驳议》上说："专守《抉微》忌表一言，每多因过用镇润，遏邪不出，火郁无从发泄，不能不返寇心经，内陷告毙。"所以郑氏对暂受风寒之症，主以清解汤（防风、桔梗、牛蒡子、甘草、秦艽、川芎、薄荷、枳壳、当归）。不过所说暂受风寒，只能说是暂时现象，待汗出表解后，就必须以清凉解毒之剂继其后；同时暂受风寒，也必须以鼻塞无汗，恶寒体痛，舌苔薄白等为依据，并非所有的白喉初起都必须辛温解表。

白喉宜辛温解表，虽属个别情况，白喉初起大多以恶寒发热，头痛汗出，咳嗽咽喉痛等风热表证出现，辛凉表剂如桑菊饮、银翘散等，尚属常用之剂。此类方剂，正可以使病邪从表层分消，并不致劫汗伤津，反助热势，故一般所说忌表，应系指辛温发表而言。至于《白喉治法忌表抉微》的蝉蜕、牛蒡子、黄芩、马勃等轻通之品都列为禁病，那就不免过于机械了。此外，如现代医学所说恶性白喉（以颈根肿大为特征），发病最速，初起恶寒发热，头痛甚剧，周身酸痛，咽痛气促，这是由于体内毒素弥漫刺激所致，虽有表证，实非表邪，重用解毒之剂，则表证即可自罢，若误用表散，必祸不旋踵，这是更应当注意的。

基于上述，治疗白喉原则上虽说忌表，但有表邪的，仍当解表，有表证的，还须分析是否有表邪，解表亦须根据寒热见证选用辛温、辛凉之剂，不可执一而定。

二、如何正确使用寒温两种不同的治疗方法问题

（一）寒凉药的使用

白喉一般以燥热证居多，习用寒凉药。郑氏而后，皆以养阴清肺汤（生地黄、玄参、白芍、麦冬、薄荷、牡丹皮、贝母、甘草）为主，因白喉既属燥热，用苦寒之品，不但有伤正气，并足以化燥，故宜以甘寒养阴

之味缓缓频服，水精既足，则毒火自不上腾。但火热炽盛，有眼红声哑，口出臭气，大便秘结等症者，则苦寒之品仍不可缺。如《白喉捷要》与《白喉治法忌表抉微》对白喉重症，都主用神仙活命汤（龙胆、玄参、马兜铃、板蓝根、麦冬、石膏、白芍、黄柏、甘草、生地黄、瓜蒌壳、栀子），方中龙胆、黄柏、栀子等皆属大苦大寒之品，大便秘结者，还可加硝、黄。但《抉微》又慎重指出：病稍减，仍服养阴清肺汤。这就是恐过用苦寒，有伤心阳，而致引邪内陷，故病退即止。

（二）温燥药的使用

白喉之有寒证，如《白喉全生集》所说："春冬多寒，住深山冷浸之地多寒，体弱者多寒、好色者多寒、年老者多寒。"这说明白喉寒证与气候、地区、个体虚弱等都有极密切关系。但寒证之产生，不一定如《白喉全生集》所说，临床上因过用寒凉，初起属热后也有转化为寒的。寒证白喉，《白喉捷要》上称为"寒火证"，其症"喉间不红不肿，饮食恶冷喜热，天花板上红丝数条，即间有白块，亦陷于肉内，凹而不凸，大小便如平常，喉中微痛，或咽则痛，不咽不痛。"《白喉捷要》对这种证候提出"不得以治白喉之法治之。"这就是说白喉一出现虚寒证候，就不宜注重于咽喉局部，而必须根据全身证候来决定用药，如兼有腹满、泄泻、不食等症者，宜理中汤之类；兼有恶寒踡卧，手足厥冷等症者，宜四逆汤之类。但白喉虽有虚寒见证，以有喉间白腐的病变存在，非一般虚寒证可比，刚剂回阳，只宜急救时用；平时以柔剂养阳，如桂附八味汤之类为妥，特别是过用寒凉转化为寒证的更属恰当。总之寒证白喉在临床上毕竟少见，必须详细审认，如热证误用温剂，有如火上浇油，多难挽救。

三、喉部白喉发生窒息的控制和处理问题

喉部白喉最易蔓延气管及支气管，在咽部看不到白膜，因之常被人所忽视，如白膜脱落，不能咳出，常因气道梗阻而造成死亡。《白喉捷要》所指不治之症：如"音哑无声、痰壅气喘，面唇俱青"等，正是描述窒息时严重缺氧现象，已到这样严重阶段，急宜采取适当的急救方法，也还可以挽救，并不一定是不治之死症。但最主要的是应该着重抑制窒息的产生，才可以减少死亡或免于死亡。

（一）对喉部白喉窒息的抑制

抑制喉部白喉发生窒息，必须注意喉部白喉的证候，如发现咳嗽痰鸣，声嘶或失音，气喘脑涨等，就应当早为之计，在当用药中加入葶苈子、杏仁、白芥子、竹沥等降气涤痰之品，因降气可以使气道通利无阻，涤痰不但可以减少分泌物，并且可以使白膜随分泌物排出。此时一切升提之品如桔梗、粉葛、升麻等，更可促使痰火上涌，增其壅塞，必须禁绝。

（二）对喉部白喉窒息的处理

喉部发生窒息，则唇口青紫，鼻翼煽张，呼吸迫促，痰如曳锯，病人极度不安。此时如不进行急救，即可因缺氧而死亡。现代医学有喉部插管法和气管切开术，如条件具备，对白喉窒息病人，施行手术进行急救，固属必要；如无法施行手术，则中医涌吐之法也可以采用，轻则宜鹅毛蘸桐油（最好先以明矾浸在桐油内）扫于喉内进行探吐；重则宜扫涎立效丹（巴豆 3 粒，明矾 6g，合巴豆炒枯，去巴豆、取明矾研为细末，储于玻璃瓶中密封，用时温水浸透，以笔蘸水扫喉内。《白喉全生集》方）。身体强盛的，也可内服雄黄解毒丸（雄黄 50g 研细水飞，郁金 50g，研细过筛，巴豆 14 粒去壳取肉，炒熟研如泥，用纸包压去油。三味各如法制研，然后合研匀，用醋面和为丸绿豆大，每用 1g，小儿减半，用茶溶化送下）。如能使梗阻气道之白膜随痰涎吐出，虽病至垂危，也有可以挽救的。

四、白喉并发心肌炎的预防和治疗问题

白喉棒状杆菌产生的毒素进入血液后，全身组织都可能受到损害，尤以心肌及部分神经组织的损害为显著，故白喉并发心肌炎，亦常为致死的主要原因。白喉起病后 5～10 天，即可发生心肌炎，但亦有白膜完全脱落，进入恢复期内，乃猝然发生的。发生心肌炎病人多困倦欲睡，虽体温下降，由于心搏增速，脉搏反数疾无伦，或因心律失常，出现结代之脉。根据中医的理论来认识，无热而反脉数，虽数亦主虚，结代之脉，亦多属虚证。故白喉并发心肌炎，也就可以理解为病人正气虚损，以致病毒内陷，其所以并发心肌炎，也多由于日久失治，或治疗不当所致。

（一）如何抑制心肌炎

心肌炎即由于病毒内陷所致，故如何使毒素向外排出，不致内陷，就是控制心肌炎的关键。中医治疗白喉，特着重解毒，如内服金银花、连翘、玄参、黄连、板蓝根等，外用牛黄、硼砂（月石）、雄黄等吹喉，以及用异功散拔毒（斑蝥四钱，血竭六分，乳香、没药去油各六分，麝香三分，全蝎六分，天冬六分，冰片六分。斑蝥去头翅足，糯米拌炒，以糯米色微黄为度，去糯米。除血竭外，合诸药共研细末，另研血竭拌匀、瓷瓶收储，勿令泄气，用时以此散捏成黄豆大一小粒，置小张膏药上贴结喉两旁，越五六时揭去，即有水疱，用针挑破，揩净毒水，能消肿止痛。《白喉捷要》方）。此外，针少商穴放血（穴在大拇指内侧去爪甲约一韭叶），无一不是环绕在解毒这一方法之内。如身体素弱，或日久失治，适当的在用药中加入丹参、远志、五味子之类以照顾心脏，亦属必要。总之只要能正确地运用一切解毒方法，用药得宜，不使毒素进入血液影响心肌，心肌炎是可以控制的。

（二）发生心肌炎的治疗

心肌炎即由于正气虚弱，病毒内陷所致，故已发生心肌炎，就必须根据全身症状分析其为阳虚还是阴虚，以便采用补阳或滋阴之剂来进行急救。白喉未发生心肌炎以前，宜着重解毒；发生心肌炎呈现虚象以后，宜着重补正祛邪，这仍然是以中医标本缓急的理论方法来作为指导的。如病人素体阳虚，或过用苦寒，出现恶寒厥冷，脉细欲寐，或渴喜热饮者，宜附子理中汤之类；如病人素体阴虚，或日久失治，出现昏沉欲睡，怔忡烦渴，脉结代者，宜炙甘草汤加丹参、五味子之属（热盛者去姜、桂）。白喉初期并发心肌炎，用滋补之剂，虚证已除，仍可按白喉一般治疗原则进行处理，适当的加以照顾心脏之品即可；白喉恢复期并发心肌炎，在急救治疗后，阴虚者宜用养正汤（玉竹、淮山药、熟地黄、制何首乌、云苓、生地黄、麦冬、女贞子、天花粉、白芍）；阳虚者宜用银花四君子汤（党参、白术、金银花、炙甘草、茯苓、何首乌、桑叶），始足以善其后。

中医治疗痢疾的几个原则^①

痢疾的临床特征为腹痛、里急后重、大便含有脓血及黏液。急性者多有发热症状；慢性者有的大便稀软，或堕肛、轻度腹痛或腹部压痛。现代医学根据其致病的病原体不同，分为细菌性痢疾及阿米巴痢疾。细菌性痢疾多属急性，但亦有治疗不当或未加以适当调养转为慢性的；阿米巴痢疾多属慢性，但亦有因严重传染而急性发作的。中医对细菌性痢疾与阿米巴痢疾无明显区分，其治疗系按照痢疾的不同证候、脉象给予不同的方药。虽有些治痢的专药如黄连、鸦胆子等，通过实验证明可直接作用于病原体，而最主要的还是"辨证施治"。在辨证施治的思想指导下，对治疗痢疾已经找出几种带有原则性的方法。这些方法能正确地运用，都能够发挥令人满意的疗效。兹据个人临床经验，对治疗痢疾几个原则的运用，提出如下一些体会，供同道参考，并希指正。

一、解表

痢疾为肠道病变，多属里证，一般少用发汗解表之法。但有的病人在痢疾初起时，虽滞下里急后重，而恶寒发热、无汗体痛等表证严重存在，

① 本文原载于《中医杂志》1959 年第 5 期。

则是正气仍欲祛邪出表，未尽入里，故可发汗解表，宜《伤寒论》葛根汤（葛根、麻黄、桂枝、生姜、大枣、白芍、甘草）之类，后世对这种治疗方法，喻为"逆流挽舟"，并从葛根汤的经验基础上创仓廪汤（人参、羌活、独活、柴胡、前胡、枳壳、桔梗、川芎、茯苓、甘草、薄荷、生姜、陈仓米）一方。这些方法在临床上运用，往往汗出表解，而痢疾症状亦随之缓解。如患痢先有里寒或里热见证，续因外感而现表证的，则不宜专于发汗解表，如滞下多白色黏液，或色紫而暗淡、腹冷、小便清长，外显恶寒微发热者，宜理中汤加桂枝（人参、白术、甘草、桂枝、姜炭）；滞下赤白，里急后重，肛门灼热，发热烦渴者，宜葛根芩连汤（葛根、黄芩、黄连、甘草）。这是因为里证已具，故以温寒、清热为主，但稍佐升散之品即可。最要注意的是：热积于里、热邪下迫、腹痛里急、滞下无度，或下血块，外证亦现恶寒发热身痛等假象者，急宜清热解毒，以斗门秘传方（黑大豆、白芍、甘草、粟壳、地榆、姜炭炒透心）为宜，切不可认为是表邪而误予升散，否则内热得辛燥之助而其势益甚，必致变生不测。

二、消导

凡患痢有饱嗳恶心，腹部硬痛拒按，痢后痛减，得食更甚者，即为"宿食停滞"之候。其中有先因饮食生冷、油腻所伤或进不洁食物而成痢者，有因痢后肠部传导失常影响消化而致宿食停滞者，不管怎样，只要有宿食见证，在治疗上就当以消导为主，以保和丸（山楂、神曲、茯苓、半夏、陈皮、莱菔子、连翘）为主方，伤于油腻者宜着重用楂肉，伤面食、饭食者加麦芽、谷芽，伤于酒者加黄连、葛花、蔻仁，生冷所伤者加砂仁、丁香。民间流传一种消导方法：凡由何物所伤，即以其物烧灰存性加入当用剂中服之，名"对解"法，也很有效。痢疾在饮食调养方面，切忌油腻、生冷及坚硬难消化食物，就是痢疾后期，食欲已增，亦宜糜粥及清淡之味缓缓调养。因痢后肠胃功能多有损害，不堪再受硬物之克伐。痢后由于胃弱而致宿食停滞者，宜以消导之品参于健脾剂中，用枳实消痞丸去黄连（枳实、半夏、麦芽、人参、白术、茯苓、甘草、干姜、厚朴），不可单纯用消导药。

三、攻下

痢疾病变，由于肠黏膜发炎、溃疡，或坏死，所下多脓血黏液，宜消炎解毒和血，非泄下剂所能荡除，故痢疾一般忌用攻下。如果有燥屎阻于回肠曲折之处，有毒物质不能排出，肠道无法清理，对肠道局部病变也无法改善，因之凡痢疾有腹痛里急、脐腹两旁痛不可按、烦躁不宁等燥结证者，则必须用大承气汤（枳实、厚朴、大黄、芒硝）之类以推荡之。攻下之剂具有清理肠胃作用，故凡痢疾初起，证实脉实，用调气和血的芍药汤

（白芍、肉桂、甘草、木香、当归、黄芩、黄连、槟榔）不效者，亦可少加大黄。如患痢因生冷瓜果所伤，冷食结滞不去，症见舌润、腹痛绵绵不绝、脓血滞下不已，则单用攻下之剂，无法去其冷结，古人谓"坚冰得阳则解"，宜以温脾汤（人参、甘草、当归、干姜、附子、大黄、芒硝）之类以温下之。总之无论寒下或温下，对于治痢，都是权宜之法，应当中病即止，以免耗损正气。

四、调气

凡患痢因肛门及肠壁痉急，肠中脓血黏液及粪便欲出而不能畅通，因多里急后重之证。古人对里急后重认为是"气滞"所致，并认为"调气则后重自除"。通常所用调气之品，如木香、砂仁等即是，如无典型的寒热虚实见证，此类药物对气滞确具有疏利作用。如里急后重，因热邪下迫肛门而致者，则须用黄柏、秦皮等以清热；因寒邪阻遏、气滞不宣而致者，则须用吴茱萸、肉桂等以祛寒；虚坐努责者，宜黄芪、白术以补气；实邪结涩不通者，宜槟榔、枳实、厚朴以破气，凡此都非单纯用调气之品所能解决。由此可见，里急后重之证虽由于气滞，而所以致气滞者其因不一，必求其所以致气滞之因分别对待，才能够全部有效。因此调气亦不宜仅限于木香、砂仁，而应该包括清热、祛寒、补气、破气等法在内。

五、和血

古人虽有"白痢属气，赤痢属血"之分，但痢疾一般以脓血稠黏为多见，多与血分有关。古人并认为"和血则脓血自愈"，故治痢血分药用得其当，是可以加速对脓血症状的改善的，常用和血药如当归、白芍等即是。和血之法亦不一，如壮热烦渴，纯下鲜血或血块，肛门灼热者，宜黄连、生地黄、槐角、生地榆等凉血以和血；久痢脓血不已，舌淡、口中和者，宜肉桂、干姜、赤石脂等温经以和血；痢久伤阴，五心烦热作渴，里急欲便，坐久而仍不得便者，宜熟地黄炭、当归炭、阿胶珠等补血以和血。如不分别此中情况，通用当归、白芍以和血，则当归之温不适宜于热痢，芍药之酸泄不适宜于久痢、虚痢。因此想用一两味血分药对所有痢疾都能发生和血的作用，也是不可能的。

六、分利

分利小便为治泄利的无上妙法，但治痢疾不能运用这个方法，因患痢肠中多脓血稠黏，分利只会促使肠中水分受伤，致脓血胶滞益甚而缠绵不已。如由于湿热内滞而成痢者，其证如身重胸痞、舌苔厚腻、小便短黄者，则利用分利之品以分利其湿，尚属必要，如茵陈、车前子、滑石等，可以权用，湿证已除，即中止。痢久由于脓血消耗过多，因津液受伤亦多小便短涩不利，亦不能用分利之剂，必待肠道病变消失、津液恢复、分清别浊的功能亦恢复正常后，小便即自行清利。

七、固涩

病人素体虚弱，或攻下破气之剂用之不当，致直肠滑脱、肛门括约肌弛缓者，则肠中粪便脓血下行时，不能引起大脑反射作用，即自行遗失而去，痢后肛门空如竹筒，此为痢疾之险症。此时急宜予以固涩之剂，如桃花汤（赤石脂、粳米、干姜）或真人养脏汤（粟壳、木香、肉桂、人参、白术、诃子霜、豆蔻霜、当归、白芍炒黑、甘草）之类。用固涩之剂而肛门仍然不能恢复紧缩作用者，则属不治之死证。如患痢因固涩之剂用之不当或过早，虽暂收效于一时，由于肠中余秽未净，有转为"休息痢"之可能。既成为休息痢，又当适当地清解余邪，补虚导滞。最紧要的是热痢初起，因热邪势盛，奔迫无度，而致滞下不禁者，治当清热解毒，或以泄下之剂通因通用。热势既衰，自可缓其下奔之势，切不可误用固涩，否则热势不得宣泄，必致变生不测。

八、升提

病人脾胃虚弱，或久痢不愈，或清解太过，以致气虚下陷，四肢困倦，少气懒言，脉弱无力，面黄少食，矢气则脓血粪便即随之而下，甚或失禁，此类痢疾，在治疗上不可着重于肠道局部病变，宜升阳益胃，如补中益气汤（升麻、柴胡、人参、黄芪、白术、陈皮、甘草、当归、生姜、大枣）之类。中气既固，自无下陷之虞，肠道病变亦自可改善。唯中气不固之失禁，与直肠滑脱之失禁，在证与治方面，都有中焦、下焦之不同，尚当注意区别。

九、逐秽

患痢因肠胃秽浊熏蒸，多舌苔厚浊，口中秽气，噤口不能食。凡见此证，应在治痢剂中加入芳香逐秽之品，如菖蒲、佩兰、藿梗之属，秽浊既除，自能开胃进食。外治法：以木鳖研成细末，置少许于脐中，用小膏药贴上，或再以锡壶装热水在外面熨之，使芳香气味透入腹部，也可开胃进食。患痢虽宜节制饮食，但绝不进食将使病人抵抗力不断削弱，因此逐秽以开胃进食，亦为治痢不可缺少之法。但痢疾后期，苔退口淡，由于脾胃虚弱不能胜谷而不能食者，则宜健胃为主，如香砂六君子汤（人参、白术、茯苓、陈皮、半夏、甘草、木香、砂仁）之类，切不可单纯用芳香之品，因肠胃有秽浊恶气，需用芳香之品宣散，秽浊既净，用芳香之品适足以耗散其正气。

十、清热

热痢不但有肛门灼热、腹痛里急、小便黄涩等下焦实火之症，亦有全身壮热、烦渴呕逆者，有先期肺热咳嗽续下注大肠而作痢者，故用清热之剂治痢，虽可以白头翁汤（黄连、白头翁、秦皮、黄柏）为主方，还必须根据全身证候分别对待，如偏见下焦实火之证，则加地榆、厚朴；有中焦烦热作渴等症者，加枳壳、山栀；由肺热下注大肠而致者，加桑皮、黄芩；舌苔黄厚，夹有暑秽者，加香薷、石菖蒲、金银花炭（炒透）；舌质鲜红，纯下鲜血者，加芍药、生地黄。因此用清热之剂治病就不单纯是清下焦，而是必须根据上焦中焦见证分别加清肺、清心之品，才能发挥更大的疗效。

十一、温补

患痢者由于素禀阳虚，或误用寒凉太过，以致出现严重的全身虚寒症状，其症如倦怠少食、腹痛绵绵不绝、痢多白冻，或淡红，或紫晦、小便清长，甚或恶寒厥冷、脉沉细。凡此类痢疾，其病并非仅限于局部，而是由于全身各部分功能亦陷于衰惫所致，因此必须根据其全身症状选用温补之剂，其痢亦自已。如面白，四肢困倦，食不下，治当温胃，宜附子理中汤（附子、人参、白术、干姜、甘草）；如恶寒足冷，脐腹冷痛，治当温肾，宜四逆汤合四神丸去五味子（附子、干姜、吴茱萸、补骨脂、肉蔻霜、甘草）。此类痢疾，用通套治痢之剂，则无法望其痊愈。

上述几个治疗痢疾的原则，在临床上必须灵活运用，不可执一不变。如用攻下之剂治痢，实积已去，胀痛已减，寒下之后，宜继以清热和血；温下之后，宜继以温补和血。又如过早用固涩，使肠胃蕴热不宣，滞下转甚者，宜继用清热泄下；过用苦寒泄下，使直肠滑脱，滞下不禁者，宜继用温补固涩。总之，方药的运用，必须随证候转移，才能够应变于无穷，发挥更大更好的疗效。

中医治疗肝硬化腹水在理论机制上
的初步探讨[①]

肝硬化腹水，单独腹部胀大，与中医所称"臌胀"相似。中医治疗肝硬化腹水，主要是消除腹水，腹水消退，全身症状可随之消失，肝功能亦可随之改善。因此消除腹水，已成为治疗晚期肝硬化一个值得重视的问题。

---

① 本文原载于《福建中医药》1962年第4期。

据各地报道，中医治疗肝硬化腹水，大致可以总结为攻、补两法。攻，就是根据病人的腹水和肝脾肿大情况分别采用"利湿逐水"和"消瘀通络"的方法，经验处方：如含巴绛矾丸、舟车丸、消水丹、十枣丸、子龙丸、臌症丸、巴漆丸、鳖甲煎丸等皆是。补主要是调补脾胃，经验处方：如防己黄芪汤、实脾饮、胃苓汤、香砂六君子丸等皆是。在临床上运用时，或先攻后补，或先补后攻，或攻补兼施，用得其当，一般都能够使腹水减轻或消退。

但是有部分肝硬化腹水病人采用攻法或补法，疗效并不显著，根据病人不同情况采用其他方法，竟发生利水消肿的作用。由此可见，治疗肝硬化腹水并不限上述的攻法和补法。兹选集一部分不用一般攻补方法使腹水消退的病例，作为进一步研究用中药治疗肝硬化腹水之参考。

一、临床经验

【病案一】　李某，男，食欲不振，乏力，腹胀，下肢水肿，尿少，大便稀日十余次，齿、鼻出血已 8 个月，持续不规则发热已 1 月余。周身消瘦，腹部高度膨隆，腹围 102cm，放腹水治疗无效。鉴于病人病属晚期，除给服中药胃苓汤、鸡矢醴、臌症丸、消水丹、舟车丸、大黄䗪虫丸等方剂外，并补充高渗葡萄糖液及维生素，病情毫无好转，腹水渐多，胀不可忍，只有采用放腹水或注射汞撒利作为临时救急。自坚持连续服理苓汤加附片、桃仁、红花等药达数十剂后，渐有转机，尿量由 200mL 左右增加到 900mL 左右，大便每日二三次，腹部渐次缩小平坦，下肢肿消，食欲精神好转。与前比较形若两人。（《中医杂志》，1956 年 11 月：重庆市第一中医院肝硬化中医治疗初步小撷）

【病案二】　林某，男，25 岁。9 个月前由冷热（疟疾）发病，经治无效，续发现左腹部肿块，继而腹部膨隆，注射汞撒利无效，放腹水只得短期轻快，且时有不规则发热，但未检出有疟原虫，舌尖赤，脉弦急。曾用大柴胡汤、十枣汤、葶苈大枣泻肺汤，并用针灸、维生素 B、维生素 C 及葡萄糖等均未见效。遂改用秦艽鳖甲散加减，继以十枣汤攻下，腹水、寒热消失，营养状态转佳。（《福建中医药》，1957 年 1 月：福建省人民医院中医中药治疗门静脉肝硬化腹水报道）

【病案三】　陈医之嫂，患肝硬化腹水，右胁下硬，不能食，精神极萎靡，小便短黄，闭经，病已 7 个月余。处方用六味地黄汤加何首乌、蕤仁、菟丝子、黄芪、柴胡、石柱参等，共服 40 余剂，并吃瓜子菜而愈。（《广东中医》，1957 年 1 月：卢宗强肝硬化之研究及治疗经过）

【病案四】　王某，男，45 岁。巩膜黄，腹部高度膨隆，腹围 89cm，肝区剧痛，气短烦躁，两下肢水肿。先予温化消胀、利湿泄水等药，疗效不显。继采用柴胡复方（柴胡、半夏、黄芪、姜黄、厚朴、枳壳、车前子、郁金、香附、白术、茯苓、泽泻、砂仁）与局方禹余粮丸后，小便通利，腹胀日见松软，肝区痛亦渐减轻，遂坚持继服此方50余天，腹围减至78cm，腹水基本消除。隔一年了解，并未再出现水肿等现象。（《江西中医药》，1957年2月：西安市中医院中药对肝硬化腹水的治疗经过）

　　【病案五】　丁某，男，38岁。肝硬化早期，未遵医嘱，大量饮酒。续腹部膨隆，轻度黄疸，食欲不佳，睡眠不佳，小便短少，大便秘结，腹围94cm，下肢水肿，采用保肝疗法，并给氯化铵、汞撒利，但小便每天只200～600mL，腹胀更甚。先后给服茵陈、山栀、绿豆壳、败酱草、生绿豆、黄豆卷、扁豆、车前子、木通、薏苡仁、冬瓜仁、茯苓、淮山、芡实之类。小便量增加300～400mL，服药2个多月，腹水全部消失，停药继续观察1个多月，腹水未见再发。一年后复查，肝功能完全恢复正常。（《福建中医药》，1958年7月：晋江专区第一医院中医治疗门静脉性肝硬化11例初步报告）

　　【病案六】　朱某，男，32岁。脾脏已摘除。腹胀如鼓，青筋怒张，脐突，胁痛，心悸，气短喘促，大便或溏或干，小便黄赤滴沥，舌苔黄厚，脉弦滑，前后放腹水十余次无效。采用扶脾、泄肝、化湿、逐水诸法，腹水始停止发展。继而腹胀欲便，便意急迫，黏腻不爽，肛门灼热，小便黄少，因拟白头翁汤、香连丸加黄芪、黑栀、青皮、陈皮、枳壳、白术、车前子、泽泻等治之，痢愈，膨胀亦逐步消失。后又右乳房及右耳后生疮3个，根脚僵硬，焮肿疼痛，形寒、高热，乃注射青霉素，服银翘解毒汤，刀刺泄脓，外疮经旬告平。继而大便水泻灼热，腹痛肠响，两小时七八次，脉现间歇，仍以原法苦泄淡渗，佐以四君子汤培脾，调理半个月而愈。（《江苏中医》，镇江市江滨医院白头翁治愈肝硬化一例）

　　【病案七】　华某，男，61岁。肝硬化有明显腹水，腹胁胀满，按之坚硬，小便点滴，大便溏，脱肛，疼痛难忍，口干苦，食少，脉大有力。从阳水治法，以八正散加三棱、莪术，服后肿胀减轻。因操劳过度，食少腹胀，脉搏迟细，改用厚朴半夏汤加三棱、莪术、大腹皮，腹胀又消，大小便亦畅，继以六君子汤加大腹皮、厚朴、车前子之类健脾理气。服后症状大部消除，唯右胁重按仍疼，小腹尚有轻微腹水，以逍遥散、济生肾气丸继服，善后调理。（《中医杂志》，1958年9月：河北省中医研究院中医中药攻下了肝硬化的堡垒）

　　【病案八】　刘某，男，50岁。腹膨胀已1个月，腹围84.5cm，下肢肿，全身无力，食欲不振，小便黄，大便不畅，舌苔滑腻，脉弦滑。证系湿热阻滞，脾不健运，气虚而水饮停聚，拟运脾化湿，方用莪术、郁金、茵陈、茯苓、泽泻、朱苓、当归、虚黄资力丸并续增人参、黄芪、通关丸之类，服之无效，腹围增至89.5cm。自增入紫河车为丸吞服，连服

7 天后，小便显著增多，腹部舒适，腹围缩小至 85.5cm。自后又连用上方加减送服紫河车丸 98 天，腹水及下肢水肿全部退尽，腹围减至 70cm，精神健旺，取得了满意的疗效。（《江苏中医》，1958 年 8 月：常州市中医院紫河车对门静脉性肝硬化腹水症的效用）

【病案九】 李某，女，24 岁。肝硬化合并腹水，肝大五横指，面色干黄，瘦削，抽腹水数次，仍不断上涨，腹围 84.5cm，续发现右侧胸腔大量积液，遂隔数日并抽胸水一次，抽 4 次仍有大量胸水积存，因转中医治疗。当时病人咳嗽气喘，胸闷腹胀，二便尚通，舌苔白薄，脉弦滞，拟降气除散、疏肝理气为治。处方用葶苈子、车前子、紫苏子、莱菔子、厚朴、枳壳、橘络、鸡内金、广木香、大腹皮、蔻仁、乌药、郁金、泽泻之属，服后小便增多为 1600mL，因效确而速，故持续服原方 20 余天，腹水、胸腔积液基本消失，腹围减至 77cm，肝已不可触及。此时病人食欲好转，体质日健，面色红润，拟平肝和胃以善其后。（《中医杂志》，1960 年 7 月：西安铁道局中心医院中西医合作对肝硬化腹水的新观察）

二、理论探讨

肝硬化腹水，相当于中医的"臌胀"，这已经得到临床验证。臌胀从"脾失健运、升降失职、清混相紊、隧道壅阻、三焦痞塞、水湿停滞"等一系列的病理变化来看，与肝硬化病变征相似，所谓"隧道壅阻、水湿停滞"，也可以说就是指门静脉血栓形成引起腹水而言。在出现高度腹水时，已体现脾的运化功能有严重损害。此时一般采用攻补两法，或扶正（调补脾胃）以祛邪（消瘀逐水），或祛邪（消瘀逐水）以安正（恢复脾脏运化功能），这是治疗臌胀必须采用的方法。但腹部肿胀，系脾失健运再经过一系列的病理演变的结果，而脾之所以不运，尚有脾本脏受损害及与有关脏腑的功能不协调的病理基础存在，不消除这些病理基础，而徒恃攻补两法，过用攻法，则加重脾脏的损害；补之不得其当，亦必适得其反，皆无济于事。脾不能复其运化之常，则"隧道壅阻、水湿停滞"等病变亦无法改善，此所以有个别的肝硬化腹水病人按一般攻补方法治之不效。因之对此类病人就必须根据不同的临床表现，推求脾之所以不运的原因，再采取适当的措施来促使脾脏运化恢复正常。这样，才能够更全面地探讨出治疗肝硬化腹水的有效方法及其理论机制。

肝硬化腹水，即由于"脾失健运"而致，根据中医学理论来探讨脾失健运的病理机制，还必须明确脾的生理功能及与各脏腑之间的关联。脾居人体的中焦，在生理上与胃的关系更密切，凡人所进饮食，经消化变成养料以至濡养全身组织，专赖脾胃的腐熟和输运作用。脾能保持运化之常，则阴阳调和，清浊攸分，气血生化之源可以供给无缺。若人因内外环境不良因素（外因如寒暑失常，内因如精神刺激及嗜酒、劳倦等皆是）之刺激，使脾之运化失常，则饮食所化，多停滞为湿；日久气血生化之源受到障碍，即可产生气血虚损之症；水湿停滞，又因人体有阳虚、阴虚之不同，常出现寒湿、湿热等不同见证。凡此皆为脾本脏直接遭受损害产生的病变。从脾与各脏腑之间的关系来说，饮食所化生之精微虽资生于脾，藏之于肾，肾一面贮藏，一面又给养众脏，如肾脏阳衰（或心肾阳虚），火不生土，可以影响脾之运化；肾阴虚损，水精不能灌输脾土，亦可使脾运失常，脾不能输精于肾，并可造成脾肾双虚。脾受制于肝，人能精神愉快，肝木遂其条达之生意，脾亦可以健运无阻，若精神抑郁，肝气不疏，即有碍于脾之运化；肾虚不能涵养肝木，致肝阳偏亢者，对脾亦有一定的不良损害。凡此皆为肝肾与脾的生理失调产生的病变。此外，脾与肺居于人体中、上二焦，不但有"相生"的母子关系，而所处部位亦相接近，由于脾运失常，浊阴上逆，胸闷喘咳诸症，亦可在肝硬化腹水并发胸腔积液的同时出现，前人所谓"胀喘相因"，即说明臌胀之发生喘满，有症见肺而病实属于脾者。但已经影响肺脏"通调水道"的功能，则亦可以使腹水和胸腔积液不断增加。

上述病例，病案一与病案五，皆为脾本脏水湿停滞之候，皆有食少、小便短少之症，但因患者体质有阴虚、阳虚不同，前属寒（大便稀）而后属热（大便结），故在治疗上有温寒燥湿与清热渗湿之异，皆能取得显著的疗效。病案四虽亦属湿热，患者精神烦躁，长期腹泻，消化不良，有肝木过旺而脾土受克之象，故一面用柴胡复方疏泄肝邪，一面用禹余粮丸补养脾气，亦获得意外效果。脾虚及肾，阳虚者当"补火生土"，如病案一、病案七，病案一因大便稀用攻逐而腹水愈多，故取理苓汤加附片脾肾双补；病例七，其病虽初用清利，因脉搏迟细，腹水潴留在脐下小腹部，故以逍遥散合济生肾气丸而竟全功。阴虚者当"生津润脾"，如病案三、病案八。病案三除有一般神萎、食少、尿黄等阴虚外，最主要的是经闭一症，此症之冲任血海空虚，即由于肾之精气不能充实而致，故取六味地黄汤加味治之而愈。病案八单纯用运脾化湿之法不效，增入紫河车丸而其效始著，惜服紫河车丸时脉证不详，从其病最初有脉弦苔腻等湿热证推之，当亦属肾之水精不能灌溉脾土所致。先胀后喘，因当治脾，但已影响肺脏"通调水道"的功能而反映出有胸闷腹胀、咳嗽气喘等病变，即应用降肺逐饮理气等法，如第九例几次抽水不效，自采用上法后，即小便增多，胸水腹水均随之消失，由此可以说明腹水虽病在中、下焦，与水之上源——肺脏仍有一定联系。以上每个病例，症状虽不同，都是比较固定的，故治疗方法亦多坚定不移，但某些病例在每个发展阶段，其症状并不是固定不移的，如病案七最初表现有口苦、尿癃闭等肝阳偏亢之证，继而出现脾虚少食之象，最后出现肾虚小腹胀满的病机，每个阶段的治疗都能够随症转移，故皆能发挥其应有的效果。

　　肝硬化产生腹水，确实是一种顽固的慢性病，从脾失健运发展到水湿停滞形成腹水，必须经过一个较长的过程，在发展过程中，如有继发感染而发生其他病症，都必须按新病痼疾、标本缓急的原则进行处理。但人是整体，每个脏腑都有一定的联系，治本治标，亦不可完全分割，如病例六，新病（痢疾、右乳及右耳后生疽）与痼疾虽不同，其病变始终表现在太阴（脾）、阳明（胃）、厥阴（肝）三经，故其治法亦环绕在清解三经热毒的基础上，不但在每个病情转变中都能取得满意的效果，并且腹胀亦随之减轻消失。又如病案二，因冷热病后，脾大而出现腹水，在发现腹水后，仍有不规则发热，虽未检出疟原虫，其病与中医所称"疟母"正相似，故采用清热透邪之秦艽鳖甲汤加味，结果使腹水消失，达到一般利水药不能达到的目的。所有上述病例疗效的取得，都不难理解，都是在消除"脾失健运"的病理基础上使脾的运化功能获得恢复，脾能输精于肺，则肺能通调水道，停滞于三焦的水湿，自然从小便排泄而出，因之不利尿可以使小便通利，不泄水亦可以使水分偏渗于前，其结果皆可以达到消除腹水的目的。

　　上述病例虽然不多，根据这些病例来进行分析，对个别不能用一般攻补方法消退的肝硬化腹水，无论在理论机制还是治疗方法上都可以找出一些线索，把这些理论和治疗经验再用之于临床，是可以再发展提高的。但是肝硬化典型症状，尚有黄疸、肝脾大及一般消化系症状，在高度腹水并出现这些症状的同时，就不可能单纯注重腹水而忽略其他症状的辨证和结合处理。并且要恢复脾的运化功能消除腹水，用药也必须坚持一个较长时期才能够达到，如病人在高度腹水胀闷、顷刻难安而又可任攻下的情况下，当亦不妨权用泄水之法以减轻病人痛苦，但决不可习以为常。总之，灵活运用，随机应变，这是为医者在临床上所遵守的总则。

只有正确使用各种清热方法才能
有效地控制高热①

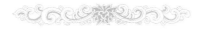

　　高热，是温热病极所常见的症状之一。随着热势不断升高，病情即有

---

　　① 本文原载于《湖南中医杂志》1985 年第 1 期。

发展、恶化的趋势。因之控制高热，也就是控制温热病发展的必要措施。特别如"流脑""乙脑"等热性传染病，能控制高热，就能防止神昏、惊厥、发斑等险恶症状的产生，避免失语、偏瘫等后遗症，这是已经屡试不爽的了。历代医家经过长期与温热病做斗争的经验积累，已经总结出一套行之有效的清热方法，对防治温热病，特别是热性传染病，已做出了历史性贡献。中华人民共和国成立后，采用中草药防治传染病，又发现不少具有一定疗效的清热药，大大丰富了治疗温热病的用药内容。当前在控制高热问题上有两种不同意见：一是认为只要掌握某些温热病的有效药用之于临床，就能起到截断病势发展的作用，用不着遵循前人总结的理论方法；一是认为要有效地控制高热，还是必须正确使用各种清热方法，只是在选药时可以有针对性地选用各种有效的药物。为什么既有有效的清热药还必须遵循既定的清热方法呢？根据我的临床实践体会，谈以下三点看法。

一、从中医各种清热方法谈起

温热病除有寒热外证，可以采用辛凉解表外，凡汗出不恶寒，发热日渴，均当及时采用各种清热方法。由于各种清热方法内容有所不同，故具体运用都必须坚持原则。前人总结出来的六经、卫气营血等辨证方法，对各种清热方法的运用论述极为详尽。概括起来，大致有以下几种。

（一）苦寒清热法

苦能泻火、寒以制热，这是清热的主要方法。常用药如黄芩、黄连、山栀、黄柏、龙胆等皆是。常用方有黄芩汤、黄连清心饮、龙胆泻肝汤等。凡急性热病，兼有各经大热见证，可随证选用。

（二）甘寒清热法

既能清热，又能生津。常用药如知母、芦根、石斛、石膏等皆是，以白虎汤为代表方剂。凡急性热病，热盛伤津致燥，因苦能化燥，故苦寒清热在所不宜，而应采用甘寒清热之法。

（三）化湿清热法

又称辛开苦降法。取其辛香化湿、苦寒除热。常用药如石菖蒲、佩兰、藿香、山栀、黄芩等皆是。宜量其湿热之偏轻偏重选用三仁汤、甘露消毒丹之类。凡急性热病，有湿热见证，即当化湿清热，必湿尽化热，然后始可按热病治之。

（四）苦寒泄热法

以苦寒咸寒泄下药为主，配以破气之品泄热通便，减轻热势。以调胃承气汤、大承气汤、小承气汤为代表方剂。凡急性热病、热结肠胃，当及时采用之。

（五）解毒清热法

既能清热，又能解毒。常用药如金银花、连翘、蒲公英、野菊花、鱼腥草、蛇舌草、地丁、苦参、臭牡丹、败酱草、大青叶、板蓝根之类皆是。凡内外痈肿化脓性疾病及急性热病、季节性流行病，其病可交相染易者，当配合使用。

（六）凉血清热法

通过凉血散血，达到清热的目的。常用药如生地黄、牡丹皮、赤芍、紫草、犀角、玄参等皆是。常用方以犀角地黄汤为代表。凡急性热病，热伤营血之证，当及时采用，并配合开窍熄风之品。

上列各种清热方法，仅仅是举其大概而言，要分还可以分得更细。解毒清热药兼有化湿、泻下、凉血等效用者，亦可列入其他清热药内，在选用其他清热方法时采用，但决不能以一两味解毒清热药取代各种清热方法。

二、要截断扭转温热病的发展趋势， 必须步步为营

任何病都有一定的发展阶段，温热病虽然发展变化很快，也还是有一定的阶段性。病变发展到某一阶段，都会以不同的证候表现出来。故某种清热方法适宜于某个阶段，某一证候，前人在摸清热病发展阶段的基础上，都做出了原则规定。由于前人已经摸清温热病的发展阶段以及各阶段舌苔变化的指征，故可以此为依据观察分析热病的发展趋势，及时采用相应的清热方法。只有摸清热病发展阶段，才能有效地控制高热，从而截断或扭转温热病的发展趋势。例如：

叶天士根据温热病的全过程分为卫、气、营、血4个阶段，客观地反映了温病发展变化的规律，不但总结出温热病的辨证分期，而且还总结了舌苔变化，作为各期辨证的客观指征："……黄苔不甚厚而滑者，热未伤津，犹可清热透表……舌苔黄白而干燥，此胃燥津伤也……舌心干、四边色红，中心或黄或白者，此非血分也，乃上焦气热灼津……其热传营，血色必绛。绛深红色也……初传绛色、中兼黄白色，此气分之邪未净也。"舌苔黄白，热在气分，只宜清气，不能过早用生地黄、犀角之属；特别是舌苔黄厚腻，湿热郁滞气分，生地黄、玄参等滋润之品更为禁忌；舌苔中心花剥或舌尖、四边色红无苔，热邪渐欲入营，及时气营两清，苔能满布，即可透热转气；舌绛无苔，热已深入血分，用大剂凉血清热，苔不再生，即属危候；能逐渐生苔，热仍可外透气分而愈。温热病的舌苔变化，与病势发展变化是一致的，所以叶氏强调前后缓急，不容紊乱，如不按卫气营血四个阶段，要截断或扭转其发展趋势真不知从何着手。

温热病控制高热的关键时刻，在热入气分阶段，故清气之法不仅限于解毒清热，如苦寒清热、甘寒清热、化湿清热、苦寒泄热等，均属清气范围。如用甘寒清热的白虎汤治疗乙型脑炎，本属有效之方，若患者有舌苔黄白厚腻，口渴不引饮等湿热证，就必须用辛开苦降之品化湿清热，这已先后在石家庄、北京防治乙脑时得到证实。肠伤寒用芩、连、大黄，已打破前人"禁下"的戒律取得较好的疗效。若病人初起有湿热见证，三仁汤之类化湿清热仍属必用。热盛伤津、口干舌燥，不宜苦寒化燥和泄下伤津之品，只宜甘寒清热。若患者大热大渴、腹痛便结，急下存津，又不妨权用。总之，热入气分，病势属于进行阶段，能正确采用各种清热方法以控制高热。热势下降，也就能截断温热病的发展趋势。

清气以后，"若病仍不解，是邪欲入营也"。故一见热伤营血之证，就当及时清营凉血，开窍熄风。特别是在渐欲入营，气血两燔之际，就当用清营汤，一方面用生地黄、犀角之属清营；一方面仍用黄连、连翘等清气。此际用药及时，仍可扭转病势，使之透热转气。温热病发展到这一阶段，能透热转气，热邪不致深入营分血分，就能控制神昏惊厥，最后也能达到截断病势发展的目的。

如上所述，可以明显看出，要截断扭转温热病的发展趋势，只有掌握温热病卫气营血的传变规律，在不同阶段采取不同的清热方法才能办到，绝不是单靠几味清热药所能解决的问题。

三、因人因时因地制宜是中医治疗任何病所必守的准则

清热要采用各种不同的方法与病人的个体差异、发病季节、发病地区不同，也是密切相关的，所以中医治疗任何病都强调要因人因时因地制宜。因为温热病，因病人个体差异不同，发病季节、发病地区不同，其见症均可因人而异。不顾病人个体差异，不管发病季节与发病地区，千篇一律用一两味清热药控制高热，是不能充分发挥其应有作用的。比如：

某种热性传染病，发于黄梅季节或湖区潮湿地带，初起有发热汗出、胸痞、渴不引饮、舌苔厚腻等湿热证。清热药中没有辛香化湿作用的药物，湿热不能分化，往往缠绵难愈。由此而延长病期，就谈不上扭转病势发展了。

素质阴虚阳旺之人，病热更易伤津致燥，如大汗出热不衰，大渴引饮，舌上干燥，或咽干便结，即为热盛伤津之候。清热药中如性偏苦寒，不能清热生津，要截断病势发展，也是不可能的。

素质阳旺之人，病热之后，失于清解，热邪结聚肠胃，热势上攻，症见舌苔黑黄干燥，腹满痛，大便不通，并见谵语狂妄。一般清热药不能泄热通便，结热无处宣泄，病情即有迅速恶化的趋势。

病人阴虚阳旺，热盛伤津，未及时用甘寒之剂清热生津，热邪传入营分血分，舌绛无苔，夜热更甚，神昏惊厥。此时必须凉血散血，始能清泄血热，苦寒、甘寒、解毒、泄下均无法控制其热势。

由此可见，治疗温热病，也必须因人因时因地制宜，辨证用药。只有辨证用药，才能正确地采用各种清热方法，从而有效地控制高热。

某些热性传染病，用之有效的清热药，如病情单纯、病症比较固定，当亦不妨专用。这类药物，能根据其性、味、功效分属于化湿、泄下、凉血清热药类，在辨病与辨证结合之下选用，可以发挥其更好的作用。这样，既提高了用药的选择性，也符合中医用药的特点。

总之，温热病，病势发展有阶段性的不同，见症又可因人而异。控制高热，必须按照各种清热方法选择各类清热药物。清热药只有在各种清热方法的指导下运用才能发挥更好的作用。当前，还没有足够的临床资料证实某些清热药能完全取代各种清热方法，我认为，既定的各种清热方法，还是必须遵循的。

治疗神经症的体会

根据现代医学所称神经症的常见症状，如头晕、怔忡健忘、失眠多梦、饮食乏味、躁怒无常或悲伤欲哭等，运用中医学阴阳五行、脏腑经络等辨证论治法则，加以治疗，确能取得较好的效果。兹举最近治验五例并提出初步体会如下。

【病案一】　黄某某，女，23岁，机关干部，衡阳市人。读书、工作，连年过劳。婚后，渐觉头晕头痛，怔忡健忘，甚至眩晕不支。迭进补养气血之剂如养营、八珍、归脾之类，无效。继而头部两侧掣痛，失眠，睡则噩梦纷纭，时有惊呼。经神经精神科检查为神经症。在留院观察时，见其他精神病人狂言厉语，更增惶恐，不治而返。其病益剧，头益抽掣作痛，痛剧时如冒，时觉后脑及两侧淫淫如虫行皮中状，脑鸣有声，通宵不能睡，闭目则惊呼而醒，躁怒无常，日渐憔悴消瘦，食少，口苦作渴，烦热，间有手足心热，经期不准，经来色黑量少，大便不调，小便黄。舌质紫绛，苔黄，脉细涩。来诊时，尚在服归脾、养心之类。病人已服药三百余帖，率皆参、芪、归、芍之类。若谓劳损气血，则损者受益，其病当愈。何以愈补愈剧？当是素质阴虚，水不济火，兼劳思过度，心动不宁，相火遂不时妄动，医者不予滋水涵木，反以温养之剂补之，火得辛温益增其炎上之势，故头痛益剧，梦寐不安，日久火入于络，经络瘀滞，气血欲通而不能畅通，故脉涩舌紫，后脑及两侧如虫行皮中；火郁于内，血海受扰，故食少、消瘦，月经失常等症亦相继蜂起。此病治本，固宜滋养肝肾，但火郁经络，络气被阻，不用通经活络、平肝熄风之品，恐上炎之势，难于降戢。方用胆南星、僵蚕各一钱，橘络、地鳖虫、牡丹皮、菊花各一钱半，地龙、刺蒺藜各二钱，藏红花五分，白芍、炒酸枣仁各四钱，生地黄三钱。服17剂后，头掣痛减轻，稍能入睡，饮食亦增。但头部如虫行之状间时发作，发则头痛、怔忡、脑鸣、失眠、惊呼、烦热等症仍复如前。此火虽稍敛，升腾之势仍起伏不定，络气仍未畅通，气血不能正常上荣于头。前方去生地黄、胆南星加当归须一钱半，桑椹四钱。病人后回机关调养。临去时，并以摒除烦恼，树立信心，勿妄进温补为嘱。2个月后来信，谓："头部如虫行皮中状已月余未发。近虽复发，发时虽仍有烦热、梦寐不安等症，其症较轻微，并能阅读书报。中间曾因头晕倦怠求诊于某医，某医认为克伐太过，改进八珍汤加天麻，服一剂晕倦更甚，仍用原方而安。"3个月后，余因公赴衡，病人来诊，谓饮食睡眠均已正常，唯头目尚微觉眩晕，怔忡、虫行头中之证虽间或发作，但随发随止，不以为苦。察其形色丰润，诊其脉弦缓有力。遂于前方去胆南星、地龙、地鳖、红花加制首乌、女贞子、丹参、远志之属以善其后。现病人已痊愈，并恢复全日工作。

【病案二】 刘某某，女，28岁，机关干部。1960年患感冒，医者过用麻桂重剂发汗，汗后遂漏不止，神志虚怯，触事怔忡不宁，常欲闭户独处，或时悲伤欲哭，唯饮食尚可。随因调养失宜，续见头晕痛、怔忡健忘、失眠诸症，西医诊断为神经症。医以其病因于损，仍予归脾、养荣之类，病有增无已。久病不愈，家庭不无龃龉，更觉抑郁不安。就诊于余时，面如蒙尘，头晕痛难举，两目昏瞀（一目原有星翳），怔忡耳鸣，梦寐不安，口苦，脘闷，时欲呕恶，舌苔浊而腻，脉弦滑，情绪不乐，言出泪下。此病虽因于损，但已予补养气血，且纳食尚可，生化之源流自充，续见怔忡健忘等症，当非心脾两虚。前虽神志虚怯，但心神已有所养，且有浊痰入扰之明证，再进补益，不免有邪气胶滞之嫌。浊痰不去，清阳不升，此所以昏晕日甚而病不愈。治当疏郁降痰为主。方用温胆汤加味：京半夏、茯苓各三钱，枳实、郁金、竹茹各二钱，胆南星、陈皮各一钱半，甘草一钱，建菖蒲八分。服10余剂，头晕痛减轻，苔稍退，仍觉嘈杂怔忡不宁，烦热不寐，脉仍弦滑有力，仍用前方加牡丹皮一钱半，白芍三钱，炒酸枣仁四钱。再服7剂，饮食睡眠渐复正常，苔已退，脉虽弦滑，已较前和缓，唯早起眩晕，触事易惊，恐邪去正虚，神虚舍空，余痰仍有入扰之机，仍予温胆汤加丹参四钱，远志一钱半，龙眼肉5枚，炒酸枣仁四钱。连服1个月，病遂痊愈。

【病案三】 刘某某，女，19岁，学生。大病后，上肢弛痿，臂可反张，经长期服用补养气血、强筋壮骨之剂，渐愈。唯头目晕眩，怔忡，胸满呕恶，日晡气上逆则面赤息壅，食不能下，间或两脚痉挛，步履维艰，诸症发过后即平复如常。经医院检查，心脏正常，诊为神经症。用针灸治疗，能缓解一时。余诊其脉左洪右滑，视其形气俱实，认为逆气起于心胸之间，发在气血行于心包之际，病属包络相火挟痰上壅，前人所谓"动气伤神"之证即此。故气动则诸症悉见，治当调气为主，用厚朴半夏汤合芍药甘草汤加黄连，并教其在未发前静坐以调息守神。服 8 剂，逆气不再作，并吐出大量痰涎，胸膈遂宽，饮食增进，原方去黄连加枳实、竹茹以清膈上余痰。自后在毕业升学考虑极度紧张时发过几次痉挛，逆气未复发。

【病案四】　李某某，男，40 岁，科研人员。因过劳及饮食失节，长期大便稀薄，腹胀食少，四肢倦怠，头晕失眠，经检查为神经症、慢性肝炎，肝功能有损害。但肝脾区不痛，痛在心下，每日近午即发，劳则更甚，痛时怔忡不宁，甚至嘈杂不可名状。舌苔白，口不渴，脉缓弱。病属"悸痛"之类，予归脾养心汤，10 余剂而痛止，饮食睡眠恢复正常，肝功能有显著好转。续予归脾丸调理而愈。

【病案五】　李某某，女，33 岁，中学教员。因饮食饥饱不时，患水肿年余不愈，渐至面黄肌瘦，头晕不支，怔忡失眠，遇事易忘，手足心热，口燥而渴，腹胀，大便初硬后溏，饮食乏味，食必服济众水之类以开胃，否则点滴难下。舌苔微黄，脉弦数无力。经西医诊断为神经症。一医从其水肿、腹胀、食少等症着眼，用香砂六君子汤之类以健脾益气，服后口愈渴，舌苔愈黄，手足心愈热；一医从其五心热、面黄、怔忡、健忘等症着眼，用炙甘草汤之类以滋阴养血，服后腹愈胀，肿愈甚，饮食愈减。病人自虑夜不能寐，昼不能食，虚不受补，恐将不治。余细考病情，认为病虽损在脾而虚在阴分。盖脾与胃为表里，胃阳不能熟腐水谷，脾阴不能磨消水谷，均为运化失职，均可使水湿停滞为肿。中焦不能奉心化赤为血，日久则血虚怔忡、健忘、五心热、头晕等症亦遂相继出现。治法虽可补阳生阴，但已血虚阴亏，阴不醒阳而呈热象，用温燥健脾，脾运未复，而已伤之阴更受劫夺，故热渴愈甚；血虚心失所养，固宜补养心血，但脾已失运，用滋腻养血，适足以增其壅滞，故肿胀愈甚。病情如此，唯养阴而不滞腻、理脾而不伤阴之品为宜。方用淮山药、薏苡仁各五钱，芡实、扁豆、炒酸枣仁各四钱，茯苓、丹参各三钱，厚朴二钱，香橼皮、甘草各一钱，间或加入党参、远志、龙眼肉、大枣、当归、桑椹、菊花、香附、郁金之属。服药中头晕失眠、怔忡食少诸症退而复作者，有时安好如常，有时诸证蜂起，服至 20 余剂，尚不能稳定。余视其形色逐渐平润，已非弱不禁风，即劝导其轻微劳动，加强意志锻炼，仍用原方加减，服至 40 余剂，病始愈。

　　从上述 5 例来看，神经症多数是长期劳思，愁忧过度，动气伤神所致。"然情之所感，虽五脏各有所属，求其所由，则无不从心而发。"（《类经》注）心有所动，神明受伤，十二官亦可因之失职，故上述病例因忧思所伤者，其病亦不仅发于肺脾，神伤较严重者，其见症遂多变幻无定。久病气血损伤，神失所养；或脏腑阴阳升降失职，浊邪入扰，使神不安其舍，皆可致病。甚至病后调理失宜，亦不免有神经症的产生。

动气伤神之证，由于脏腑阴阳气血偏虚而致者，固当随证调补，但不可阴虚补阳，阳虚滋阴，致犯重虚之失。因动气伤神，心主不能统摄十二官，致有各脏虚损见证。其证来去不常，梦幻无定者，当着重安神、和解，不可滥用补剂。因浊邪入扰，神不安舍而呈衰弱之象者，尤当祛邪安正，不可但据衰弱现象，不究病邪之实。上述 5 例，多数服过大量补药，皆于病无益，于药有损，可引为鉴。

神经症多有悲伤欲哭，躁怒无常，失眠幻梦等神情失常之症，病又缠绵难愈。如脏腑阴阳气血还没有恢复正常平衡协调，虽病势好转，一时仍难稳定。故病人率多顾虑重重，甚至失去治愈信心。因此医者还宜根据病人的病变趋势，进行必要的思想工作。在有明显的脏腑虚损见证时，固当积极用药调理；在症状衰退或不稳定时，即当劝导病人树立信心，加强意志锻炼，或配合调息守神的静坐疗法，这对药物治疗有一定的辅佐作用。随着脏腑阴阳协调，意志平治之后，神情失常也就自然随之改变。

从冲任带三脉与脏腑的关系谈几例妇科病的治疗经验[①]

冲、任、带三脉，皆属奇经。三脉虽无表里配合，但在整体中却不是孤立地存在，而是与各个脏腑仍然保持有密切的关系的。因冲任带三脉受损而影响到各个脏腑的生理功能，或各个脏腑先有损害而累及冲任带三脉，除出现冲任带三脉的"主病"外，都会同时出现不同的全身症状。故妇科病如月经不调、瘕聚、带下、崩漏等，虽病属冲任带三脉，亦应根据三脉的分布部位和各个脏腑的关联从整体上着眼，不可单纯注重局部。以下根据个人临床体会，从冲任带三脉与各个脏腑的关系谈几例妇科病的治疗经验，并扼要地说明冲任带主病如何辨证，供同道参考，不当之处，尚待指正。

---

① 本文原载于《福建中医药》1961 年第 1 期。

一、冲任带三脉与脏腑的关系

冲脉起于胞中，任脉起于会阴，带脉束身如带，维系冲任两脉，"冲为血海"，"任脉承任一身之阴"。冲任两脉在妇人，专营月经、胎养等生理作用；女子到冲任脉交盛的时候，就能够行经，受孕。然冲任之血，又皆资源于脾。先天肾脏之精气，亦必赖后天饮食所化生的精微续渐充实，冲任脉始得充盛。故冲任之血与脾肾的关系极为密切，与生血之心，藏血之肝，亦有一定的关联，再从冲任带三脉分布的部位上来看，冲脉起于气冲，并足少阴经沿腹上行。会于咽喉；任脉起于会阴，沿腹内上关元，到咽喉；带脉起于季胁下，环绕身躯腰腹一周。三脉分布的部位，不但与肝、脾、肾三经在经脉上有联系，而且冲脉隶于阳明，带脉所过，正当肾之外府——腰部。因此，冲任带三脉的生理活动，必须在各个脏腑生理功能协调和冲任血海生血之源流不受障碍的情况下，才能保持正常。

在人体内外环境不良因素（外因如气候异常、内因如精神刺激等）的刺激下，使冲任带三脉直接遭受损害，或影响有关脏腑的生理功能，或使血海生血之源流发生障碍，皆可以使冲任带三脉发生病变。如冲脉为病，则气逆而里急（妇科病以里急为多见）；任脉为病，则见带下、瘕聚；带脉为病，则腹满痛，腰冷溶溶如坐水中；冲任血海被扰，多见月经不调，或阴道下血，轻则为漏，重则为崩。凡此，也就是妇科病（除胎产疾患外）的常见症状。由于冲任带三脉发生病变，除有上述各经的"主病"外，并常出现不同的全身症状。故在临床上，对以上几种妇科病症，都必须根据全身症状，分析病因，并找出其病与何脏何腑有关，才能做出正确的处理。

基于上述，妇科病凡出现冲任带三脉"主病"，都必须先辨证而后论治。例如里急一症，无论是肛门胀坠或前阴胀坠，气虚下陷者，多见倦怠少气，食少便溏；湿热下注者，多见小便短涩，口苦苔腻。气虚下陷者属于胃，宜补中益气汤；湿热下注者属于肝，宜龙胆泻肝汤，这两者决不可混淆。又如阴道下血，无论是血崩或血漏，脾不摄血者，多见面黄肢倦，腹胀便溏；肾虚肝旺者，多见头晕目眩，烦热腰痛。脾不摄血者宜归脾汤；肾虚肝旺者宜六味丸加胶艾，此两者亦不可混淆。又如腹痛，无论是冷痛或热痛，属肝者多见腹痛或痛连两胁；属肾者多脐下痛，这两者在治疗上也是有区别的。总之，对冲任带三脉辨证上都必须结合其他辨证方法。如果要找出冲任带三脉与各个脏腑的关系，更应结合以脏腑为症状分类和以三脉为症状分类的辨证方法。也就是说，在出现冲任带三脉"主病"时，只要注意到同时出现的脏腑症状和经脉症状，就可以把局部和整体的关系联系起来。

冲任带三脉主病，在观察分析与何脏何腑有关的同时，由于人体有阴阳盛衰之不同，还必须结合分清其寒热变化情况（阳虚者多寒，阴虚者多热）。如脾湿下注而为白带，湿热则带下稠黏腥臭；寒湿则带下清稀不臭。又如病涉及于肾，肾阳虚多恶寒脉细；肾阴虚多烦热口渴，这些都是在辨证方面应当注意的。否则，妇科病固多属血分，但前人谓"气为血帅，血充气行"，气与血仍有不可分割的联系。故血海被扰则为血崩，当分析究属于阳气不能统摄（必有恶寒困扰等气虚证候），或阴血不能内守（必有恶热烦渴等血虚证候）。经脉瘀阻而为瘕聚，亦当分析究属于气虚而致血凝（必聚散无常），或血瘀而致气滞。这些问题是在分析整体病变时不可忽视的。

二、几例妇科病的治疗经验

【病案一】　范某某，27 岁，机关干部。

因夫妻发生争执，感情破裂，一日，忽血崩不止。经救治后，血虽止，续见面黄而浮，白带多，少腹痛，经常头痛，急躁多怒。先后进益气、健脾等剂，均无效。转经某医院妇科检查，诊为子宫肌瘤。病人不愿手术治疗，前来我处求治，诊其脉弦细而涩，舌质呈紫绛色，少腹痛硬满。聚则腹不可按，散则痛缓，口苦，自诉腹部有块状时聚时散，耳鸣、心烦不宁，尿黄便，经血色黑，日期不准，白带不断，但饮食尚可，精神尚健。

本病原由郁怒伤肝，肝不藏血，致影响冲任而发生血崩。病人当时虽呈失血之象，但年轻体健，脾运未败，补益非难，按理宜进疏肝解郁之剂以调节肝脾。而医者未考虑及此，过于温补，致郁怒之火，得温燥之味，不但使奇经经络瘀阻，而阴分亦日渐遭受损伤，遂呈现肝阳偏亢等证。且瘀滞不去，新血不生，愈补愈滞，故病终不愈。为拟解郁平肝、破瘀消积之法，早晚交替使用：早用柴胡、郁金、青皮、香附、白芍、石决明、牡丹皮、山栀之属（作汤剂）；晚用当归、川芎、浙贝母、昆布、三棱、厚朴、延胡索、桃仁、红花、茜草之属（作丸剂）。

服药 20 余天后，白带中杂有血块，腹部硬痛减轻，饮食日增，面色逐渐红润。复经妇科检查，肿瘤亦见缩小。此时病人急躁情绪总稍平定，但有时尚怔忡不宁，腹部亦隐隐作痛，遂用天王补心汤送服以上丸药。又一月，改用人参养荣汤，诸症悉除。至于肿瘤是否完全消失，因未经追踪，尚不得知。

【病案二】　刘某某，40 岁，农村妇女。

病人以家务操劳过度，一次重病后，遂月经停止，不时流白带；复在春耕时冒雨感寒，奄卧床褥，月余方愈。愈后腹胀食减，大便不调，腰腿冷，虽暑月犹喜温按，白带清稀如水，裤裆常湿，深以为苦。诊其脉软弱无力，舌苔白润。

此病之初，由于劳倦伤脾，带脉失约，复因感冒寒邪，使脾益受困。脾湿下注，故白带增剧；寒湿着于肾之外府，故腰腿常冷。其证与《金匮》所称"肾著"之候相同。病虽涉于肾，但非肾之本脏自病，因取肾著汤，温中燥湿，加芡实、乌梅以收束带脉，连服十余剂痊愈。

【病案三】 罗某某，32岁，农村妇女。

暑月患湿热证，由于清解失宜，病虽暂已，而小便仍黄赤短涩，饮食乏味，腹胀，大便后重不爽；继而行经后，淋沥不断，带下赤白，腥臭不堪，小便有胀坠感觉。

此病因湿热下注胞宫，致冲任血液之运行失常，仍当续予清利，使湿热去而胞宫自清，血自循经，拟方用龙胆泻肝汤去柴胡加苦参、地榆，尽5剂而愈。

【病案四】 赵某某，40岁。

因患热痢，清利太过，遂至面浮腹胀，饮食减少，时觉洒淅恶寒，肛门胀坠，时欲大便，坐久而仍不得便，续见白带沥滴不断，清冷如水。

此病由于中气下陷，转输失职，致水湿停滞，下注胞宫。遂拟补中益气汤升清降浊，清阳复位，使浊阴自循故道而下，带下当自止。服10余剂后，大便遂调，饮食日增，白带亦逐渐减少，改用归脾汤加芡实而愈。

【病案五】 朱某某。

病人因早婚胎产过繁，年未四十而渐趋衰老。平时常有头晕、腰酸腿软、手足心热等肾阴亏损之候，必须时常进杞菊地黄丸、大补阴丸之类，始能支持，一日忽大量血崩，冷汗不止，口鼻气冷。脉绝肢厥，已呈阴虚阳不附之象，急煎人参四逆汤灌之，取"血脱益气、阳生阴长"之义。服一剂后，脉出厥回，但仍不断流血，改用胶艾汤加赤石脂。

血止后，月经遂停，带下赤白，淋沥不断，腰酸痛益剧，眼黑头眩，凉秋九月，着重棉犹觉寒慄，稍有劳即喘息不已，小便频数而急，脉细如丝。病情至此，已属阴阳俱虚，精气大亏，故冲任血海之源流断绝，当补益精气以充冲任之源。拟方用鹿角胶、肉苁蓉、党参、黄芪、巴戟天、枸杞子、熟地黄、山茱萸、菟丝子、淮山、五味子、肉桂之属。进30余剂，诸症始除，再将前方改作丸剂，连服三料，至次年三月，月经始复潮。

【病案六】 陈某某，35岁。

患子宫颈癌，医以其不断流血，有白带，长期予以参、术、黄芪、芡实等补涩之品。病人素体阴虚，秋月燥令，发生干咳无痰，口渴便秘，食少乏味等症，形色日渐憔悴。医认为久病食减、中气已败，续予补中益气汤之类，病益剧。后转某医院欲进行镭锭治疗，经检查子宫颈癌已浸润到膀胱、直肠，未果。复求治于某医，当时请我会诊。

病人仍干咳便结，面部四肢浮肿，呼吸急促。颈部动脉辟辟鼓指，腹胀食少，阴道流血不止，带下腥臭不堪，脉弦数有力。我认为此病前此若果属中气虚败，迭进补中益气之类，应建奇功，何至有此木强脾败、金失治节之危候？必因病人阴虚肺燥，过用参、术，致肺中伏热无处宣泄，遂乘冲任电损而下注胞宫，致子宫颈癌迅速发展。因冲脉隶于阳明，阳明燥金之气，不下迫大肠作利，亦可下注胞宫而为崩带之患，此即唐容川《血证论》所谓"冲阳太旺"之证。此时虽不宜石膏等甘寒之品，仍当法取阳明，补土生金以制肝木之旺，拟用五味异功散加扁豆、螵蛸、薏苡仁（参用沙参，术用淮山）。服后血稍止，带下腥臭减轻，饮食渐进。后复延某医会诊，以为病重药轻，复坚持用参、术、黄芪之属，不旬日而卒。

子宫颈癌发展到末期，目前固无有效方法可以控制死亡，但本病在治疗过程中未正确地注意到局部与整体的关系，不能不认为非治疗上之过失，特录之以为戒。

以上介绍几例妇科病的辨证施治，都是根据冲任带三脉与各个脏腑的关系进行观察、分析后才得出治疗方法的。除一例应引以为失败的经验教训外，其余都取得较好的疗效。这就充分说明了对任何病都必须注意到局部与整体相结合；也说明上述的妇科病症只不过是整体病变中一种局部表现而已。

谈谈中医中药治疗恶性肿瘤的初步设想①

中医中药治疗恶性肿瘤，不但对处理化疗、放疗反应，增强体质，提高疗效等方面起了重大作用；对某些病人，在不适宜化疗、放疗和已经丧失手术机会的情况下，仍不失为一种可以采用的治疗手段。目前中西医看待疾病和处理疾病的方法尚有不同，如何看待这些经验和苗头，如何在治疗恶性肿瘤中充分发挥中医中药的应有作用，这些是需要认真讨论和有待实践来解决的问题。现从以下几个方面提出初步设想。

一、辨证必须与辨病相结合

中医治疗恶性肿瘤目前所采用的清热解毒、除痰散结、活血化瘀、补虚扶正等法，仍然是以辨证论治为主的。要寻找治疗恶性肿瘤的有效方药，辨证必须与辨病相结合，必须对恶性肿瘤的共同特点和不同肿瘤的不

① 本文原载于《新中医》1977 年第 5、第 6 期。

临床经验

同特点有一个共同认识。

恶性肿瘤，由于癌细胞的不断增殖，肿块多呈进行性肿大，肿块压迫周围血管、神经，多有持续性疼痛和剧痛，肿块压迫和侵蚀邻近组织，可发生梗阻。这些疼痛、梗阻，中医称为"内有有形之积"和"不通则痛"。

恶性肿瘤由于癌细胞代谢快、消耗多，病人多呈进行性消瘦，晚期多出现恶病质。年老体弱的晚期病人，由于消耗殆尽，及时培补不够，有死于全身衰竭的。这些现象，从表面看，皆属"虚损证候"。但这种因体内有恶变不断消耗产生的虚证，应属中医所谓"大实有羸象"之类。

恶性肿瘤因肿块腐烂坏死，不但引起周围发炎，充血水肿，使疼痛、梗死增剧，分泌物增多；毒素吸收入血液，还可产生全身感染，发热、白细胞升高；热毒耗损血液，甚至逐渐见舌红无苔。这类证候，中医称为"湿热瘀郁""阴虚血热"。特别是舌红无苔，一些晚期病人和肿瘤病人在发展恶化时多有此象。

恶性肿瘤另一个特点，即扩散转移，有的从淋巴系转移，有的从血液转移，有的系脱落移植，都有各自不同的转移途径。转移到重要脏器，不但威胁更大，也是造成根治困难的主要原因。中医对任何病都认为病邪外出为"出脏"；病邪深入为"入脏"，恶性肿瘤内脏转移，也应视为"入脏"之例。

恶性肿瘤，由于癌块居体内某一组织和脏器，使某一组织或脏器功能受损，不同的肿瘤就有不同的症状，例如鼻咽癌的鼻衄、偏头痛、抽搐；食管癌的噎膈；肺癌的胸闷、咳喘；胃癌的呕吐反胃；肝癌的痞块、臌胀；肠癌的里急下痢；宫颈癌的带下、崩漏；膀胱癌的尿血等；这些症状，多散见于中医文献所记载的各种病症之中。各种肿瘤，症状虽不同，其共同特点，都属"内有坚癖"所致。

恶性肿瘤属于一种消耗性疾病，某些原有其他慢性病的肿瘤病人，在体力不断消耗的情况下，原有的慢性病也可以因此引发；原有的慢性病发作，反过来又可促使肿瘤发展，在这种恶性循环形成之后，病情即可急剧恶化。同时恶性肿瘤病人肿块周围本就有炎症存在，由于消耗大，抵抗力逐渐减弱，更易合并其他感染；既经感染，不及时处理，亦可促使癌变发展，甚至恶化。这两种情况，虽不是各种肿瘤发展的必然结果，但也是每个肿瘤病人在发展过程中所不可忽视的问题。这种情况，当按中医"本病"与"并病"，"瘤病"与"卒疾"的原则去对待。

中医治病，历来有标本之分。从恶性肿瘤来说，由于癌细胞不断增殖，形成癌灶，这是"病之本"。由癌灶的压迫、梗阻、腐烂坏死以及扩散转移，损害各脏功能所引起的一系列病变，都属"病之标"。具体到一个肿瘤病人，如引发其他慢性病和合并其他感染所产生的一系列病变，也应视为"标病"。

二、中医治疗恶性肿瘤的各种方法

病有标本，治有先后，这是中医治病的准则，治疗恶性肿瘤也不例外。恶性肿瘤治本，即抗癌治疗，也就是要抑制癌细胞的生长以消除肿瘤。由肿瘤压迫、梗阻、腐烂坏死以及扩散转移，破坏各脏功能所引起的一系列病变，产生不同的全身症状，治当标本兼顾，既要抗癌，也要配合整体疗法。具体到某一个肿瘤病人，如引起原有的慢性病或合并其他感染，则当按标本缓急分别处理，或标本兼治，或急则治标。如出现大吐血、尿血、下血，剧痛难忍，高度腹水，膈食不下，呕吐不止，二便闭塞等，则为标证急于本证，当先治标，及时采取对症处理的方法。

（一）抗癌治疗

抗癌治疗，就是要抑制癌细胞的生长以消除肿瘤。目前用中药还不能完全达到这一目的。因此临床上寻找中药中有效的抗癌药物应放在首位。从各地治疗恶性肿瘤所出现的苗头来看，要达到这一目的还是有希望的。寻找中药中的抗癌药可从以下 3 个方面进行。

1. 对确属有效的经验要进行验证　用中药治疗恶性肿瘤要达到消除肿瘤的目的，目前各地介绍的经验虽不多，但这类经验是很宝贵的。例如，上海介绍长期持久（两年多）用壁虎治愈食管癌一例，X 线照片多次复查，病灶完全消失；某部医院用蒿母治疗肺癌，有两例肺部阴影完全消失；河南某地介绍用大剂量的全蝎（先后约 3.5kg），香油炒服，使一例纤维肉瘤肿块全消；湖北某地介绍用大剂量的大蓟根（每天 150g），猪瘦肉炖服，连续 75 天，一例淋巴肉瘤肿块也全部消失。对这类经验，是需要进行临床验证的。重复验证这类经验，一是可以排除是不是肿瘤的自然缓解；二是可以从偶然中发现必然的东西。要重复验证，首先要考察原来经验的真实性；选择重复的对象要注意和原病人的病程及体质条件大致相等。上述 4 例，不但用药量大，连续用药的时间也比较长，这也是重复时所当注意的。

2. 密切注意药物的选择性　目前各地多采用以毒攻毒的方法作为抗癌的专药，金石类药有砒、铅、汞、硫等；虫类药有全蝎、蜈蚣、斑蝥、壁虎、毒蛇等。这类药物大部分是有毒或剧毒药，过量或持久使用，对人体都是有害的。我们认为，这类药物中的某些药，如抗癌没有作用而对人体有害，则当放弃，如证实抗癌有效而对人体有害，在摸清剂量、保证安全的情况下，还是可以使用。

汞剂内服治疗肿瘤，国内已有介绍，如丹东市的中九丸、江西井冈山地区的抗癌片，即属此类。

新疆某地介绍一例多发性骨髓病，已下肢瘫痪，用硫化汞配合特制的鸡矢醴（用毒蛇做鸡饲料），连续 16 次，使病人恢复了健康。服汞古有"毒窜骨"之说，本例之所以获得疗效，是汞剂对骨或骨肿瘤有选择性，还是配合特制的鸡屎醴的作用，有待进一步观察。

安庆粉，本是治疗脑瘤的外用方，各地用于其他恶性肿瘤，证实有较好的止痛作用。有些病例，用药后发现脑脊液及脑瘤组织中含砷量增加（砷可能是安庆粉中的雄黄升发出来），从这一线索来看，砷外用而能穿透形体进入癌组织，似乎砷对恶性肿瘤有亲和性。砷内服是否对恶性肿瘤有选择性，能否有杀灭癌细胞和抑制癌细胞生长的作用，其止痛与抗癌有无关系，都值得进一步探索。

摸清药物对恶性肿瘤的选择性，也就是寻找有效抗癌药物的关键所在。

3. 研究改进投药的途径和方法　汞、砒等剧毒药，外用有强烈的腐蚀作用，如湖南、河南用的五虎丹、信枣散之类治疗皮肤癌，因能彻底摧毁局部癌灶，临床确有一定疗效。江西用的"七品""三品"，就是把这类药物扩大运用到治疗宫颈癌，临床实践证明，这类药物对宫颈原位癌及"早浸"，可以达到药物锥切的目的。汞、砒等剧毒药内服不能持久，外用却能较好地发挥其作用。由此看来中药治疗恶性肿瘤，投药的途径和方法是需要进一步研究的。

根据上述经验，凡暴露在体表外的肿瘤，或通过器械可以帮助暴露的，均可采用局部用药的方法。有些药物可以考虑外敷、外贴。不经口服，外用可以穿透形体进入癌组织，如以上介绍的安庆粉是一个重大的发现。有些口服药，过量对胃肠道有刺激，改用体外投药的方法，如蟾皮、硇砂、核桃枝等制成注射液，不但减轻胃肠道反应，而且能增强疗效，也是一种可取的方法。上述各种投药的途径，都是用中药治疗恶性肿瘤所当采用的。

虫类有毒药，口服过量亦可产生中毒反应，采取特殊的炮制方法以减轻毒性，也属于投药方法的问题。如用香油煎全蝎能持续服至 3.5kg，这可能是全蝎毒性已被破坏。我省民间用"毒蛋"治疗恶性肿瘤，以斑蝥 1～3 个置蛋内蒸熟，去斑蝥食蛋，也是一种减轻毒性的措施。丹东市用中九丸、金蜈丸治淋巴肉瘤，"高剂量，短疗程"，避免蓄积中毒。这些对投药方法的研究改进都有参考意义。

当然，在采用中医上述方法的同时，都不妨做些动物抑癌试验和毒性试验，尽管人体自发肿瘤与动物移植的癌株存在着很大差异，临床与试验有时不能一致，但是通过动物试验，不但可提供临床参考，而且可摸清某些药物的中毒剂量，对保证临床安全用药也是有帮助的。

（二）整体疗法

整体疗法就是根据病人的全身情况辨证用药，治疗恶性肿瘤，除采取抗癌治疗外，也要配合整体疗法。这种方法，大致可分为扶正、祛邪两类。恶性肿瘤，由于"内有有形之积"，"不通则痛"所产生的梗阻、疼痛症状，应属于"实证"。癌组织腐烂坏死，毒素进入血液，引起局部或全身感染，促使病情发展或恶化，多见"湿热""血热"之证。热毒耗损血液，并以阴虚血热之症为多见。癌组织周围炎症浸润，分泌物增多，亦可出现"痰湿"见证。凡此皆属邪盛范围，皆当采取"祛邪"之法。恶性肿瘤由于消耗多，气血虚损，其症虽以阴虚、血虚为多见，阳虚、气虚之症亦非全无，因此"扶正"一法，要辨明阴阳气血偏虚情况，才能达到补偏救弊的目的。特别是消瘦殆尽，出现衰竭情况，更要急于补益扶正。不过恶性肿瘤，多有实邪未去，虚象已露，还要注意"虚实夹杂"之症，采取"攻补兼施"之法，不能偏用补益。尤其是要注意"假虚证"，如所谓"大实有羸象"，治此只能祛邪安正，不能补益助邪。

治疗恶性肿瘤，祛邪大致有清热解毒，除痰散结，活血攻坚等法。扶正大致有滋阴养血，补气助阳，调补脾胃等法。特别是解毒一法应用更为广泛，如泄肝解毒、降肺解毒、和胃解毒、理肠解毒、清胞解毒、启膈解毒、调经解毒、活络解毒、通窍解毒等，就是以祛邪解毒为主的适用于各种恶性肿瘤的具体方法。

1. 祛邪三法

（1）清热解毒：恶性肿瘤，凡有肿块局部赤肿热痛，发热或五心烦热，口渴尿黄，便结或便泻不爽，苔黄、舌质红，脉数等"热证"，或化验检查白细胞增高者，均应清热解毒，宜白花蛇舌草、半边莲、半枝莲、金银花、野菊花、蒲公英、七叶一枝花、山慈菇、虎杖、白蔹蓼、淡竹叶之属选用。有舌苔黄厚腻，胸脘痞满，食少呕恶等"湿热证"者，加佩兰、石菖蒲、藿香、郁金等"宣化"之品。有夜热烦扰，舌绛无苔，肿块紫黑热痛等"血热证"者，加犀角、生地黄、紫草、地丁、牡丹皮、赤芍等"凉血"之品。

上述热证、湿热证，多见于病情发展和合并感染的肿瘤病人。血热证，则多见于病情恶化和晚期的肿瘤病人。尤以血热证的舌红无苔，往往是病情恶化的先兆。

目前全国各地治疗恶性肿瘤所用的中草药，以清热解毒药的比例最大。临床证明清热解毒药对某些恶性肿瘤或某些恶性肿瘤的某个阶段确有一些疗效。由于清热解毒药能控制肿瘤周围炎症和其他感染，因而在一定程度上能控制肿瘤的发展。炎症和感染是促使肿瘤发展恶化的条件之一，这是已经动物试验证实了的。从动物试验中可以看出，感染的癌株与未感染的癌株肿瘤发展的情况就完全不一样。清热解毒药不但能控制炎症和感染，起到减轻症状的作用；而且有些解毒药，在减轻症状之后持续使用，还能起到使病情逐步稳定的作用。

（2）除痰散结：凡肿块较软，皮色不变，推之可动，兼有胸腹满闷，呕恶、咳喘多涎，妇人带下淋漓等"痰湿证"者，皆当除痰散结，宜半夏、天南星、化皮、蛤粉、海藻、昆布、天葵、白芥子、乌贼骨、瓦楞子之属选用。皮下包块较软，推之可动，多属良性肿瘤，中医称为"痰核"。恶性肿瘤初起，或由于某种病理改变不同，或开始淋巴转移时，亦有似"痰核"。因此不但可以肿块的软、硬及活动情况来区别良性肿瘤与恶性肿瘤。还可以此来区别恶性肿瘤的性质及其发展程度。肿瘤病人呕出物和排出物呈痰涎状态，中医亦属于"痰湿证"之类。出现这种证候，虽不如血热证那样表示病情恶化，但也显示病情仍在继续发展。

除痰散结药，用于良性肿瘤或囊肿之类的病变，有促使肿块消退的作用。用于恶性肿瘤，可以控制或减少肿块周围炎症分泌物的产生，有消痰、止带作用。这类药物如生半夏、生南星，近年来虽经临床证实，局部外用，治疗宫颈癌，能杀灭癌细胞，摧毁癌组织；但内服也只能改善局部，减轻症状。

（3）活血攻坚：恶性肿瘤，凡肿块坚硬，凹凸不平，推之不动，兼有疼痛、梗阻，吐血下血，色黑成块，舌质紫黑等"瘀血证"者，皆当活血攻坚，宜土鳖、水蛭、蒲黄、桃仁、三棱、莪术、丹参、红花之属选用。恶性肿瘤病人有上述瘀血见证，表示病灶已发展到一定程度，由于肿块的挤压缺血，不但坚硬难消，可以压迫邻近组织，并有腐烂坏死的可能。活血药能改善癌灶周围的血循环，增强其他抗癌药物的渗透作用，在一定程度上能使肿块变软缩小，或控制其发展。有人提出活血化瘀药能破坏癌组织结构，但目前尚不可能达到消除肿块的目的。由于肿块周围血循环改善，压痛减轻，疼痛也可以消退或消失。肿块坏死出血、多色黑成块，这种出血，也需要蒲黄炭、血余炭、灵脂炭之属消瘀止血。总之，活血攻坚药治疗恶性肿瘤，也只能改善局部，减轻症状，并须中病即止，不宜大剂量地持久使用。

2. 扶正三法

（1）滋阴养血：恶性肿瘤，凡有五心烦热，低热不退，咽干口渴，大便干结，头晕心忡，舌绛无苔，或舌中心及舌边俱红等"阴血虚耗"之证，均当滋阴养血，宜熟地黄、女贞子、墨旱莲、白芍、沙参、尾参、鸡血藤、芦根、麦冬、天冬、阿胶之属选用。恶性肿瘤既属一种消耗性疾患，在发展期又多有"湿热""血热"见证，所以消耗的结果，多见"阴血虚耗"。恶性肿瘤既已出现阴血虚耗之证，显示机体已经消耗到一定程度，抵抗力已经低下，病情有发展恶化的趋势。经过滋阴养血，病情能否缓解，亦以阴虚能否改善为准，主要指标是看舌苔能否复生。在滋阴养血的同时，能配合有效的抗癌措施，则滋阴养血之后，病情即能稳定；否则，肿瘤的发展不能控制，仍不断消耗，滋阴养血药只能收效于一时。因此说明用滋阴养血一类扶正药，也只能改善机体、减轻症状。

（2）补气助阳：恶性肿瘤，凡有恶寒肢冷，口淡不渴，倦怠少气，二便清利，舌质淡白等"阳虚气损"之证，皆当补气助阳，宜黄芪、肉桂、白术、附片、干姜、吴茱萸、丁香之属选用。恶性肿瘤之所以有阳虚、气虚之证，一方面多由于病人的素质偏差，再一方面与长期过用苦寒清热药有一定关系。临床上出现阳虚气损，是机体虚耗、抵抗力不足的标志。辨明阴阳气血的偏虚情况，对正确使用补虚扶正的方法是有帮助的。阳虚、气虚的肿瘤病人经使用补气助阳之类的扶正药，虽不能彻底抑制肿瘤的发展，病情亦可在一个阶段内得到减轻。补气药如黄芪、党参等已经临床与试验证实，有提高机体免疫力的作用。

（3）调补脾胃：恶性肿瘤病人，消耗多，消瘦快，如兼有腹胀食少，大便稀溏，小便清利，口淡不渴，舌质淡红等"脾胃虚弱"之证，当及时调补脾胃，宜党参、白术、陈皮、薏苡仁、扁豆、大枣、生姜、炙甘草等之属选用。这种证候，虽不是恶性肿瘤发展的结果都如此，但脾胃素虚的肿瘤病人，误用苦寒清热，更可影响脾胃功能；脾虚气弱，食纳进一步减少，则抵抗力愈益低下，又可促使肿瘤发展或恶化。所以调补脾胃，虽不能彻底控制肿瘤的发展，也是治疗恶性肿瘤所当注意的一环。

3. 以祛邪解毒为主的适应各种恶性肿瘤的治疗方法　根据恶性肿瘤的共同特点，当着重祛邪解毒；根据各种肿瘤的不同特点，可选择既有解毒作用而又兼有泄肝、清肺、和胃等作用的药物。以下适应各种恶性肿瘤的治疗方案，就是根据恶性肿瘤上述两个特点，吸取各地治疗恶性肿瘤的实践经验，选择已经动物抑癌试验有抑癌作用的药物组合成方的。

泄肝解毒：适用于肝癌，药用柴胡、白芍、川楝子、郁金、芦荟、紫草、野菊、何首乌、龙葵、大蓟根、木馒头、垂盆草、隔山消、鸡内金、麦芽、甘草等。本方有泄肝止痛、解毒、和血、利湿消胀等综合作用。

清肺解毒：适用于肺癌，药用石韦、紫菀、冬瓜仁、牡丹皮、桃仁、沙参、鱼腥草、苦参、薏苡仁、辽藁本、全瓜蒌、葶苈子、蛤粉、甘草等。本方有清肺降气，宽膈止咳，除痰解毒等综合作用。

和胃解毒：适用于胃癌，药用半夏、广陈皮、丹参、郁金、白芍、藤梨根、白毛藤、鸡内金、瓦楞子、蒲黄、五灵脂、石见穿、甘草等。本方有和胃降逆，止痛制酸，解毒活血等综合作用。

理肠解毒：适用于肠癌，药用红藤、败酱草、地榆、白芍、八月札、

临床经验

菝葜、川楝子、槐角、龙葵、甘草等。本方有理肠止痢、祛湿解毒、和血止痛等综合作用。

清胞解毒：适用于宫颈癌，药用柴胡、白芍、女贞子、草河车、地榆、血余炭、血竭、蛤粉、僵蚕、蛇蜕、鸡血藤、甘草等。本方具有解毒利湿，止血止带等综合作用。

启膈解毒：适用于食管癌，药用旋覆花、生赭石、地龙、壁虎、石见穿、急性子、蜣螂、威灵仙、三七、乌梅、瓦楞子、甘草等。本方具有开关进食、降逆止呕、解毒活血等综合作用。

调经解毒：适用于乳腺癌，药用柴胡、白芍、当归、川芎、橘核、郁金、王不留行子、漏芦、炮穿山甲、蟹壳、猫眼草、露蜂房、甘草等。本方具有疏肝强经、软坚止痛、解毒活血等综合作用。

活络解毒：适用于淋巴肉瘤，药用络石藤、地龙、龙葵、臭牡丹、大蓟根、天南星、壁虎、僵蚕、地丁、白芥子、夏枯草等。本方具有通络活血、解毒利湿、除痰散结等综合作用。

通窍解毒：适用于鼻咽癌，药用辛夷、石上柏、蝉蜕、蒲公英、野菊花、蜂房、天葵子、夏枯草、桑白皮、甘草等。本方具有解毒利窍、清肺散结等综合作用。

以上列举常见的9种恶性肿瘤的治疗方法均系通用之方。病人如有湿热、血热、瘀血、痰湿及气血虚损等症，可按整体疗法随症加减化裁。如出现大出血、剧痛难忍、高度腹水、膈食不下、呕吐不止、二便不通等症，当按急则治标的原则，进行对症处理。

（三）对症处理

恶性肿瘤发展到一定程度，就会出现以上列举的一些较为严重的症状，出现这些症状不及时控制，即可使病情加重甚至造成死亡。所以认真总结和找出有效的对症处理的方法，也是治疗恶性肿瘤的必要措施。

1. 大出血　恶性肿瘤发展到肿块腐烂坏死、破裂出血的程度，则可不断出血。如破裂正当大血管，则出现骤然大出血。此时亟宜采取血余炭、地榆炭、蒲黄炭、侧柏炭、阿胶珠、煅牡蛎、白及等收涩止血之品。特别是要寻找适用于各种癌症的止血药，如膀胱癌，反复尿血，每次发作均用大剂量的鸡眼草煎服1～3次即止。鸡眼草用于其他癌症止血效果并不理想，用于膀胱癌止血是经得起重复的。类似这样的止血药，是值得在临床实践中不断总结的。

2. 剧痛难忍　恶性肿瘤的剧烈疼痛，不但给病人带来严重痛苦，临床上也是不易处理的问题。目前各地使用安庆粉外贴，冰片浸酒精外搽，对止痛有些作用，但不十分理想。中药活血通窍药如三七、蒲黄、五灵脂、炮穿山甲、当归尾、赤芍、丹参、延胡索、郁金等亦可缓痛。我们曾遇到一例肺癌病人使用大剂量的活血药，取得显著效果。不过持续使用这类药物，是否会促使扩散更快，是值得注意的。外地又介绍绣花针用于肝癌、麝香牛黄酒用于食管癌止痛，亦有一定疗效，都可供临床应用参考。

3. 高度腹水　恶性肿瘤，由于肿瘤的压迫和阻塞，血液、淋巴系回流不畅，即可产生腹水和胸腔积液。高度腹水，病人腹满喘促，顷刻难安，权用甘遂、牵牛子、大戟、舟车丸等泻水药以减轻病人的痛苦。已经临床证实，用大剂量的龙葵、半边莲，亦可以消腹水和胸腔积液。肿瘤病人如有腹部胀满，尿少便闭等，亦可先用龙葵、半边莲、隔山消、八月札、大黄、腹水的产生。

4. 膈食不下　噎膈反胃，为食管癌的常见症状。由于食管狭窄，饮食不能下咽，不但贫血消瘦、津亏便结，甚至可危及生命。所以开关是治疗食管癌不可缺少的方法。常用开关散：即硼砂、硇砂（醋制）、礞石、火硝、沉香、冰片、乌梅（炒）等药组成，碾为极细粉末，缓缓咽下，可逐渐开膈进食。需要配合滑利之品，可用牛涎、白蜜（煮沸）送服。

5. 大便不通　肠道恶性肿瘤，肿块增大到肠道梗阻，即可使大便排泄困难甚至不通；肿块在肠外，压迫肠道，亦可造成大便难或秘塞。这类便秘，如属肿块周围充血水肿致增加梗阻、压迫，用大黄、牡丹皮、桃仁、冬瓜仁、薏苡仁、芒硝、败酱草、红藤之属泄热散血，肿块周围炎症消退，则大便尚可通利。如属坚大的癌块阻塞肠道或压迫肠外，则泄热散血药亦无能为力。

6. 小便不通　小便癃闭不通，多因膀胱肿瘤压迫尿道，或肾脏肿瘤致肾功能严重损害所致。前者多见膀胱区胀痛，小便潴留；后者多见呕吐尿闭等中毒症状。清热解毒利尿药如白花蛇舌草、金钱草、淡竹叶、鸡眼草、海金沙、小蓟、半边莲、车前子、白茅根等对癌症压迫尿道所致尿秘是有作用的。亦可适当加入益母草、地龙、蒲黄等药活血通窍。有尿毒症者加石菖蒲、萆薢、玉枢丹以开窍导浊。如高度腹水而尿秘者，则当权用上述泻水之法。

以上介绍恶性肿瘤对症处理的方法，仅仅是举一些例子而已。这些方法尚须及时交流和总结各地的经验，不断加以充实。同时还要因人因时因地制宜，不能执一不变。例如止血，除针对各种不同的肿瘤外，仍需要随症配合凉血、温经、消瘀、补气摄血等法。止痛除活血通络外，也要辨明虚、实，配合补、泻之品。其他如消除腹水、开膈进食、通利大小便等对症处理的方法都需要辨证择药，才能更好地发挥其作用。

三、中医中药治疗恶性肿瘤的展望

从中医中药寻找治疗恶性肿瘤的有效方药是有希望的，但是要进行艰苦细致的工作，要注意工作方法和研究途径。目前国内外从植物中寻找抗癌药，已在中草药中发现农吉利、喜树根、山慈菇、三尖杉、毛茛、天花粉、莪术等药，这些药物经提取其中某些有效成分，确有不同程度的抑癌作用。这也是研究中药抗癌药的方法之一。不过这些药一经提炼，毒性也随着扩大，与其他化学药一样，具有抑制骨髓细胞的作用。用中草药治疗恶性肿瘤，个别病例用之有效的方药，虽不易重复出来，但一旦摸清这些药物的运用规律，还是有希望能找到有效的抗癌药物的。要摸清中药治疗各种恶性肿瘤的用药规律，虽然也不排斥采用药理、药化、病理、生理等现代医学研究方法，但是，要充分发挥中医中药的应有作用，目前尚不能完全脱离中医治病的理论方法，还需要有一个逐步结合和突破的过程，要边摸索、边实践，才能使中医中药治疗肿瘤的研究工作不断深入下去。

中医中药治疗恶性肿瘤，如仅仅满足于症状的减轻，则肿瘤的缓解也只能是暂时的。如一位鼻咽癌病人，耳聋、复视、张口困难，每次偏头痛剧烈发作，则舌红无苔，白细胞随之上升，及时采用凉血熄风如生地黄、紫草、赤芍、牡丹皮、金银花、野菊花、全蝎、蜈蚣等，即可使舌苔、血常规恢复正常，偏头痛诸症逐渐减轻。经过一段时间，偏头痛诸症又复出现，再采取上述措施，症状又减轻一段时间。最后发作，用上述方法，舌苔不能再生，偏头痛诸症再也不减轻，病情也就日趋恶化。又如一位肺癌病人，咳喘气促、胸痛难忍、不能平卧、食纳减少，痰中带血、紫黑成粒，舌质紫，肢冷，脉沉细，用大剂量的活血药如三七、蒲黄、当归尾、牡丹皮、红花、桃仁、乳香、没药、炮穿山甲等，胸痛消失，诸症亦随之减轻，病情有显著好转。经几次反复后，活血药不但起不到缓解作用，反而引起癌的扩散更快，迅速出现肝大、黄疸、腹水等症。以上两例说明整体疗法和对症处理，虽然也可以使肿瘤的发展暂时得到缓解，但这种作用是有一定限度的，必须在症状减轻之后，采取有效措施，才能使病情逐渐稳定下来。

恶性肿瘤病人，症状减轻之后，能超过癌细胞的培增期而肿块不见增大，或超过自然生存期而依然无恙，肿瘤的发展如果不是中断，就不可能达到这样稳定的程度，所以有些恶性肿瘤如白血病、肝癌等是可以由存活期的逐步增长来衡量疗效的。

要使肿瘤病人在症状减轻后病情逐渐稳定下来，一方面是希望能找到有效抑制肿瘤生长的药物；另一方面，当病人症状已经减轻，就应高度注意控制引起病情恶化的种种不良因素，如及时处理感冒、感染和并发的其他慢性病，注意增加饮食营养，改善精神状态，不断加强战胜肿瘤的信心和勇气等；同时还要密切注意病情发展恶化的预兆，要在没有出现预兆之前采取预防措施。在临床上经常可以看到，恶性肿瘤病人在病情发展恶化时，舌苔多出现花剥或光剥的预兆。恶化的程度以舌苔花剥的程度（面积大小）来作为观察标准。病情能否继续缓解，亦可以舌苔能否复生为准。基于此，我想舌苔花剥或光剥既属恶性肿瘤发展恶化的预兆，如果在症状减轻之后采取有效措施，不使出现这种预兆，则病情就有可能在一个时期内稳定下来。已经临床实践初步证明，恶性肿瘤病人在症状缓解后，坚持使用解毒药物或针对各种恶性肿瘤采用不同的解毒药，一部分病人可以有效地防止出现舌苔花剥和光剥现象。这说明解毒药不但对控制肿瘤肿块周围炎症和其他感染有作用；对于加强人体解毒作用，从而抑制肿瘤的生长也可能有作用。所以全国各地区治疗恶性肿瘤所用的中草药以解毒药所占的比例为最大。个别病人因素质关系或脾胃功能不健，兼有腹胀食少便泄等症，或阴虚舌质干红无苔，或气虚倦怠，舌质淡白，在长期使用解毒药的同时配合健脾、养阴、益气等扶正之品，这也是符合中医扶正、祛邪的基本原则的。

有人认为中医扶正，相当于现代的免疫疗法。从广义来说，健脾、养阴、益气属扶正范围。在邪盛的情况下，只有祛邪，才能达到扶正的目的。治疗恶性肿瘤，采用中医以解毒祛邪为主并根据病人的具体情况配合扶正，在改善机体的基础上，能减轻症状，稳定病情，是不是提高了机体的免疫力，消除了影响机体抗癌机制的因素，从而起到抑制肿瘤生长的作用，是需要配合实验研究来证实提高的。

恶性肿瘤病人，经过治疗，病情在一个很长时期内稳定下来，不再出现反复，不但生活起居正常，并能恢复劳动。这类病人，肿瘤的发展可能处于"停止"状态。即使癌块没有完全消失，也能带癌生存。也有不死于癌的恶化而死于其他疾病的。为什么病人在病情稳定之后，肿瘤的发展能由中断进入到"停止"状态，我们能从偶然性中找到这种必然性，就是进一步探索恶性肿瘤根治办法的一个重要途径。

用中医中药治疗恶性肿瘤，不能完全依靠一方一药，单味药研究也不能全部代替中医中药的作用。因此根据中医治病的特点，从"抗癌治疗""整体疗法"及"对症处理"3个方面，希望逐步总结出一套行之有效的方法，目前看来，还是有必要的。由于个人见识有限，经验很少，这里谈到的内容会有不全面之处，尚有待同志们的批评指正。

关于肝癌辨证分型问题

肝癌是一种发展快、死亡率高的恶性肿瘤。积极摸索中西医结合治疗

肝癌的有效方案，是当前肿瘤研究工作中一项迫切的任务。近年来，中西医结合治疗肝癌，疗效已有所提高，一年生存率也较前有所增加，正确地掌握中医的辨证用药，是提高疗效的一个重要环节。为了有效地发挥中医药治疗肝癌的作用，有必要在各地实践经验基础上逐步摸索出统一的肝癌辨证分型的方案。下面就目前各地肝癌辨证分型情况及如何统一问题提出初步意见。

一、各地肝癌辨证分型情况

以中医脏腑、八纲的辨证方法进行分型的，有上海龙华、徐汇、浦江医院及某省医院 4 个单位，各单位肝癌分型见表 6。

表 6   上海龙华医院等 4 个单位肝癌中医证候分型

龙华	徐汇	浦江	某省医院
肝郁气滞			肝气郁结
气血瘀滞	气滞血瘀	肝脾血瘀	
脾胃湿盛	正气虚衰痰湿留滞	肝脾两虚	
肝肾阴虚		肝肾阴虚	肾虚肝旺
肝胆湿热	肝经热毒	湿热壅结	肝经实热

另参照现代医学对肝癌的临床分型进行分型的，有上海曙光、贵阳医院等两个单位（表 7）。

表 7   上海曙光医院等两单位肝癌临床分型

曙　光	贵　阳
单纯型	癥块型
腹水型	腹水型
黄疸型	黄疸型
脾虚型	
热毒型	热毒型

以上 6 个单位的辨证分型，证型名称和分型虽不一致，但如果把各地分型情况对照一下，可以看出内容大同小异。各地分型的方法虽不同，但也注意到中医辨证分型与现代医学临床分型彼此间的关系。如徐汇就注明"肝经热毒，临床分型中炎症型多属此"，"气滞血瘀，临床分型中炎症型、硬化型、普通型均可见到此类症状"，"正气虚衰，临床分型多见于单纯型"。浦江注明："肝脾血瘀"相当于"单纯型"；"肝脾两虚"及"肝肾阴虚"相当于"硬化型"；"湿热壅结"相当于"炎症型"。贵阳也注明："癥块型"属"气滞血瘀"；"黄疸型"属"肝胆湿热"；"腹水型"属"臌胀"之类。从这些方面可以看出目前各地对肝癌辨证分型虽不一致，但也确实

存在着可能统一的客观基础。

二、辨证分型不一致的几个方面

中医辨证分型目前只能凭依症状、体征（舌质、舌苔和脉象）。由于各地对某些症状的理解有不同，因此某些证型的命名也就不能一致了。具体表现在以下几个方面：

肝癌出现腹水、黄疸，一般都归属于"湿证"或"湿热证"。舌红、苔花剥，按中医辨证，应属"阴虚血热"。在出现腹水、黄疸的同时，舌苔已经花剥或光剥，究应分为"湿热"或"血热"，从各地分型的内容上来看，目前尚不一致。

基于上述，黄疸、腹水在临床表现上虽具有它的特点，但单凭黄疸、腹水，尚不能反映一个证型的特点，因此有的单位不以此作为分型依据。

肝病累脾，在出现胸腹胀满、食少、大便稀溏、呕恶等脾证的同时，多兼有胁痛、口苦、尿黄、脉弦等肝证，肝癌也是一样，而且肝癌出现各种脾证，在胁痛缓解之后都能随之缓解，因此有的认为这类证型应属"肝脾失调"，与"脾虚型"有本质上的区别。各地肝癌分型如"肝脾两虚""脾虚湿盛""脾虚"等型中，都有"胁下胀痛""脉弦滑""苔薄花剥、舌质红"等非典型的脾虚证候。由于对这类证型的看法不一致，反映在肝癌分型上，有的有"脾虚型"，有的没有"脾虚型"。

痰湿证，可见胸腹满、食少、呕恶；脾虚证，亦可见腹胀、食少、呕恶。痰湿苔腻，脾虚湿盛亦苔腻。肝癌的腹胀、食少、呕恶究属于"痰湿留滞"还是"脾虚湿盛"，从各地分型上看，也是不一致的。

三、在统一认识的基础上统一辨证分型

要统一肝癌的辨证分型，首先必须统一认识。如何统一认识呢？我们认为：

一是要根据中医辨证的理论方法，从客观实际出发；一是要有统一分型的客观标准。在统一认识、集中各地经验基础上提出初步草案，经过反复实践是可以逐步总结出统一的肝癌辨证分型的方案的。

辨证为了施治，这就是从客观实际出发。上述几种分型不一致的情况，可根据这一原则进行分析：

肝癌出现黄疸、腹水，果为"湿热"未退。当着重利湿除黄，不能过早用凉血养阴药；若已出现舌苔花剥或光剥，则为热毒耗损营血，即黄疸、腹水未退，亦当着重凉血养阴，不可过多使用清利，以免再伤阴耗血，促其危殆。所以黄疸、腹水属"湿热证"者，必以舌苔厚腻为准；如已出现舌苔花剥，则应称为"血热"。

肝癌既属脾虚，当以补脾益气为主，甚至寒凉、攻破之品均当禁忌。

从各地"脾虚型"的用药情况来看：曙光是在肝癌基本方大量（20味）疏肝解毒、活血软坚药中加用党参、白术、淮山、薏苡仁4味；龙华"脾虚湿阻型"基本方药15味中也只有党参、白术两味是益气健脾药；就是浦江"肝脾两虚型"，益肝药与健脾药的比例也是7∶4。从这些用药的实际情况来看，只能说是一种随证加减的方法，并不是补脾益气之法。证型的确定，与治则应该是密切相关的。治则既不是补脾益气，证明"脾虚"是需要斟酌的。

肝癌出现脾证，如果病的本质不是脾虚，在舌苔厚腻的情况下出现胸腹满、食少、呕恶等症，应属"痰湿证"，其证可能是肝脾失调，水湿停滞，湿阻脾困所造成。

当然，肝癌病人，如果素质脾胃虚弱，或在长期内服疏肝解毒，活血软坚药的情况下，也不是绝对没有脾虚证而确实需要补脾益气的，脾虚湿阻证也不是完全没有的。究竟这种证型在整个肝癌各型占多大比例，或仅仅是个别情况，只有通过临床实践来进一步确定。

统一分型的客观标准，目前只能凭借舌质和舌苔。因为舌质和舌苔能如实反映病人的体质和病情变化，在客观上也是看得清摸得着的。根据我们的临床体会，参照各地的经验，初步设想以舌质和舌苔为主要标准分为以下5型（表8）。

表8　　　　　　　　　肝癌推荐中医辨证分型及辨证要点

证型名称	简称	舌质、舌苔	脉象	主要症状
肝郁气滞	气滞	舌红，苔黄	脉弦或细弦	肝区胀痛、胸闷、腹胀、食少口苦、尿黄
肝瘀血结	血瘀	舌质紫暗有瘀斑，苔黄	脉细涩	肝区剧痛、肝大质硬不平、消瘦、面黑或黄而晦暗、食少、乏力
湿阻脾困	湿阻	舌胖，苔白、厚腻	脉濡或滑	肝区隐痛、胸闷呕恶、食少乏力、腹胀便溏、尿短、脚肿或有腹水
阴虚血热	血热	舌质深红，苔花剥、光剥	脉细数	肝区胀痛、心烦、口渴、五心热、便结、尿短黄、头晕消瘦，或有腹水、黄疸
湿热蕴结	湿热	舌质红，苔黄、厚腻	脉数或弦数	肝区剧痛、发热口苦、口渴不多饮、呕吐恶心、食少、便结，或泻不爽、尿短赤、黄疸、腹水

在证型确定的前提下，拟定治则，以便立方选药，这是符合中医治病的理、法、方、药的。下面根据上述 5 型拟出治则，并集中各地的经验，以供立方选药时参考（表 9）。

表 9　　　　　　　　　　　　肝癌五证型中医治则方药

证型名称	治则	方药
肝郁气滞	疏肝理气	柴胡 白芍 川楝子 郁金 枳实 隔山消 臭牡丹 香附 麦芽 甘草
肝瘀血结	活血化瘀	柴胡 赤芍 紫参 三棱 鳖甲 土鳖 丹参 蛤粉 臭牡丹 鸡内金 隔山消 甘草
湿阻脾困	化湿醒脾	藿香 石菖蒲 薏苡仁 半夏 广陈皮 茯苓 厚朴 谷芽 紫参 甘草
阴虚血热	凉血养阴	生地黄 赤芍 牡丹皮 臭牡丹 女贞子 郁金 蛇舌草 龙葵 小蓟 紫草 地丁
湿热蕴结	清热利湿	山栀 茵陈 龙胆 槲木 龙葵 小蓟 金钱草 芦荟 臭牡丹 半边莲 车前子 蛇舌草 甘草

上述肝癌有关辨证分型及治则方药，仅仅是根据全国肝癌协作会议 6 个单位交流的资料并结合我们的临床体会综合的，很不全面，很可能有些是错误的。而综合的内容也仅限于分型治疗，并不包括中医中药治疗肝癌的全部经验，这些都有待于这次会议在充分交流、讨论的基础上来予以充实和改正。

关于鼻咽癌辨证分型问题

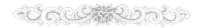

鼻咽癌属于九种常见恶性肿瘤之一，发病率以南方几省为高。中医学虽然没有鼻咽癌这个名称，但是有不少的类似鼻咽癌的记载和治疗经验。通过中西医结合，这些经验在实践中有所发展，各地已初步总结出一些鼻咽癌的辨证分型和治疗原则。分型治疗不但适用于各期鼻咽癌，对处理放疗、化疗反应，增强疗效也有一定作用。为了很好地发挥中医中药治疗鼻咽癌的作用，研究出中西医结合治疗鼻咽癌较好的方案，有必要在各地分型治疗的基础上进一步探索辨证分型的规律，逐步把辨证分型统一起来。下面根据各地的经验和我们临床的粗浅体会，就鼻咽癌如何辨病与辨证相结合问题进行初步探讨，并就统一辨证分型问题提出初步意见，以供商榷。

一、辨病辨证相结合

鼻咽癌的临床表现，如鼻塞、鼻渊、鼻衄、涕血、头痛、耳鸣、耳聋、石疽、失荣、视物模糊，视一为二、舌喝、吞咽困难、张口不开等，根据中医的理论进行辨病，病变多表现在肺和肝、胆经。石疽、失荣生于耳旁及颈项旁，坚硬如石，溃后翻花难敛，可能就是指颈淋巴转移的溃烂状态。《内经》说鼻渊是"胆移热于脑"所致，"传为衄蔑，瞑目"，这与鼻咽癌向邻近腔窦扩展侵犯视神经的表现也极相类似。鼻咽癌病人从起病发展到后期，都会有这种共同的表现。但是不同的病人，或接受不同的治疗，其表现又不完全一样。早期鼻咽癌病人得到治疗，控制发展，晚期症状就不一定出现。"一般早期鼻咽癌病人，身体壮实，元气未伤，多有口苦咽干、胸膈、鼻塞、鼻衄涕血，烦躁易怒，梦多，舌红或尖边红、苔厚，脉弦而滑等表现，属热证实证……久病或经放疗化疗病人，元气受损，即属虚证。"关于舌苔，"放疗前以舌质红、舌尖边红为主，说明病人多有热；放疗后，大多数为舌尖边红……不少病人舌有瘀斑或舌质红、苔黄厚"。"放疗虽多数是局部损伤，病人可因全身情况不同，出现不同的舌苔，阴虚者多舌红无苔……脾胃不健者，多舌苔黄白厚腻。""放疗和化疗的反应，主要表现在胃肠道和骨髓方面，出现恶心呕吐，胃纳下降，口腔黏膜充血水肿糜烂，咽喉干痛和白细胞下降等情况，放疗……灼阴、伤津液；化疗……伤肝胃，使肝胃不和，脾失运化。"这都是根据中医的理论进行辨证得出来的结论。总的说来鼻咽癌可出现热证、痰湿证、气滞血瘀证及阴虚证、气虚证，证候并可表现在脾胃方面。各地对鼻咽癌的辨证分型，也就是根据以上辨病、辨证的情况来确定的。

二、各地分型内容的异同

各地对鼻咽癌的辨证分型，从所掌握的部分资料来看，尚不一致，差异究竟在哪些方面呢？我们不妨从下列情况进行分析（表 10）。

表 10 不同地区鼻咽癌中医辨证分型

地区	辨证分型			
广东	肺热	气郁	血热	
	肺热	气滞	肺虚血瘀	两亏
	风热壅塞	气滞痰湿	瘀毒蕴结	
		风痰郁肺	肝瘀痰结	
北京	风热上扰	肺胃痰湿	瘀毒阴虚	
湖南		痰湿郁滞	阴虚血热	

从表 10 四个方面的内容来看，各地对鼻咽癌辨证分型证名虽不同，内容并没有很大差异，一是风热壅塞与风热上扰，实际上部是指肺热；二是气郁、气滞，都与痰湿郁滞有关，主要都是指鼻分泌物多，胸闷，呕恶，纳少等症状；三是血瘀、血热、阴虚，是指部分有咽干口燥、五心烦热、出血紫黑等症状的病例；四是两亏，指气血双虚，只有个别体质较弱的病人或放疗、化疗后始有此证。对照上述辨病、辨证情况，鼻咽癌早期多属热证、实证，肺经症状多；中、晚期多属阴虚血热、血瘀证，肝、胆经症状多。放疗反应一般多阴虚血热，但也有出现痰湿证的；化疗一般多肺胃痰湿，但也有出现阴虚证的；根据这些情况，鼻咽癌分为"肺热上壅""痰湿郁滞""阴虚血热""气血两亏"4 型，不但适用于早、中、晚各期病人，也适用于处理放疗、化疗反应。

三、统一分型的客观标准

中西医结合治疗研究，必须寻找可靠的客观指标作为分型的依据，才能正确地抉择治疗和判定疗效。鼻咽癌辨证分型尚缺乏统一的客观标准，所以各地分型无法统一起来。临床辨证在现阶段来说，客观上看得比较明显的，只有舌质和舌苔。因此，我们认为鼻咽癌辨证分型目前也只有以舌质、舌苔作为主要的客观标准，才能在原有基础上取得统一。

上述四型的舌质、舌苔是：肺热上壅，舌红苔黄；痰湿郁滞，舌苔厚腻；阴虚血热，舌红无苔；气血两亏，舌质淡红。

四型的舌质、舌苔各地的看法是一致的。这就为统一鼻咽癌辨证分型在客观上建立了基础，舌质、舌苔都是以临床症状为转移的。鼻咽癌早期热证、实证多，多舌红、苔黄；有胸闷、呕恶、纳少、鼻分泌物多症状的病人，舌苔一般是厚腻；发展到晚期或病情恶化时，舌上即逐渐光剥无苔；出现乏力、腹胀便泻、口淡不渴等气虚证时，舌尖边红即转为淡红。所以抓住舌质、舌苔作为鼻咽癌辨证分型的主要标准，是符合客观实质的。至于中医辨证分型与现代医学的临床分期，病理分型有无内在联系，则有待于进一步通过临床进行摸索。

四、分型治疗与立方选药

鼻咽癌分型治疗，也和诊治其他疾病一样，首先是辨明证型，确定治则，然后立方选药。目前治疗鼻咽癌各地通过临床实践和动物试验已经发现一些有效的中草药。这些中草药，按照中医的治则和中草药的性、味、功效来确立治则、方药，举例如下（表 11）。

表 11 　　　　　　　　　　鼻咽癌四证治则方药

肺热上壅		痰湿郁滞		阴虚生热		气血两亏	
清热泄肺		除痰祛湿		养阴生津		双补气血	
石上柏	山豆根	半夏	广陈皮	生地黄	牡丹皮	黄芪	当归
山慈菇	天葵	天南星	海蛤粉	紫草	天冬	党参	白术
野菊花	金银花	茯苓	薏苡仁	知母	天花粉	大枣	黄精
蛇舌草	蛇莓	僵蚕	牡蛎	玄参	白芍	扁豆	
鱼腥草	龙葵	石菖蒲	郁金	女贞子			
臭牡丹	草河车	藿香					
夏枯草	板蓝根						

　　鼻咽癌分型治疗，是中西医结合治疗鼻咽癌的综合措施之一，对处理放疗、化疗反应已日渐显示其作用。此外各地还摸索出一些治疗鼻咽癌的专方专药，我们认为专方专药也要在分型治疗的配合下才能普遍适用于每个病人。就是处理放疗反应，也要按照分型治疗的原则，不同病人不同处理。实践已经证明，同为放疗口腔黏膜反应——渴饮无度，"舌红无苔，在治疗上需养阴生血；舌苔厚腻，在治疗上必须升清降浊。如果同样用养阴生血等一类柔润药，不但不能止渴，反而会使食欲更坏"。"放疗期间，血象下降……养阴生血药固然有升血作用……如病人舌苔厚腻、呕恶乏味，不同祛湿降浊之品以改善饮食状态，生血药也不能发挥其作用。"于此也就可概见分型治疗的重要了。

　　以上搜集部分鼻咽癌辨证分型的资料，根据中医治病的理、法、方、药，探讨鼻咽癌分型、治则和方药，为统一鼻咽癌辨证分型提出商榷意见。由于个人水平有限，掌握的资料也不全面，上述意见仅供参考，并请批评指正。

　　附：典型病例

　　【病案一】　　吴×，女，38 岁，某所职工。鼻咽鳞状上皮癌病人，经广州肿瘤医院放疗，总量 5900 Gy。放疗后头痛、耳聋作痛，咽喉部及牙龈溃烂，两腮胀痛，有灼热感，咽喉干燥，张口吞咽困难，食纳减少、舌红、脉弦细。当时诊断：鼻咽癌放疗后口腔及软腭放疗反应。治以养阴生血，清热解毒。如生地黄、牡丹皮、玄参、女贞子、墨旱莲、天葵、山豆根、紫草、金银花之属。并加入蝉蜕、僵蚕、全蝎以缓疼止痛。坚持 16 个月，症状逐渐减轻以至消失。检查鼻咽后部未见有复发可疑迹象，现已恢复工作。

　　【病案二】　　薛×，37 岁，某厂工人。鼻咽癌颈淋巴转移病人，放疗后 1 年，仍口干，咳嗽，痰中带血，纳少，大便稀，头晕，疲乏，偶有胃痛，舌苔黄白厚腻，脉细。给予生津降浊，清热解毒，如石菖蒲、薏苡仁、粉葛、龙葵、山豆根、鱼腥草、白茅根、赤芍、蛇莓之属，坚持10个多月，诸症逐渐减轻，胃痛已愈。局部复查：但见"黏膜水肿"，无复发。

【病案三】 吴×，男，42岁，某县供销社干部。鼻咽癌病人放疗后2年复发，并双颈淋巴转移，消瘦，乏力，食纳减少，舌苔厚腻，脉细弱。再次放疗，白细胞下降到$2.0×10^9/L$以下，无法坚持。予党参、当归、生地黄、阿胶及利血生等补血药，食纳愈益减少，呕吐恶心，腹胀便稀。改用藿香、石菖蒲、厚朴、薏苡仁、茯苓、鸡血藤、甘草等祛湿降浊，舌苔渐退，食纳增进，大便正常，白细胞逐渐上升到$6.0×10^9/L$以上。保证了放疗的顺利进行。

消化道癌的中医治疗

中医中药治疗消化道癌，对提高机体免疫功能，减轻毒性反应，改善症状，延长寿命等方面都可起到一定作用。现就中医中药治疗几种消化道癌的情况简介如下。

一、消化道癌的辨证分型和治则方药

要有效地发挥中医中药的作用，与能否正确地掌握中医的辨证用药极为有关，各地通过多年的摸索，初步拟订出食管癌、胃癌、肠癌辨证分型的治疗方案，对指导临床用药已有所帮助（表12）。

表12 　　　　　　　　　不同消化道肿瘤中医辨证分型

病种	食管癌	胃癌	肠癌	证型简称
辨证分型	肝郁气滞	肝胃不和	瘀　　毒	气滞型
	气滞痰凝	瘀毒内阻	气血双亏	痰凝型
	瘀　　毒	气血双虚	肝肾阴虚	瘀血型
	气血双虚	胃热伤阴	脾肾阳虚	双虚型
		脾胃虚寒	湿热下注	阴虚型
				阳虚型
				湿热型

食管癌、胃癌、肠癌等消化道癌症，对于饮食消化吸收和排泄功能都有一些影响，临床表现有很多相同之点，所以各地中医辨证分型与治则、方药也大同小异。如：

临床经验

肝郁气滞、肝胃不和：多表现为胁痛、胸闷、胃脘胀痛、嗳气、呕恶，脉弦细，治当疏肝和胃，宜用柴胡、青皮、白芍、川楝子、郁金、香附、麦芽、枳实、旋覆花之属。

气滞痰凝：多表现为胸闷、恶心呕吐、嗳气、纳呆，脉弦细或滑。治当理气祛痰，宜用半夏、陈皮、茯苓、旋覆花、薏苡仁、瓜蒌壳、蛤粉、木香、甘草之属。

瘀毒内阻：多表现为口燥，五心热，胸腹刺痛拒按，按之有块，出血紫黑成块。肠癌有坠胀感。脉细涩。治当活血化瘀，宜用丹参、赤芍、紫草、川楝子、延胡索、三七、桃仁、牡丹皮之属。

气血双虚：多表现为面白、气短、水肿乏力、自汗、纳少、便溏，脉弱无力。治当补养气血，宜用党参、黄芪、白术、当归、川芎、熟地黄、黄精、枸杞子之属。

胃热伤阴，肝肾阴虚：多表现为烦热、口苦咽干、便结，脉数。胃癌胃脘灼热，食后剧痛；肠癌腰酸腿软。治当养阴生津，宜用生地黄、女贞子、白芍、麦冬、石斛、天花粉、芦根之属。

脾胃虚寒，脾肾阳虚：多表现为肢冷乏力，腹痛喜温按，食少、呕恶、便泄，小便清长，脉迟或沉弱，治当温补脾胃，宜用党参、白术、干姜、丁香、附片、柿蒂之属。

湿热下注：多表现为腹痛、下利脓血，里急后重，或发热、胸闷、呕恶，口渴不多饮，脉数，治当清热利湿，宜用栀子、黄芩、地榆、槐角、苦参、藿香、石菖蒲、薏苡仁、茵陈之属。

食管癌、胃癌、肠癌，尽管每个癌症具体病变有所不同，分型治疗也不完全一样，但所反映出来的证候是可以互相参考的。每个证型，除有它特有的临床表现外，还可以舌质和舌苔作为客观标准。由于舌质和舌苔能如实地反映出病人的体质和病情变化，在客观上又是比较看得清和摸得着的，所以以此作为统一的辨证标准是符合客观实际的。上述证型舌质、舌苔表现见表 13。

表 13　　　　　　　　　　　不同中医证型舌象特点

证 型 简 称	舌 质 舌 苔
气　滞　型	舌质红，苔白或黄
痰　凝　型	舌胖，苔白滑腻
瘀　血　型	舌质紫暗，有瘀斑
双　虚　型	舌质淡，少苔
阴　虚　型	舌质深红，苔花剥光剥
阳　虚　型	舌胖，舌质白，苔薄润
湿　热　型	舌质红，苔黄厚腻

上述各证，在消化道癌的发病过程中，初期或病情稳定时，以肝郁气滞、肝胃不和两证为多见，随证予以疏肝理气和胃之品，症状即可得到减轻或消失；继发感染或病情有进展时，多反映为瘀毒、湿热之证，应及时解毒活血，控制感染，病情亦可逐渐稳定下来；晚期病人或在发展恶化时，即出现胃热伤阴、肝肾阴虚之证，此时最突出的是舌苔花剥光剥，宜及时采用凉血养阴之剂，舌苔能够复生，病情仍有缓解希望。气血双虚和脾肾阳虚，脾胃虚寒之证，多与病人素质阳虚、气虚有关，或在较长时期内服用寒凉攻伐之剂所致，所以病人舌质白，或由深红转为淡红，并见肢冷食少、腹胀、便溏、尿清等症，就当补气助阳，调补脾胃。同为消化道癌症，由于病人可出现上述不同情况，需要分别对待，这就说明分型施治是必要的。

二、抗癌中草药的配合运用

中医治疗消化道癌，辨证施治固属必要，但也不是只掌握辨证施治就可以解决一切问题，而是必须辨证与辨病相结合，既要看到病人的个体不同情况，也要看到消化道癌的病变实质，有针对性地配合化疗或配合抗癌中草药及复方，才能提高疗效。如前人对于噎膈反胃，根据不同病人不同时期所见证候分为"五噎""五膈"，这里就包括有食管癌辨证分型的内容。日本汉方医学家丹波元坚在汇集前人治疗噎膈反胃的经验时曾经提到："余平生于此征，无能治愈，未审何能何方能中其綮"（《杂病广要》），这就是只看到食管癌所见证候，没有认识到食管癌的病变实质，在治疗上只停滞在辨证施治，没有着重去摸索有效的抗癌药物，所以终为"无能治愈"。近年来通过中西医结合，辨证与辨病相结合，有的通过动物药筛选，发现一些治疗消化道癌可能有疗效的中草药，可供临床选用，兹分别介绍如下。

食管癌：蜣螂、急性子、壁虎、全蝎、斑蝥、蜂房、土鳖虫、硇砂、雄黄、猫爪草、皂角刺、石见穿、乌梅、蜀羊泉、藤梨根、臭牡丹、半枝莲、墨旱莲、佛甲草、山豆根、韭菜汁、乌骨藤、棉花根、灵芝、黄药子、王不留行子、核桃树青皮、大叶猪屎青。

胃癌：壁虎、蜈蚣、蛇蜕、蜂房、干蟾、斑蝥、土鳖虫、藤梨根、臭牡丹、龙葵、半枝莲、楤木、隔山消、八月札、白毛藤、猫人参、棉花根、黄药子、山慈菇、喜树根、薜荔果、白屈菜、铁树叶、灵芝、蛤粉、天花粉、瓦楞子、鸡内金、核桃树枝、紫金锭、硇砂、乌贝散。

肠癌：败酱草、薏苡仁、半边莲、核桃树枝、草河车、蛇舌草、刘寄奴、瓦松、臭牡丹、小蓟、马齿苋、槐角、槐花、苦参、天花粉、地榆、铁树根、土茯苓、黄药子、蛇蜕、刺猬皮、龙葵、乌梅、石榴皮。

在辨证分型的基础上加用抗癌的中草药，这就是治疗癌症辨证、辨病用药相结合的具体有效措施。如上海曙光医院用和胃降逆药加入蜣螂、急性子治疗食管癌，效果比单纯用和胃降逆药好得多，就是一个明显的例子。下面特根据上述各型所订治则，按消化道癌症常用抗癌中草药的性味功能进行归类，以供临床选用。

疏肝和胃：隔山消、八月札。

理气祛痰：山慈菇、蛤粉、黄药子、天花粉。

活血化瘀：石见穿、蜣螂、王不留行子、铁树叶、壁虎、急性子。

补气养血：灵芝、核桃青皮、核桃树枝、薜荔果。

温补脾胃：棉花根。

清热利湿：蛇舌草、半边莲、半枝莲、草河车、楤木、臭牡丹、藤梨根、白毛藤、山豆根。

用有效的抗癌中草药制成复方治疗消化道癌症，各地也取得一些经验。如：

天津医学院研制的喜树果6号片（喜果、陈皮、半夏、茯苓、竹茹、山药、木香、山橘叶、苍术、龙眼肉、甘草）、7号片（喜果、竹茹、白茅根）治疗胃体及胃窦部癌70例，有效率为58.60％，胃底贲门癌37例，有效率为48.6％。

山东惠民地区用紫金锭、紫硇砂合剂治疗食管和贲门癌635例，临床治愈2例，显效6例，有效452例。

黑龙江用青核桃酒和刺五加片治疗36例术后晚期胃癌，13例存活一年以上，其中2例存活2年以上。除个别有头晕感外，无其他不良反应。

武汉军区总医院等单位用乌骨藤制成片剂及针剂治疗胃癌及其他癌症，对多数病人有缓解症状的作用。

山东济南西郊医院用农吉利甲素治疗胃癌，可使病情短期得到缓解，为手术创造条件，提高了手术切除率。

其他如核葵注射液、黄药子酒、蟾蜍等对消化道癌都有一定的改善症状的近期疗效。在此就不一一列举了。

三、中医中药配合手术、化疗

中医中药与手术、化疗的配合，在此只着重介绍胃癌。

（一）配合手术

早期胃癌手术后：在手术根治后，体质较强的病人配合化疗，用中药处理反应；体质较弱的病人，用中药调理，可暂不做化疗。用药以健脾和胃、解毒（抗癌）、活血为主。基本方：太子参、淮山、薏苡仁、半夏、广陈皮、谷芽、藤梨根、丹参、蒲黄、白芍、臭牡丹、甘草。术后调理1年。

非早期胃癌根治术后：手术后配合化疗，术后1个月内以恢复胃肠功能为主，用上方加蛇蜕、蛤粉。胃肠功能恢复，即进行化疗，用中药处理反应。

非根治术后或不能手术的晚期病人，能耐受化疗者，可考虑小剂量化疗，用中草药处理反应。不适宜做化疗，单用中草药，按上述分型施治，并配合抗癌中草药或复方。

（二）配合化疗

胃癌在化疗过程中，一般的反应为呕恶不食、口腔溃疡及白细胞下降等，虽然每个病人大致相同，至于如何处理这些反应，要视病人的具体情况而定，不能千篇一律。

呕恶不食，主要应和胃降逆，如旋覆花、半夏、陈皮、代赭石之类，但也要辨证用药，寒证作呕，宜紫苏叶、生姜；热证作呕，宜黄连、竹茹；湿证作呕，宜藿香、蔻仁；气虚作呕，宜砂仁、白术；阴虚作呕，宜石斛、芦根。不辨别上述诸证，区别对待，要达到止呕进食的目的是不可能的。

口腔溃疡，以阴虚、热盛的癌症病人为多见，处理这种反应，也要分清阴虚、热盛两证。热盛多见大便结、口渴欲饮、苔浊口秽，口腔牙龈溃烂、灼热疼痛，宜凉膈散加金银花、黄连苦寒泄热，大便通畅后，溃疡即可控制。阴虚多见舌红无苔、口腔溃疡，咽喉干痛，甚至进食困难，宜用犀角地黄汤加大量野菊花、蒲公英、紫草凉血养阴，症状才能消退。

白细胞下降，一般宜用鸡血藤、当归、制首乌、女贞子、大枣之类养阴补血。但也要根据病人阴阳气血的偏虚情况予以补虚扶正，不是单用养阴补血药所能解决问题。有气虚证的，宜用黄芪、党参之类补气生血。有脾虚腹泻等证的，宜健脾止泻。特别是兼有呕吐不能进食的病人，先宜随证选用和胃降逆诸药，解决食纳问题。否则，虽予补益，不能摄纳，不能运化，亦不能达到补血的目的。

脏腑相关理论临床应用举隅[①]

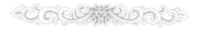

《素问·评热论》在叙述人体上部与下部虚损的见证时，提出"中气不足，溲便为之变"。在此明显指出临床上有症见于下焦，而病实发自中焦。对这类病例的认识不可见症治症、对症用药。前人通过长期反复地探

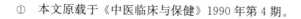

① 本文原载于《中医临床与保健》1990 年第 4 期。

索，发现有些病例确实是症见于此而病发于彼，发现人体脏腑之间确实存在着一定的内在联系，逐渐形成"脏腑相关"的理论，因此凡按照脏腑分症对症用药而效果不显时，就必须以"脏腑相关"的理论为指导，找准病发自何脏，才能有的放矢，获得预期效果。

"溲便为之变"指大小便发生变异，包括尿癃、尿频、便秘、便泄等症，在大小便异常的同时，兼有四肢倦怠、少气懒言、腹胀便溏、食纳减少等症，均为中焦脾胃之气不足所致。盖脾主运化，为清浊升降的枢纽，脾虚运化失职，故食少腹胀便溏；脾虚不能输精于四末，四肢无所禀气，故四肢倦怠乏力，兼见少气懒言；气虚不能运送，亦表现为大便秘而虚坐努责；脾气下陷，固摄无权，则小便频数，甚至失禁；脾虚而清浊升降失常，清阳不升，浊阴不降，亦可出现小便癃闭不通。由此可见，溲便为之变，不仅病在下焦，确有由于中气不足所致者。

溲便为之变，见证虽不同，确有由于中焦脾胃气虚、清浊升降失职所致的，故《内经》特别提出"中气不足，溲便为之变"的论点。分析时，要注意舌苔和脉象。气虚之证，脉象软弱无力，舌质淡红或淡白，苔白或少苔，如脉证、苔证相符，即可作出判断。如尿频而脉洪数，舌尖红，多由心火下注；尿频而脉数，舌苔干黄，是因"气盛则溲数"之故；便泄而舌苔厚腻，脉濡数，多属湿热下注；便秘而舌苔焦黄，脉数有力，系胃热盛而肠中津液受伤所致，这些非中气不足证所当出现的舌证脉象，即偶有食少、倦怠等"气虚"现象，均属苔证、脉证不符，也应认真分析辨别。《内经》在论述审察病机时提出"有者求之""无者求之"。

对于"中气不足，溲便为之变"，《内经》虽未出方，但已为后人提示治疗的方向。后世医家对中焦脾胃气虚所致之大小便异常等症，多采用补中益气之法，代表方为"补中益气汤"。此方用参、术、芪、草等调补脾胃，用升麻、柴胡以升下陷之阳。脾能健运，自能斡旋上下而清浊升降亦自然恢复正常，故此方兼有通、涩、开、固不同的作用，有人称之为"双向调节"。双向调节这一概念，用以说明补中益气汤的作用是无可非议的，但补中益气汤之所以能双向调节，还是要以中气不足证为前提。缺乏这一前提，认为补中益气汤对所有尿癃、尿频、便泄、便秘都能双向调节，就会造成贻误。

脾虚腹泄，用补中益气之法，本属常见，兹举运用补中益气汤治疗因中气不足所致的尿癃、尿频、便秘三证，例案三则如下。

杨某，男，47岁，因长期坚持夜间工作，又兼饮食营养不佳，遂渐见头晕心悸，健忘失眠，偶因伤食出现苔浊、腹泻、尿短等症，医予芳香醒脾利湿之剂，苔退舌净，大便已调而小便仍短涩不爽。经某医院诊断为前列腺炎，迭进萆薢、瞿麦、木通、车前子等品，小便仍点滴难通。兼见倦怠懒言，舌淡脉弱。此例原为东垣所谓饮食劳倦伤脾之证，偶然出现苔浊尿短，经清利后已苔退舌净，再予清利，足以致脾虚气陷，此时虽癃，非补脾升陷不可，予补中益气汤两剂后小便渐通，7剂而诸症均退。

潘某，女，50岁，素有小便频数之症，予六味地黄汤可稍减，但反复发作，发则腰部酸痛，尿急尿痛。某医院诊为肾盂肾炎，长期用苦参、柏皮、车前子、瞿麦、萆薢等清利之剂，急痛发作虽有减少，但尿频日渐增加，深以为苦，在滋肾剂中加益智仁、五味子、瓦楞子等品亦无效。并见食少腹胀倦怠，舌淡脉弱等脉症。此例因久用清利之品伤其中气，气虚下陷之证已经明显，故滋肾固涩无济于事。连服补中益气汤十余剂，泄止食纳转佳，小便逐渐恢复正常。

叶某，男，46岁，因长期便秘，初用麻仁丸有缓通之效，继用无效，用泄下药只能求通于一时，并见食纳减少、腹胀、神疲懒言、口淡、舌质白、脉弱无力。此例虽便秘，大便并不干结，亦无燥渴之苦，实属气虚无力运送所致。予补中益气汤加当归，十余剂后，排便困难逐渐减轻，自后每两日可大便一次。

所谓理论联系实际，就是说临床上观察和分析问题，都需要以中医的理论为指导。在病情复杂、病位难以确定的情况下，要根据"脏腑相关"的理论，运用辨证逻辑的思维方法由此及彼进行推理。本文只是举溲便为之变属于中气不足之证为例，类似这样的证候，都可仿而行之。

伤寒四逆散的运用①

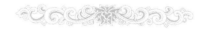

《伤寒论》治厥证有四逆汤与四逆散两类方剂。诸四逆汤，多见于少阴篇，为阴寒厥冷之证而设，属补火回阳之剂，四逆汤见证有内竭外脱（症见恶寒肢厥、脉微细，下利清谷而汗出不止）与上厥下竭（症见肢厥气喘、额汗出而下利不禁），两证之分，均可用四逆汤补火回厥；四逆散属柴胡类方，见于厥阴篇，为阳热内郁所致恶寒肢冷之证而设，属宣通疏散之剂，由于阴阳格拒，亦可表现为内外格拒、上下格拒两证，故亦可通用四逆散以疏通阴阳。兹举用四逆散两证为例。

【病案一】　陈某某，女，45岁，职工。起病头晕呕恶，胸闷食少，四肢困倦乏力，时觉背部恶寒，月经量逐渐减少，医者先用四物汤加胶、

---

① 本文原载于《新中医》1991年第8期。

艾及六君子汤等方无效。食纳虽减而肌肉丰裕如故，背恶寒并发展为全身怯寒，虽盛夏六月，亦常拥衣自护，少汗出，入秋即拥重棉。医以为脾肾阳虚，并进姜、术、桂、附及鹿茸等味，病终不愈。续见头晕重不起，胸满腹胀，虽嘈杂似饥而不能食，口苦渴喜热饮。诊之：舌苔白黄而滑，脉沉弦。参合脉证，为痰浊阻滞，表里阴阳格拒所致，虽怯寒经久不解，并非真冷之证。用四逆散合温胆汤加白芥子，连服 10 余剂，只头部稍觉清爽，饮食和增而已，怯寒仍旧，再坚持用原方半个月，渐有烦热汗出之感，怯寒逐渐减轻。再用原方加粉葛、桔梗，遍身汗出。怯寒遂罢。后因经闭少腹时感隐痛，予当归贝母苦参丸加茜草、泽兰，2 个月后，月经恢复正常而愈。

【病案二】 贺某某，男，54 岁，干部。患风湿性关节炎久不愈，五心热，腰与下肢酸冷作痛，初服独活寄生汤。冷痛稍减，继服不但无效，而冷痛反而加重。医者再予桂枝芍药知母汤，冷痛亦不解，并见口苦咽干，舌苔微黄而滑，脉沉细。此例上焦热象毕露而下肢冷痛不解，实属上热下寒，为上下阴阳格拒，上热是真，下寒是假。系审证用药的关键。用吴茱萸，研末醋调敷足心涌泉穴以引热下行，连敷三夜，下肢冷痛明显减轻，小便黄而短少，大便溏而不爽，真热假寒之象已露，再予四逆散加川牛膝、豨莶草、忍冬藤、木防己、晚蚕沙，连服半个月，下肢冷痛遂罢，上热下寒诸症亦随之消退。

《内经》谓"升降出入，无器不有"，说明人体的气无处不到，但分化为阴阳营卫清浊之气，应各行其道不能相悖。气的升降出入失常，究属虚寒之，或为阳热之闭，是辨证的关键，只要辨明寒热两证，虽见证有表里、上下之分，均可异证同治。根据气的升降出入之理，汇参仲景全书，用四逆散疏通表里、上下，乃从用四逆散得到启发。

欧阳锜临床治验选录^①

（欧阳剑虹整理）

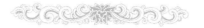

一、感冒重症

翁某某，男，45岁，农场干部。春节后发病，恶寒发热，头剧痛，项强转侧不便，周身关节痛，咳嗽，呕吐，胃脘痛不能食，连进香苏散加味非但无效，且日渐加重，并见不汗出而心烦失眠。送某医院治疗，诊断为支气管炎，急性胃炎，风湿性关节炎，神经衰弱，并疑为结核性脑膜炎。病人不愿住院，特来就诊，察其舌苔白润，脉沉细数。询其致病之由，由于去冬兴修水利，常身劳汗出，衣里冷湿，寒湿久郁不解，兼之病人素有咳喘、胃痛之患，积劳之余，诸病并起，加以疏散不力，故病情日趋严重。投以九味羌活汤去生地黄、黄芩，加麻黄、杏仁、桂枝、葛根。服1剂烦益甚而脉转浮数，再尽2剂，微似有汗，身痒如虫行皮中，3剂后，始大汗出，热退而恶寒身痛逐渐消退，再用桂枝汤加黄芪、防己、薏苡仁调理半个月，始愈。

按：此证虽起病半个月，而头项强痛、恶寒无汗等伤寒表证仍在，虽见证多端，总由汗不出而致，非外内合邪之证。《伤寒论》不汗出而烦躁用大青龙汤，取麻、桂、石膏同用。此证既无口渴而舌苔始终白润，故用九味羌活汤去地、芩，并加麻桂以增强发汗之力，结果大汗出而病情逐渐缓解。病重必药病相当，始能建功。

二、感冒轻症

左某某，男，39岁，机关干部。病人素有结核病，体质较弱，常有咳嗽、心悸、失眠之患。一次因公外出，途中感冒后，上述诸症亦相继出现，某医院诊断为支气管炎、神经衰弱，住院半个月，出院后仍精神不振，食纳不佳，日渐消瘦，自觉手心热，失眠、盗汗，又疑为结核病复发，用异烟肼、链霉素，亦无效。就诊时，自诉有时仍项强不适，增衣则觉烦热，去衣则感发寒。苔白，脉微数。此证仍为表邪未罢，因初感时，失于疏散外邪，而是见咳即止咳，见失眠即安神。予柴葛解肌汤加减，3剂后，遍身汗出，精神清爽，饮食起居亦逐渐恢复正常。

① 本文原载于《湖南中医杂志》1990年第6期，1991年第1期。

按：此例说明临证时明显之寒热外证易辨，不明显之寒热外证应细心体察。亦说明治病不分标本，见病治病，虽小病亦可使迁延日久不愈。

三、蛔厥

何某某，男，39岁，农民。起病时上腹剧痛，自觉气上冲胸，呕恶不已，口苦，苔黄厚。剧痛时手足厥冷，饮食不下。但其痛乍有轻时，连续3天，脉见沉细。某医院诊断为胆道蛔虫病，因其痛而致厥，辨为蛔厥，予乌梅丸。初服痛缓，继而痛更剧，厥更深，反复频繁，并见目黄，小便短黄，腹胀便秘。予四逆散加槟榔、川楝子、郁金、茵陈、厚朴、大黄，2剂后，大便得通，痛止厥回，渐能进食，再予原方去大黄，5剂而愈。

按：蛔厥证，有因脏寒致厥，有因痛而致厥，前者宜乌梅丸温中安蛔，后者宜驱蛔定痛。本例属后者，况且兼有苔黄、尿黄、口苦等内热证，故非乌梅丸所宜。

四、青鱼胆中毒

郭某某，男，60岁，服装厂技师。因常年每值暑月，痈疖丛生，深感不适。听说鱼胆清热解毒，可以预防痱疖。春节后连服2个青鱼胆，过时即腹痛，呕吐，烦躁不安，送某医院抢救，经采取各种措施，病情日趋严重，逐渐出现呕恶不已，小便癃闭，全身发黄，神识不清等肝肾功能损害症状，医曾予茵陈五苓散加绿豆衣、金银花，病势稍缓，旋又增剧。遂于原方去术、桂，加建菖蒲、郁金、丹参，并磨服玉枢丹。当时走遍长沙市，未购得玉枢丹。嗣后设法电告在京亲属，从达仁堂购得此药，托当天民航带回长沙，当晚服药，次日神识稍清，小便渐通，连服5天，诸症悉退，遂得转危为安。

按：本例急救，用一般清热利湿解毒之品无效，经增减原方并加玉枢丹而效果显著。玉枢丹又名紫金锭，为中医传统急救良药，具有解毒开窍、清热利尿等综合作用，既可内服，又可外用，用途较广。从此例亦说明中医治疗急症，传统有效的急救药不可不备。

五、胆囊炎急性发作

张某某，女，41岁，机关干部。患慢性胆囊炎已3年，发作渐频，发时胆绞痛，呕苦，尿黄，用回逆散加郁金、鸡内金、茵陈、川楝子之属，可迅速获得缓解。此次发作在久痛之后出现，脉沉细，肢冷，并感怯寒，医以其类似吴茱萸汤证，予吴茱萸汤，初服痛稍缓，旋即剧痛难忍，呕恶不已，脘腹胀满拒按。察其证虽肢冷，脉沉细，而苔仍黄腻，小便短赤，大便秘结，仍予四逆散合大黄牡丹皮汤加茵陈、郁金，大便得通，泄后痛减，肛门灼热，厥回汗出脉转弦象。2剂后减大黄，尽5剂，病情始完全缓解。

按：此例因急性发作，未及时疏解清利，兼之久痛，络气不通，热郁于内，格拒阴气于外，故外现肢冷怯寒，脉沉细等假象。已误于温燥而症见满痛拒按，知热郁血瘀，非疏利剂中配以泄热止痛之品难获速效。

六、慢性肝炎

姜某某，男，55 岁，机关干部。患慢性肝炎，肝脾大，检查血小板长期为（50～60）×10^9/L，疑为早期肝硬化。面色暗晦不泽，形体消瘦，常腹胀便溏，四肢倦怠，肝区隐痛，食纳不香，口苦渴，苔黄厚而舌质紫暗，脉弦细。医多宗"治肝补脾"之法，长期以归芍六君汤、香砂六君汤交替使用，病迁延两年多未愈。改用疏肝和血为主，稍佐理脾助化之品，用四逆散加郁金、茵草、扁豆、薏苡仁、麦芽。坚持服用 50 多天，黄苔渐退，肝痛、口苦、腹胀等症消失，精神食欲好转，血小板上升到 $100×10^9$/L 以上，肝脾亦有缩小。

按：《金匮》治肝补脾之法，原书明确提出"肝虚则用此法，实则不再用之"。本例虽有腹胀便溏、四肢倦怠等"脾虚"现象，但同时具有肝痛、口苦、脉弦等脉证，且舌质紫暗，面色暗晦，有肝郁血虚之证，实肝病累脾，属肝实而非肝虚，故疏肝较补脾疗效为佳。

七、前列腺炎

钱某某，男，41 岁，化工厂干部。素患遗精，小便常余沥不净，一次冒暑远行，小便短涩不利，茎中刺痛，经清利后已解。续因遗精未止，又服封髓丹、肾气丸之类，又见小便点滴不通，胀闷难忍，某医院诊断为前列腺炎，用八正散加减，服 1 周后，虽小便通利，自后常觉尿意不尽，尿后如米泔，点滴不禁，深以为苦。医以其遗泄过多，兼有腰膝酸软等症，仍用封髓、补肾气等温补固涩之剂，病情日益增剧。察其色面黑而悴，诊其脉沉细而数，舌质深红，苔黄黑，予草薢分清饮去益智仁，加苦参、小蓟、蚕沙、海金沙、车前子之属，服 3 剂后，小便渐通，尽 10 剂，小便始畅。再用上方去苦参、海金沙加白茅根、鲜芦根，连服 10 剂，黄苔退净，但尿后仍有余沥，仍用草薢分清饮全方加金樱子、女贞子，两个月后始恢复正常。

按：阳盛之年，遗泄之症，多因相火妄动，精不能固所致，遗泄之后，败精停蓄，清浊不分，当分清导浊，不宜妄用温补固涩。此例两次误于温补固涩，致病情一再加重，非较长时期分清导浊不为功。但清利后，苔退舌净，仍有余沥，又当稍佐益智仁、金樱子以事收涩。

八、风湿性关节炎

黄某某，女，43 岁，船厂工人。患风湿性关节炎多年不愈，每年春

临床经验

夏之交必发，发则四肢关节肿痛，活动受限，并见心悸气促，小便短少。初发时，服麻桂羌独等祛风湿药（包括药酒）尚能缓解，后出现心悸气促时，服之更觉心怔不宁，五心热，汗出，关节痛亦有增无减。诊其脉细涩而数，舌质紫暗，改用活血祛风，通络缓痛，取治风先治血，血行风自灭之意。方用当归尾、续断、丹参、牡丹皮、桑枝、钩藤、忍冬藤、络石藤、豨莶草、防己、蚕沙等味，坚持1个多月，关节痛逐渐缓解，四肢活动逐渐恢复正常，烦热，怔忡，气促等症相继改善。自后诸生对关节痛病人用一般风湿药无效，改用此方，亦多能取效。

按：痹病日久，风寒湿表证已不存在，麻、桂、羌、独等辛燥之品自非所宜。痛久入络，络气不通，自当活血祛风，通络缓痛。陈修园在《时方妙用》中亦提到久痛入络，用柔润熄风法。上方亦即柔润熄风之类。

九、骨质增生病

武某某，男，47岁，机关干部。胸、腰椎多处骨质增生，腰背长期作痛，活动不便，逐渐下肢瘫痪，步履维艰。因食后活动少，消化阻滞，胃痛发作，兼见腹胀，饱嗳，吞酸等症。痼疾加新病，痼疾非旦夕所能速效，新病不除，药食难下一，病疾亦可无法望其治愈。先予二陈汤加海螵蛸、六曲、枳壳、白芍之属，半个月后，胃痛止，饮食正常。再按治"骨痹"之法治之，处方用虎骨、龟甲、蝉蜕、威灵仙、骨碎补、没药、乳香、白芍等八味作为散剂，长期服用。除感冒、胃痛时暂时停药，坚持4个多月，腰背痛逐渐减轻，能扶杖行走。嗣因母故，带药回山西奔丧，半年后回湖南，已步履如常人，仍坚持服药1年之久。后经X线照片复查，虽胸椎畸形无改变，但迄今10余年未复发。自后此方传与其他几个骨质增生病人，均获得同样疗效。

按：骨质增生病，属"骨痹"之类，中医已早知其病在骨，故组方用搜风壮骨之虎骨、龟甲、威灵仙、骨碎补之属为主，辅以活血缓痛之蝉蜕、白芍、乳香、没药等味，获得预期效果。此例取得疗效，还贵在坚持与正确处理病疾与新病之关系。

十、舌上淋巴瘤

陈某某，男，46岁，药材公司职工。患舌上淋巴瘤已1年，舌体逐渐凸肿，红绛无苔，转动不灵，进食困难，双颊亦感胀痛，有时痛引起头部两侧，妨碍睡眠，深以为苦。并有心烦口渴，尿黄赤等症。予导赤散加夏枯草、天葵子、紫草、浙贝母等凉血清热，软坚散结之品，连服50多天，舌上肿处逐渐缩小，转动较灵活，头项部痛亦缓解。但继见食欲减退，脘胀不适，予酵母片、保和丸之类，仍腹胀食少，而且胀满以午后及上半夜为甚。察其舌已由红绛转为淡红，并感口淡，多涎唾。此血热已尽，中寒复起之候，改用理中汤少加桂枝，3剂而食纳转佳，5剂而胀满全消，随以异功散加生地黄、丹参以善其后。

按：《内经》谓，"先病而后中寒者治其本"，此证从舌质红绛转为淡红，午后胀甚，断为脏寒生胀满而非食滞之满，故改用理中以治其本。虽前证系心火血热所致，改用温补亦未引起复燃之害。

十一、甲状腺瘤

周某某，女，42岁，纺织厂工人。平时性情急躁，近月月经错乱，并有头晕眼胀，心忡，腰腹痛等症，经予平肝调经之剂，诸症逐渐消退。继而咽喉部左侧出现核桃大肿块，质软，边缘不清。某医院诊断为甲状腺瘤。病人顾虑重重，疑为癌症，但又不愿手术治疗。就诊时体质尚可，舌苔滑，脉弦，有时烦躁不安。因肿处按之软而皮色不变，处方用二陈汤加白芥子、礞石、蛤粉、浙贝母、枳壳、郁金等祛痰散结之品，服10剂，肿块明显缩小，尽30剂而完全消失。自后辗转将此方介绍与甲状腺瘤病人，凡慢肿质软者，用之多验；肿块界限明显，质地较硬者则无效。

按：肿处边缘不清，按之软而皮色不变，属痰核流注之类，故用祛痰散结之法，以治有痰核表现的甲状腺瘤，取得满意疗效。痰在皮里膜外，非芥子不除，扫除顽痰，礞石较他药之力尤胜，上方二药在所必用。

十二、晚期食管癌

涂某某，男，44岁，起重机械厂工人。患食管癌已半年，目前食饮难下，胸痛，便结，烦躁异常，舌红、苔黄厚。用开关散（乌梅炭、硇砂、硼砂、青黛等组成）几次后，癌组织坏死脱落，食管渐通，稍能进牛乳、稀粥之类，但维持时间不长。渐见舌苔花剥，并觉胸部灼热疼痛，时欲饮冷，再用开关散，则剧痛难忍，痛不欲生。遍查方书，发现有冷涎丹能开关，并适合本证。其方取蚰蜒洗净，同冰片包在荔枝肉之内，以线扎紧，待化水流出后，即缓缓嗞下。病人服后胸部有凉爽感，即能开关进食。试之果验，胸部热痛亦有明显减轻。自后处方用生地黄、大黄、蒲黄、旋覆花、赭石、白及诸药浓煎成汁，再入冰片溶化，每日嗞6～8次。半个月后，舌苔渐生，稀软食物能缓缓吞咽。竟使其生命延至一年以上。

按：治食管癌用开关散，本为中医之传统疗法。但如何开关，亦当辨证用药。本例初用强碱性药物有疗效，继用则灼热疼痛难忍；后据灼热欲冷饮而改用冷涎丹开关，继续获得疗效；再根据舌苔花剥情况采用生地黄、大黄等凉血养阴清热之品制成嗞服剂，终于使病人减轻痛苦，生命得以延长。

十三、晚期肺癌

周某某，男，57岁，文教干部。患右肺周围型肺癌，活检为鳞癌，因肿块较大，不能手术。就诊时，已咳喘、痰血、胸痛半年多，逐渐消瘦食少、倦怠乏力、自觉无力以动，动则咳喘更甚，医以其证似"肾不纳气"，予都气丸作汤服，服后更感胸闷、胸痛、痰稠不易咯出，剧咳则咯血。因思呼吸喘促，动则更甚，有属于久咳肾气不摄者；亦有因晚期肺癌其肿块压迫气道，即由于肺中有积、肺气被阻者，本例应属于后者，亦即《难经》所谓"肺之积，名曰息贲"之类。遂用泻白散合葶苈大枣泻肺汤加黄芩、橘络、瓜蒌壳、蒲公英等清热消肿、降肺通络之品。5剂后，胸痛大减、咳喘渐平，精神食欲转佳。改用大半夏汤调理。病情稳定，但两个月左右又反复1次，反复时仍采用上述清热降肺之法，可使其缓解。如此两年后，出现舌苔光剥，终致不救。

按：晚期肺癌，因癌组织坏死，引起周期性自身感染，常反复出现热毒、阴虚证候，及时采用清热降肺之法，故能减轻痛苦，延长生存期。舌苔光剥，阴液消耗殆尽，已无生机。

十四、胃脘痛

杨某某，男，45岁，砖瓦厂工人。病人素嗜酒，长期在高温车间工作，又兼饥饱不时，久之遂成胃病。一次胃痛发作，已数日不止，辗转不安。察其脉症，心下灼热疼痛不可按、口渴尿黄、便溏不爽、呕恶、食不下、口中秽气逼人，舌苔黄厚腻，脉滑而数。检视前医处方，率多陈皮、木香、香附、良姜、枳壳之属。遂予小陷胸汤：半夏、黄连、全瓜蒌三味，连服5剂，痛遂止，苔退后渐能进食。自后每发，自用此方二三剂，即可缓解。病人附近有人患胃痛，服他药不效，转用此方而愈者亦不少，因此号称胃痛三味方，广为流传。

按：痰热互结于中上二焦，用小陷胸汤，实属药简用宏。《伤寒论》所谓小结胸证"正在心下，脉浮滑，按之则痛"。实即指胃痛之属于热证者。既属热痛，一般辛温行气散气之品，自非所宜。

十五、腰背冷痛

张某某，女，39岁，机关干部。自诉腰背冷痛已多年不愈，虽盛夏五六月时，腰背不时有冷感，形瘦肢冷，脉沉细涩，舌紫暗。诉长期用温补督肾之药无效。继而月经量少不畅，色紫黑、经行时少腹痛，腰背冷痛尤为明显，经后可稍减轻。根据其腰背冷痛与月经周期有明显关系，结合舌质、脉象，断定此证为血海瘀阻、表里气血不通所致。予四逆散加川牛膝、蒲黄、泽兰、甘草、当归尾、白芥子之属，连服半个月，腰背冷痛有所减轻，经来较畅，色量正常。自后每月经前再服15剂，连续3个月而愈。

按：《金匮要略》载：心中有留饮，背寒如掌大，以苓桂术甘汤去其留饮而冷自消失；血海有瘀积，腰背亦局部作冷作痛，以疏肝活血之剂祛瘀通经而冷痛自除。证不同而理则一。盖冲任督三脉起于下焦，同出一源，瘀在血海，冷痛在腰背，证非下元虚寒，故温补无效。

十六、下肢弛缓

谭某某，女，31岁，纺织工人。因结扎后，脚软，偶感腰痛不适，四处求医，迭进滋补肝肾、益气养血之剂无效，反而双下肢逐渐弛缓，步行困难。自诉头晕不支，胸闷腹胀，呕恶不欲食，察其形不瘦而苔滑，脉虽细涩，重按之有力。处方用二陈汤加枳实、葛根、白芥子、六曲之属。3剂而胸腹舒适，食纳有增，7剂而头目清爽，步履恢复正常。

按：此例起于妄自猜疑，乱进补益，以致脾气被困，湿浊壅滞，经气不荣。弛缓源于湿痰所阻，而非本质自虚，故以祛痰为主，佐以理脾助化之品，浊痰去则脾运自复，气血营运正常而痿弱自起。此例可为病人要求进补，医者轻信病人主诉者戒。

国际交流

从伤寒辨证探讨以症定量问题^①

辨证定量，证有没有量，如何定量？这是当前发展中医一个关键性的问题。辨证所凭据的是症状（包括舌苔、脉象）。辨证定量，当然不能脱离症状而求其他，也就是要以症定量。《伤寒论》为方书之祖，辨证之经典。论中不但症状和某些证候有量的意义和概念，并显示出证与证之间的质量变换关系。因此，从《伤寒论》辨证方法中探求如何以症定量是可以得到启发的。

一、《伤寒论》 辨证分主次与辨证定量

仲景之所以成功地总结了当时治疗热病的经验，提出六经辨证方法，是与仲景运用正确的思维方法分不开的。仲景把大量的个别经验包括教训进行分析、归纳，使之条理化、系统化，使经验上升到理论，形成严密的六经辨证体系，用以指导治疗，为后世辨证施治树立典范。仲景在认识实践的过程中，能运用分析、归纳、综合、演绎几种推理形式，不断把认识引向深入，因而产生了由对症下药过渡到辨证论治的飞跃发展。对症下药的个别经验，只是认识事物的个性，个性必须通过分析、比较、分类、归纳，从中找出共性，才能认识到疾病中具有共性的证候。以热病常见的发热为例：伤寒表证发热，"头痛……身疼腰痛，骨节疼痛，恶风（应作'恶寒'），无汗而喘"；阳明里热证发热，"大汗出……大烦渴不解，脉洪大……"；阳明湿热证发热，"头汗出，身无汗，齐颈而还，小便不利，渴饮水浆"；阳明里实证发热，多见"潮热""汗出不恶寒""短气腹满而喘""手足濈然汗出……大便已硬……"等，都是已经从一些症状中找到了它的共性，故治疗就不只是针对个别症状，而是要"观其脉证，随证治之"。伤寒表证发热，用麻黄汤发汗退热；阳明里证发热，用白虎汤甘寒清热；阳明湿热证发热，用茵陈蒿汤清利湿热；阳明里实证发热，用苦寒之承气汤泄热，都已突破了见热治热的对症下药。辨证要凭据症状，每一个证要由几个能反映疾病本质的症状所组成。具体到某些证候中的所有见证，有的能反映本质，有的不能反映本质，《伤寒论》所指"热盛厥深"的热厥证，"面赤戴阳，身有微热"的假热证，现象与本质恰好相反。所以，只

---

① 本文原载于《新中医》1991 年第 1 期。

有通过个别症状比较、归纳，找到某些症状的共同本质，才能确定一个证候，也才能采取相应的有效措施。

《伤寒论》各证所列举的症状，都是能反映疾病本质变化的症状，一些非本质反映的症状一概不予并列。这就避免了辨证上主次不分、用药本末倒置。主症既由疾病本质所决定，多一症少一症则不仅是数量上的变化，实际上就是质变。例如呕吐一症，伤寒表证，"或已发热，或未发热，必恶寒身痛呕逆，脉阴阳俱紧……"此证呕吐，因外邪所扰而致，呕吐并非主症，故只用麻黄汤发汗解表，其呕自止。表邪传里，"……六七日，发热微恶寒，支节烦疼，微呕，心下支结"。此证寒热身痛未罢，并见心下支结而呕，则为表里俱病，呕吐、心下支结均应视为主症，治此，用柴胡桂枝汤表里双解，着重配合黄芩、半夏清热和胃、降逆止呕。由于古代历史条件的限制，认识疾病只能凭依症状，而相同症状常可出现在不同证候中。从辨证必须分主次来看，每一症状出现于不同证候中就有着不同的地位和分量。由此可以看出，辨证分主次与辨证定量具有一定关系。一个证候的定量，就是要抓住证候中起决定和主导作用的主症，只有与疾病有本质联系的主症才有量的意义。

二、《伤寒论》中六经辨证之间的质量变换关系

《伤寒论》把外感热病所见各证按三阳（太阳、阳明、少阳）、三阴（太阴、少阴、厥阴）六经分为六大类。这样不但便于分析各种证候的发病部位和性质，而且便于掌握六经合病、并病及传经、直中等传变规律。仲景著《伤寒论》之所以取得这样的成就，一是抓住了各种证候中可以定量的主症，二是掌握了外感热病过程中的质量变换关系。《伤寒论》辨证，虽然没有提出明确的量，从某些证与证之间的质量变换关系来看，在一定程度上也反映出量的概念。

《伤寒论》所指阴证、阳证，以"发热恶寒"属阳、"无热恶寒"属阴为总纲。

伤寒表证恶寒，多兼无汗；表证得汗，则恶寒即可自罢，或在程度上减轻为恶风。恶风汗出，是否仍属表证，则以身痛或头痛为辨。如"脉浮，头项强痛而恶寒"为太阳病。"太阳病（仍有头项强痛），汗出恶风，脉浮缓者"为中风。"太阳病，或已发热，或未发热，必恶寒体痛呕逆，脉阴阳俱紧者"为伤寒。以上说明恶寒或恶风、无汗，身痛或头痛诸症在风寒表证中占有一定的分量。

伤寒发展入里，正能抗邪，邪正交争于半表半里，外则寒热不罢，内则妨碍消化。如"伤寒五六日，中风，往来寒热，胸胁苦满，默默不欲饮食，心烦喜呕"，腹胀、不食、呕逆三症，在里证中占有一定分量。但恶寒未罢、寒热往来，表证仍在，虽只一症，也有一定分量。

伤寒入里化热，虽汗出而热不退，热盛伤津则口渴，热结肠胃则大便硬结。如发热"大汗出……大烦渴不解，脉洪大"，"潮热，大便微硬"，或"腹大满不通……"汗出后，如无恶风恶寒、身痛、头痛等症，则表证已不存在。汗出而热不退，兼有口渴、便结，诸证在里证、热证中都占有一定的地位和分量。

三阳经所见各证，由于抓住了一些有分量的主症作为辨证依据，故具体对待某一证候究竟在表在里，属寒属热，或表里寒热夹杂，不但可以准确地推断出来，而且能得出明确的址的概念。如"太阳病，得之八九日如疟状，发热恶寒，寒多热少（原文误作热多寒少），其人不呕，圊便欲（同犹）自可"。多与少，虽然不是精确的数量，但有明确的量的概念。这种多少概念，就是根据一些有分量的主症分析出来的。外感热病初期，发热恶寒如疟状，从其人不呕，排除病不在少阳；圊便犹自可，排除病不在阳明。这就说明病邪仍然停留在太阳病阶段，仍属寒邪在表，并未入里化热。如果抓不住各证与疾病有本质联系的主症，弄不清证与证之间的质量变换关系，是无法做出"寒多热少"的结论的。

伤寒病传三阴，由于阳虚寒盛，多见恶寒、厥冷。如阴证转阳，则可出现发热。故伤寒病后期就是以发热、厥逆两个主症来分析人体阴阳消长变化的。如"伤寒，厥四日，热反三日，复厥五日，其病为进。寒多热少，阳气退，故为进也"。伤寒病入三阴，其预后如何？要看正气能否来复，阴证能否转阳而定。转阳的标志是发热。这种发热，只是暂时出现的"矫正"现象。如果厥逆日数多于发热，则为正不胜邪，预示病情仍有发展趋势。寒热的多少，决定于发热、厥逆两症。故发热、厥逆两症从反映阴阳本质变化的关系来说，也具有量的意义。

从以上引证的《伤寒论》原文来看，可知《伤寒论》辨证对每一个证都能透过个别症状，掌握到有关症状的内在联系，因而对每个证所列举的症状都可以作为定量的依据。例如：阳明里热证，其证大热、大渴、大汗，后世称为白虎汤三大症。因伤寒入里化热，里热极盛，故大热；热盛汗出不已，故大汗；热盛津液大量消耗，故大渴。三症是有联系的。辨证定量，就是要抓住既能反映疾病本质而又具有内部联系的症状，不能单以一个症状的严重程度而定。某一症状的轻重程度不同虽然也有量的概念，但个别症状有时很难反映出一个证候的共性和本质。就以"发热"来说，伤寒表证发热，有时也可出现大热，但这种大热必然无汗，得汗即可下降。《素问》所谓"体若燔炭，汗出而散"，秦伯未先生认为此条系伤寒误入伤暑条，实际上就是指伤寒发热。所谓"大热"一症，在伤寒表证中并不占有一定的地位和分量。再从"口渴"来说，里热极盛，热在气分，多见大渴引饮；热邪传入营分血分，病情虽然加重，而口渴的程度反而显著减轻，这说明口渴一症，在热病中必须联系其他症状才能确定它的分量。由此也可以看到，从一个症状着眼联系其他症状来以症定量，必须从证候的所有症中抓住一些与疾病本质有联系的主症才能作为定量的依据。

三、《伤寒论》 辨证以症定量的基本方法

临床所见证候往往是错综复杂的，静止的、孤立的一个证候不与他证相涉是很少见的，故辨证既要对当前的证候做出判断，又要掌握当前证候的来龙去脉。辨证定量，也要分析疾病客观过程的表现，分析过程和表现中各个可以定量的主要症状，抓住主症和疾病的本质联系，撇开那些非本质反映的次症，这样，才能把复杂的辨证问题条理化、系统化。《伤寒论》六经辨证方法，不但对当前的证候可以定量，并随着证候的转变，定量也可以做出相应的改变。如"伤寒一日，太阳受之，脉若静者，为不传也；颇欲呕，若躁烦、脉数急者，为传也"。"伤寒二三日，阳明、少阳证不见者，为不传也。""太阳病，十日已去……设胸满胁痛者，与小柴胡汤；脉但浮者，与麻黄汤。""伤寒三日，三阳为尽，三阴当受邪，其人反能食而不呕，此为三阴不受邪也。"呕吐、胸胁满痛，为少阳病主症；躁烦，为阳明病主症。这些症状都可以作为辨证定量的依据。伤寒病初期，没有出现这些症状，不论日数多少，病邪仍然留滞在太阳阶段。若在恶寒、头痛的同时，出现胸胁满痛等具有量变的症状，为病已转成少阳。伤寒传经，一日一传，不过是举例而已，究竟传与不传，还要从证候的变换关系来看。所以，没有出现"腹满而痛、食不下"等可以定量的太阴症状，"其人反能食而不呕"则为"三阴不受邪"，病邪仍然留滞在太阳阶段。

临证如果抓不住可以定量的症状，明确各证的质量变换关系，遇到病情复杂的证候，则将技穷束手。如"得病六七日，脉迟浮弱，恶风寒，手足温，医二三下之，不能食而胁下满痛，面目及身黄，颈项强，小便难，与柴胡汤，后必下重；本渴而饮食呕者，柴胡汤不中与也。食谷者哕"。仲景此条虽然从总结经验教训出发，但也充分说明在证候转变过程中，定量必须随时做出相应的改变。此证前段误在用下法，下后仍有颈项强、胁下满痛，没有从小便难、身黄、饮水则呕等脾虚饮停之症看出病已转到太阴。脉迟弱、饮水则呕、小便难、身黄，为太阴病、水饮病的主症。这些症状都是可以作为辨证定量的依据的。证之未下前就脉迟浮弱，虚象已露，下后再与小柴胡汤，则虚象毕露，产生气虚下坠及进食即呃逆的后果。由此也说明临床遇到错综复杂的证候，以症定量，还必须注意到量随症变。《伤寒论》之所以能反复经受实践的检验，成为古今中外推崇的经典，就在于它能从各证所有见症中抓住与疾病本质有联系的、可以作为定量依据的主症，并摸清了证与证之间的质量变换关系。

辨证定量，是当前中医提出来的新课题。如何定量，也在从多方面进

行探索。《伤寒论》辨证虽然没有明确提到定量问题，但根据《伤寒论》的思维方法，从伤寒各证所列症状及证与证之间的质量变换关系来看，不但各证所列症状具有量的意义；某些证并提到量的概念，尤其是在证候转变出现错综复杂的情况下，可以看出量随症变。所有这些，对于如何以症定量提供了广阔的思路。当然，辨证究应如何定量，是否一定要以症定量，是否只有与疾病本质有联系的主症才能有量，还可进一步研究。如果可以按照上述设想来定量的话，《伤寒论》的辨证方法是可以效法的。

求衡是中医临床思维的核心①
——在亚细安第三届中医药学术大会上的报告

　　求衡是中医临床思维的核心，内容虽是中医常用的理论和经验，但这里是从思维方法的角度来讲的。现在有的科学家把思维科学与其他自然科学放在同等位置相提并论。我国中医药教育，近年来也专门设置中医辨证法的课程，着重讲辨证思维，说明医学和科学工作者对研究思维方法已经高度重视。中医认识和处理疾病，不但运用形式逻辑，而且在理性认识过程中，把辨证思维渗透于其中。辨证思维方法，不是把本来联系在一起的各个环节隔离开来分析研究，而是在客观运动各个层次上，从不同广度和深度上揭示客观形式彼此间的辨证关系。中医把形式逻辑与辨证逻辑结合起来运用，已形成具有中医特色的理论思维，在思维方法上是成功的。中医之所以能不断得到发展，是与其运用正确的理论思维分不开的。求衡理论，只是中医临床的思维方法之一。

　　中医经典《黄帝内经》所谓"谨察阴阳所在而调之，以平为期"是指中医诊断和治疗的基本原则。这一原则的主导思想，是从保持相对平衡出发的。在各种致病因素的作用下，人体内环境和外环境受到干扰或破坏，可从多方面、多层次反映出种种不平衡现象，如何求得平衡？是中医临床必须思考的问题。因此说求衡是中医临床思维的核心。

　　临床上出现种种不平衡现象，若症状表现单纯，对立面比较明显，只需按一般固定的辨证公式进行考察；若症状表现错综复杂，对立面的透明度不够，则当结合由此及彼、去伪存真的辨证方法进行推理。通过辨证都

　　①　本文原载于《湖南中医杂志》1990年第1期。

能较准确地找到其不平衡所在，从而采取有效措施，达到恢复平衡的目的。所以求衡的思维方法贯穿在诊断和治疗的全过程。具体应分为正面求衡、直接求衡、反面求衡、间接求衡法。

四种求衡方法及其具体应用，举例介绍如下。

一、正面求衡法（表14）

表 14 **正面求衡法举例**

由外邪性质、邪正盛衰不同产生的证候		从正面采用的平衡方法		常用方药
寒证	外寒：恶寒、发热无汗、头痛身痛	以热治寒	辛温发散	麻黄汤
	内寒：恶寒踡卧、四肢厥冷、二便清利		温补回阳	四逆汤
热证	表热：头痛发热、汗出、口渴	以寒治热	辛凉解表	银翘散
	里热：身热汗多、口渴引饮、尿黄便结		苦寒清热	凉膈散
虚证	脉细、皮肤冷、短气不足以息、大小便失禁	虚者补之	温补脾胃	理中汤、四逆汤
实证	脉大，皮肤发热，腹胀满、大小便不利，心烦目不暝	实者泻之	通利肠胃	大小承气汤

正面求衡法，适用于平衡失调反映出寒热、虚实症状比较单纯的证候，寒证有外寒、内寒两证之分，虽外寒宜用辛温发散，内寒宜用温补回阳，原则都不外是以热治寒。热证亦有表热、里热两证不同，虽表热宜辛凉解表，里热宜苦寒清热，原则亦不外以寒治热，都属于正面求衡的方法。虚实两证五种脉症，不一定同时毕具，只出现二三症或三四症，都显示邪正双方不平衡状态，都应该及时采取补虚、泻实的正面求衡之法。如虚实两证五种脉症同时毕具，则为正不胜邪、邪无从出的死证，即《内经》谓"五虚死""五实死"。

二、直接求衡法（表15）

表 15 **直接求衡法举例**

因发热部位不同产生的证候		直接采取的平衡方法		常用方药
上虚证	耳鸣、头晕、眼花	虚者补之	上虚补上、填精补脑	首乌延寿丸
下虚证	下肢痿软、厥冷		下虚补下、温养肝肾	右归丸

续表

因发热部位不同产生的证候		直接采取的平衡方法		常用方药
表证	头痛项强，恶寒身痛，发热无汗	外者越之	发汗解表	麻黄汤、荆防败毒散
里证	咳嗽胸满、呕吐、胃脘痛	内者调之	调和肺胃	小陷胸汤、二陈汤

直接求衡法适用于平衡失调反映出上下、表里病位比较明确的证候。上虚、下虚两证，从发病部位看，上下都比较明显，故宜采取上虚补上、下虚补下的直接求衡法。表里两证，表证病在体表，用发汗解表；里证病在脏腑，用调和肺（脏）胃（腑），也都是直接求衡的方法。

三、反面求衡法（表16）

表16　　　　　　　　　　反面求衡法举例

因内外格拒、虚实相紊反映出的外表假象		内在本质的反应		从反面采取的平衡方法	常用方药
假寒证	恶寒肢冷	真热	心烦口渴、尿黄便结	宣疏通利	四逆散、调胃承气汤
假热证	面赤、身觉热	真寒	恶寒肢冷、下利清谷	温补回阳	四逆汤
假虚证	面黄目黯、消瘦乏力	真实	血劳、血臌、内有干血成块	祛邪安正	大黄䗪虫汤、鳖甲煎丸
假实证	胸腹胀满、咳喘脉数	真虚	久泻、久咳、食少倦怠、腰膝酸软	扶正祛邪	六君子汤、八味肾气丸

反面求衡法，适用于平衡失调反映出的假寒、假热、假虚、假实等证。假寒假热两证，现象与本质恰恰相反，如果只看到表面的"热"证、"寒"证，正面采取以寒治热、以热治寒的求衡方法，其效果只能适得其反。因此对待这类证候，必须撇开表面现象，才能揭示其本质，假寒证的本质是阳热内盛，一予宣疏通利则假寒证自罢；假热证的本质是阴寒内盛，一予温补回阳则热象亦即自行消散。两证里热里寒是真，表寒表热是假，所以治疗必须从反面着眼，才能求得平衡。虚实两证亦有假虚，假虚证即所谓"大实有羸状"，只宜祛邪以安正，不能妄用补益；假实证即所谓"至虚有盛候"，只宜扶正以祛邪，不可乱施攻下。两证治疗如不从反面着眼，就易造成虚虚、实实之失。

四、间接求衡法（表17）

表 17 间接求衡法举例

被影响一方出现的症状	起决定和影响一方暴露的症状	间接采取的平衡方法	常用方药
溲便为之变（尿闭、尿频、便秘、便泻）	中气不足（腹胀便溏、四肢倦怠）	下病治中、调补中气	补中益气汤
咳嗽气喘	肾气上逆（腰膝酸软）	上病治下、补肾纳气	都气丸
小便不利	肺失通调（咳喘气逆）	下病治上、宣肺降气	紫菀散

间接求衡法，适用于平衡失调彼此双方主次难分的证候。临床上有症见于此病实发于彼的证候，如《内经》所谓"中气不足，溲便为之变"，其证即症见于下焦而病实发自中焦。对这类证候，如果按照上下定位对号入座，既不能准确地找到阴阳不平衡的所在，在治疗上也会无的放矢。因此症见于此而病发于彼，不是直接求衡的方法所能解决，而是要采取间接求衡的方法，中气不足而二便异常，用下病治中，调补中气；肾气上逆而咳嗽气喘，用上病治下，补肾纳气；肺失通调而小便不利，用下病治上，宣降肺气，都不是直接的见病治病，而是运用"脏腑相关"的理论，由此及彼进行推理，从而采取有效的间接求衡的方法。

五、根据不平衡双方的失调比例进行平衡（表18）

表 18 根据不平衡双方的失调比例进行平衡举例

证名	按双方见症多少估计失调的比例	按双方失调的比例决定用药的主次
寒热夹杂	寒多热少	当辛散为主、清热次之
	热多寒少	当清热为主、辛散次之
虚实夹杂	因正虚而致邪实	当扶正为主、祛邪为辅
	因邪实而致正虚	当祛邪为主、扶正为辅
表里夹杂	七分在表、三分在里	当解表为主、佐以通腑
	三分在表、七分在里	当通腑为主、佐以解表

根据以上四种求衡方法，不但可以准确地找到其不平衡的所在进行各方面的协调，而且还可以根据不平衡的比例进行有效的平衡。寒热、虚实、表里夹杂诸证，寒热夹杂应分寒多热少、热多寒少；虚实夹杂应区别

究竟是因邪实而致正虚，还是因正虚而致邪实；表里夹杂应分清几分在表，几分在里。治疗均应当按双方不平衡的比例决定用药的主次及药味的多少。如果不按不平衡双方的比例进行协调，用药的主次、多少倒置了，仍然不能达到恢复平衡的目的。

六、不平衡双方或单方两证并见的区别和相应的求衡方法（表 19）

表 19　　　　　　　　　两证并见的区别和相应的求衡方法举例

证名	症状特点	区别	相应的求衡方法
寒热夹杂	寒热症状同时存在	双方	辛苦并用
假寒	热证决定寒证的存在	单方	宣疏通利
假热	寒证决定热证的存在	单方	温补回阳
虚实夹杂	虚实症状同时存在	双方	攻补兼施
假虚	实证决定虚证的存在	单方	祛邪以安正
假实	虚证决定实证的存在	单方	扶正以祛邪
外寒所扰	表证决定里证的存在	单方	发汗解表
外寒内饮	外寒内饮症状同时存在	双方	散寒温肺并用
肝脾同病	肝脾两脏症状同时存在	双方	疏肝补脾
肝旺乘脾	肝证决定脾证的存在	单方	疏泄肝邪

　　求衡还必须注意到的是假热、假寒、假实、假虚等证，撇开外表假象，只存在单方面的寒、热、虚、实，治疗也只采取单一的温、凉、补、泻之法，与寒热夹杂、寒与热同时存在，虚实夹杂、虚与实同时存在是有区别的。因此治疗不能采取辛苦并用、攻补兼施的方法。表里夹杂，应区别外（寒）邪所扰与外内合邪（如外寒内饮等），外邪所扰偶然出现一两个里证，而病未入里，表解则里证自罢，原则上只需发汗解表；外寒内饮，表里证都同时存在，则当表里双解，散寒温肺并用。脏腑相关，症见于此而病发于彼，并非发病一方不暴露痕迹，彼此双方都可出现症状，这与脏腑同病、两脏同病证候相似而实有不同，前者一方出现症状，是由另一方决定的，如肝旺乘脾，肝证可以决定脾证的存在，治疗上疏泄肝邪，则脾运自复；后者是双方症状同时出现，彼此不能决定对方的存在，如肝脾同病，既要疏肝，又要补脾。总之两证并见，病发于单方的，一方可以决定另一方的存在，治疗上不必兼顾；病在双方，双方虽然可以相互影响，但不能决定对方的存在，治疗上必须兼顾。

　　不少学验俱富的专家同道，经过长期的医疗实践，都有自己的一套辨证求衡并按不平衡比例灵活用药的经验，在临床实践中自发地运用，从这次会上交流的经验就可以看出来。例如新加坡杨松年先生介绍用三棱山甲化癥汤治疗子宫肌瘤的典型病例，因病人腹有癥块而面黄乏力，在化癥汤的基础上加人参、黄芪，获得满意疗效，这就是正确运用攻补兼施、以攻为主、以补为辅的原则。马来西亚陈嘉华先生用小青龙止咳丸治小儿寒性喘咳，因病人鼻流清涕而咳吐涎沫，小青龙丸剂虽然已去麻黄，仍然符合表里双解、三分治表、七分治里的原则，亦取得预期效果。

　　本文从思维方法出发，阐明中医四种辨证求衡的方法，并由浅而深地举例介绍这些方法的具体运用。目的是希望在医疗实践和总结经验中，观察和思考问题能自觉运用这些方法，这对理清思路、判断推理可能会有所帮助，也许能起到执简驭繁的作用。不妥之处，并请有以指正。

气的理论探讨[①]
——在第二回日中医药学术交流会上的报告

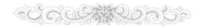

　　气的理论是中医基本理论的重要组成部分。中医古籍有关气的理论之论述，范围极为广泛。本讲只围绕气病的调治和用药规律谈谈气的理论在治疗实践中的指导意义。讲人体内的气，不包括自然气候的变化与人体发病的关系。人体内在的气是维持人体生命活动的物质基础。由于各种致病因素的作用，使气不能维持人体生命活动的正常，就会发生各种病变。气的有关理论，阐明了气病的发生发展并贯穿到气病调治、用药两个环节中去。因此，讲气病的调治和用药规律之前，探讨一下气病在治疗实践中有指导意义的理论原则是必要的。

一、真气受于天与谷气并而充身

　　"真气者，所受于天，与谷气并而充身也。"（《灵枢·刺节真邪篇》）

　　"天食人以五气，地食人以五味，五气入鼻……五味入口，以养五气。"（五气，一指春夏长夏秋冬自然界四时递变的气候，一指五脏之气）（《素问·六节脏象论》）

　　"饮入于胃，游溢精气，上输于脾，脾气散精，上归于肺。"（《素问·经脉别论》）

　　"谷入于胃，以传与肺，五脏六腑皆以受气。"（《灵枢·营卫生会

国际交流

篇》）

以上几段说明人体气的来源及其生成过程。气之源有三：所谓"受于天"是指禀受父母先天之精气；所谓饮食入胃与"谷气并"是指摄取饮食中的精微（亦称后天水谷的精气）；所谓"天食人以五气"，是指吸取自然界的气。气的生成要通过肾、脾胃、肺各脏腑的综合作用。因肾藏先天之精气，胃主受纳腐熟，脾主运化精微，肺司呼吸而主输布。只有肾、脾胃、肺的功能协调，才能够使先后天之精会成一气，通过肺的输布以供养脏腑形体，完成其生成的过程。在气的生成过程中，脾的运化功能尤为重要，因先天之精需后天饮食化生的精微不断补充，才能生生不息。

真气又称原气，是人体生命的原动力。真气以肾中先天之气为基础，赖后天水谷精气的不断培养，因又有谷气、胃气之称，真气、原气、谷气、胃气又统称元气。元气通过三焦流行全身，内至脏腑，外达肌肤腠理，推动人体的生长发育和脏腑的功能活动。所以中医常以元气是否充沛作为衡量人体健康的主要标志。肾为先天之本、水火之脏，又称肾命，肾主水，命门主火。在正常情况下，水火只体现为"温""润"两种生理作用。徐大椿认为：先天元气，根本所在，在丹田命门之间，元水而能令五脏皆润，元火而能令百体皆温，此一线未绝，则生气一线未亡。（见《医学源流论》）故人的生命活动功能与先天元气——无形水火的盛衰极为有关，临床上出现咽干音哑、烦渴尿无、舌光如镜和恶寒肢厥、遗泄无度、脉沉微按之无根，均为肾中元气衰竭之险证。其预后前者以小便利为可治；后者以厥回脉出为元阳来复。脾胃为后天之本，脾胃功能包括熟腐水谷、运化精微及肠胃更实更虚等全部活动过程。饮食的精微，来源于胃的受纳。故《素问·玉机真脏论》说："五脏者，皆禀气于胃"，"脉细、皮寒、气少、泄利前后、饮食不入，此谓五虚。浆粥入胃，泄注止，则虚者治"。临床出现饮食不下而泄利无度，多为有出无入的死证，预后以泄止纳复为准，亦即所谓有胃气则生，无胃气则死之意。

元气的盛衰既取决于先天禀赋的强弱，与脾胃化生水谷精微的功能亦密切相关，这说明了先后天元气在生成化生过程中的相互关系。由于脾肾有密切的关系，脾虚可以影响肾，肾虚也可以影响脾，因之临床上既可出现上述肾气不足，脾气虚损之证，又可出现脾肾两虚、脾虚及肾、肾虚及脾等证。张景岳认为："凡先天有不足者，但得后天培养之力，则补元之功亦可居强半。"（《景岳全书》）王肯堂认为："今人治一切气病，用理气——快药下之不效，以为脾虚不能运化精微之故，而从事以补肾，此不知肾之过也。"（《灵兰要览》）两氏治脾有所侧重，都从一个侧面对先后天元气的相互关系提出精辟见解，各抓住了其中的一个重要环节。总之，脾肾两虚固当脾肾双补，若脾虚及肾或肾虚及脾，则当从脾肾虚损两方症状出现的先后分析其因果关系，分清主次，知所侧重。

肺在先后天元气生成化生过程中也占有重要位置。《医学源流论》谓："诸脏腑之中，惟肺气绝则死期尤促。盖肺为脏腑之华盖，脏腑赖其气以养，故此脏绝，则脏腑皆无以禀受矣。"所以，临床出现"气促声哑"等肺绝之证，则当及时生津益气以保肺元。这也是观察分析元气虚损诸证不可忽视的环节。

二、名虽有三，气本无二，百病皆生于气

"宗气留于气海，其下者注于气街；其上者，走于息道。"（《灵枢·刺节真邪篇》）

"营者，水谷之精气也，和调于五脏，洒陈于六腑，乃能入于脉也，故循脉上下，贯五脏，络六腑也。卫者，水谷之悍气也，其气慓疾滑利，不能入于脉也，故循皮肤之中，分肉之间，熏于盲膜，散于胸腹。"（《素问·痹论》）

"气一耳，以其行于脉外则曰卫气；行于脉中则曰营气；聚于胸中则曰宗气。名虽有三，气本无二。"（《医碥》）

"夫百病皆生于气……盖气有不调之处，即本病所在之处也。又说凡有余之病，由气之实；不足之病，因气之虚。"（《景岳全书》）

这几段原文说明：人体的元气，由于分布的部分和功能不同，又有宗气、营气、卫气等名称。宗气、卫气、营气三者名虽不同而来源则一，故谓"名虽有三，气本无二"。三气的区别：以积于胸中，走息道司呼吸，贯心脉以行气血者为宗气；行于脉中，有调和五脏、灌溉五脏作用的为营气；散于脉外，有温皮肤分肉，熏蒸胸腹腔脏腑脂膜作用的为卫气，从三气作用可以看出：气有推动、固摄、温煦、防卫四种功能。

元气分布于某一脏腑或某一经络，维持和推动脏腑经络之间的正常活动功能，就成为某一脏腑之气、某一经络之气，故又有所谓五脏之气、六腑之气、十二经气等称，实际上都是元气所派生，属于元气的一部分。

张景岳提出"百病皆生于气"之说。说明气病是见证多端的。对气病的观察和分析，张氏分为虚实两纲。如气血瘀滞、津液不行等，多由于邪之实；气虚不能固摄精血津液、气虚受邪，则多由于正之虚。虚实两类证候就是由于气的推动、固摄、温煦、卫外等功能减弱或发生障碍所造成。

人体营卫循环、血液濡养、津液输布和排泄等，全赖气的推动功能的作用。如气的推动功能减弱或障碍，临床上可出现气虚血瘀、气滞血瘀、气滞不行、气化不行等，这些证候多突出表现在某一脏腑，与某一脏腑的功能减弱或障碍有关。如心主血、肝藏血，气虚血瘀多表现在心，气滞血瘀多表现在心与肝。肾主水，膀胱主藏津液，小水不行、气化不行多表现在肾，气滞不行多表现在膀胱。

人体精血津液等体液，要控制分布、排泄，防止溢失，则赖气的固摄作用。如津血不能固摄，出现精滑不固、气不摄血、汗漏不止等症，也多为某一脏气虚损有关。如肾藏精、精气遗泄多属于肾；血资生于脾，气虚不能摄血而失血多属于脾；肺主皮毛，皮毛不固，自汗不止多属于肺。

血液运行有赖气的温煦作用，故血得温则行，遇寒则凝。卫气失其温煦作用，既不受外寒，也可以出现寒滞肝经、寒阻心脉等证。卫主卫外，营主守内，两者必须协调，才能维系其正常的腠理开合。若卫气不与营气和谐，不因外感风邪，也可出现自汗恶风的营卫不和之症。

邪之所凑，其气必虚。卫气虚，不能温分肉实腠理，保持其卫外的作用，容易招致外邪。气虚受邪，临床上以气虚感寒、气虚伤暑为常见。

三、升降出入无器不有，四者贵在常守

"升降出入，无器不有。故器者，生化之守，器散则分之，生化息矣。""故无不出入，无不升降，四者之有，而责常宁，反常则灾害至矣。"（《素问·六微旨大论》）

"清阳出上窍，浊阴出下窍；清阳发腠理，浊阴走五脏；清阳实四肢，浊阴归六腑。""清气在下，则生飧泄；浊气在上，则生䐜胀。"（《素问·阴阳应象大论篇》）

"升降动静，苟失其中，虽为肝、肺、心、肾之不职，亦即脾之不职。"（《医碥》）

气的运动形式，可以归纳为升、降、出、入四种。人的脏腑经络等，都是气的升降出入的运动场所。气的升降出入，只有在脏腑经络等组织器官的功能活动之中才能体现出来。如肺司呼吸，呼气是出，吸气是入。脏应四时，肝主升，肺主降，脾胃运化水谷，脾主升清，胃主降浊。由脾化生的清浊二气，清（阳）气发腠理，实四肢，浊（阴）气走五脏，归六腑。这都是指气升降出入的正常运动。

气的升降出入是由几个脏腑相互协同完成的。以肺司呼吸而言，所谓肺主出气，肾主纳气，呼气心肺主之，吸入肝肾主之，就体现几个脏腑的协同关系。气的升降出入运动虽然不是每一个脏腑都具有这种功能，但能否保持升降出入运动的正常，又取决于某一脏等。如脾化生清浊二气，能否保持清浊升降出入的正常，就取决于脾的运化功能，所以说脾为清浊升降出入的枢纽。

气的升降出入运动要保持正常，四者必须相互维系。升降出入运动失常，四者不能相互维系，轻则引起多种病变，重则陷入危殆。升降出入失常表现出的病变虽然是多方面的，但可以升降出入四者为纲，观察分析究竟病在升降，还是病在出入，还是升降出入四个方面都有牵涉。如：

肺司呼吸，呼吸异常则病在升降。肺气不能清降发为咳喘，常见的证

候是肺气不降，久咳则影响肺肾的协同关系，可出现肾不纳气之证。肾不纳气，症见于上而病实发于下，与肺病咳喘是有区别的。

肝主疏泄，胃主和降，肝与胃失于调和，亦病在升降。胃不和降则上逆，肝失疏泄则横逆，常见的有胃气上逆，肝气横逆证。

人体表里阴阳失调，出现内闭外脱，则病在出入。内闭为内外阴阳不相顺接，表现为邪气内闭；外脱为内外阴阳不相维系，表现为元气外脱。两者虽都病在出入，而虚实迥异。

人体上下阴阳失调，出现上下关格、上厥下竭之证，虽一为闭证，一为脱证，均病在升降。上下关格、二便不利而徒增呕吐；下竭腹泻不止而气喘额汗，为上下阴阳不相顺接、不相维系所致。

脾主运化，运化失常，清浊升降紊乱，不但有清阳下陷、浊阴上逆，还可产生清浊相干之证。下陷上逆，病在升降；清浊相干则升降出入四个方面都有牵涉。下陷上逆均为脾失健运所致，下陷则表现为飧泄胀坠、少气倦怠等症，上逆则表现为肿胀、胸闷呕吐、苔浊等症，也虚实迥异。清浊相干、升降紊乱则吐泻并作，出入紊乱则肢冷脉沉，多属暴发险恶之证。

四、气为血帅，　血为气母

"中焦受气取汁，变化而赤，是为血。"（《灵枢·决气篇》）

"气主煦之，血主濡之。"（《难经·廿二难》）

"人之一身，气血不能相离，气中有血，血中有气，气血相依，循环不息。"（《不居集》）

气主煦之，血主濡之，是指气和血在功能上的差别。气血功能虽有差别，但气与血还是相互依附的，存在着气为血帅、血为气母的密切关系，两者是相须而相得的。

血也来源于脾所化生的精微。营运于脉中，奉心化赤而为血，血的运行有赖气的推动作用；血循行于脉中而不致外溢，有赖气的固摄，这都是气为血帅的理论依据。气为血帅，也包含着气生血之意。所以，脾气虚不能生血，气虚推动无力而血液瘀滞，气虚不能固摄血外溢，均可产生以下诸症。其特点是：脾虚不能化生精微，营血来源不足，则表现为心脾两虚；气虚而致血瘀，在有气虚证同时兼见脉涩、舌青紫；气虚不能摄血，失血多淡红，并见舌淡脉弱。

血既是气之所附，又给气以充分营养，这就是血为气母的理论依据。张景岳说："人有此形，惟赖此血，故血衰则形萎，血败则形坏，血脱则形何以止，气何以归，亡阴亡阳，共危一也。"（《景岳全书》）张氏此说，既说明形赖血养，气又依附于血。并指出血亡气脱，等于亡阴而致亡阳，都可危及生命。故大失血之后，气无所附，出现气脱亡阳之象，此时救治不仅在止血补血，而且当着重益气回阳以固脱，以免陷入危殆。

气血既有不可分割的关系，在此还要提一下气血的属性。气属阳，血属阴，阴阳气血失调，从气有余、不足来说，气有余，相对阴血亏损而阳独亢盛，因之可产生火象；气不足，则气的温煦作用有所减弱，因之可出现寒证。故前人有所谓"气有余便是火，气不足便是寒"之说。

以上从治疗实践出发，结合气病的调治用药，探讨气的有关理论，限于时间，讲的内容仅是一些重点和举例，不能概括全部气的理论，不全面和欠妥当之处，尚希有以指正，谢谢大家。

方法学研究

湖湘欧阳氏杂病流派学术经验研究丛书　承迪录

有关中医药传统科研方法的几个问题①

一、中医传统科研方法概念的内涵

方法是为了要达到某一目标而采取的手段和有步骤的行动。不同学科为追求各自的目标采取特殊的专门行动，就构成各门学科的传统方法。成为一门学科的传统方法，还应具有完备的理论体系及专用的名词术语，用以表达客观事实和进行判断推理等条件。能体现中医特色的临床观察、理论总结及逻辑推理等专门行动，不但已构成中医的传统科研方法，并具备传统方法所应有的条件。历代医家就是自发采取这种行动和条件总结出丰富的防治疾病的经验和理论，写出大量的医学文献，从而使中医药能按照自身的学术发展规律不断取得进展。内涵是由概念决定的，如上所述，中医传统科研方法概念的内涵，应是"中医从实践到理论过程所采取的临床观察，理论总结及观察总结时进行逻辑推理等一系列的专门行动"。

任何学科既有自己的传统方法，又应吸取各个时代其他学科的方法，中医也不例外，如中医历来吸取文科以校勘、训诂等方法进行古医籍校注工作，人们常称之为"经学式"研究，校勘用于医学特别注重理校，因提出"文理服从医理"之说，但这只是反映两者结合后的特点，从方法来说，并不属于中医传统科研方法范围。结合渗透现代科学方法，也只是适应时代发展的需要，不能取代中医药传统的科研方法。

二、以传统方法为主进行中医药科研选题、设计、举例

符合中医特色的临床观察、理论总结及逻辑思维方法虽为历代医家所采用，但并没有从方法学的角度提出来作为专题研究。没有研究处理好坚持传统方法与结合现代方法的关系，在临床研究中曾经出现过一病一方和辨证取代辨病两个偏向，前者是结合现代医学科学的临床观察方法要求严格控制条件所造成，后者是强调辨证论治的传统、忽视症见于各病的差异及病的全过程的结果。当前对病与证如何结合？由于标准不统一，各地总结出来各种疾病的辨证分型分期多不一致，临床逻辑思维方法研究刚刚起步，这说明传统方法尚有不少值得探讨的问题，因之按照传统方法进行选题，并通过具体科研工作检验和提高传统方法要同步进行，相辅相成。

---

① 本文原载于《中医研究》1988 年第 4 期。

如何按照传统方法选题设计，举例如下。

中医病名诊断（包括证候）初步规范之后，对病和证的研究，可以采取传统的"病证结合"的思路方法进行选题和设计。病证结合，现在可以考虑用纵横两种结合方法，纵向结合，以病为主，以病统证；横向结合，以证为主，以证统病。两种结合的具体措施是：经过临床实践，方证对应，积累一定数量的病例进行统计分析，纵的方面逐步摸清各种病自始至终各阶段必然出现的证候及证与证之间的传变规律。横的方面逐步肯定各证候的统一辨证标准及每一症见于不同疾病中的同中之异，研究的结果，两方面可以相互启发，相互促进，不但选题的范围比较广泛，按照纵横结合的思路方法进行设计，还可以把临床、方药、理论三个方面的研究结合起来。因为中医理论来自临床实践，通过实践—理论—实践的循环往复才能使中医理论不断提高。中医方药也需要临床实践检验，通过方药—临床—方药的多次验证，才能肯定疗效、提高疗效。采取病证纵横结合的方法，扣住临床、方药、理论研究的中心环节，可以建立起三结合的研究模式。如果全面规划，通力协作，也许有可能加快中医药科研的步伐。

三、在中医药科研中如何继承发扬传统方法

从临床观察、理论总结到运用逻辑思维过程，仲景所著《伤寒论》早就展示出这一传统方法。《伤寒论》不但以"辨××病脉证并治"名篇，对病证如何结合也作出示范。论中对诊治外感热病的经验，经过严格的理论综合，立六经辨证施治之法，其法有常有变，常法适用于热病各阶段必须出现的证候；变法适用于热病过程中偶然出现的合病、并病及误治后的坏病。这一传统方法，对当前临床观察、总结仍有其现实的指导意义。当前总结某些病辨证分型分期的治疗经验，由于没有根据病的常变区别必然或偶然两种情况，不仅分证多少不一，不易重复和掌握，而且只有成功的经验，缺乏误诊误治后的救逆教训，这从方法来说，还有必要吸取《伤寒论》的优良传统。仲景在临床观察中经过由此及彼、去粗取精的辨证推理，对各种证候抓住能反映疾病各阶段本质变化的主要症状，撇开那些可有可无的次要症状，故其所订各证的辨证标准都能重点突出，都是主症而无次症，如众所周知的白虎汤证三症、柴胡汤证四症，已经是千百年应用不爽。现在无论设计辨证方案，或总结辨证分型分期，对每一证候都订出主症若干，次症若干，这从形式上来看，似乎比较完备，在实际应用时，往往与客观情况不尽相符。临床如何正确运用逻辑思维方法，也需要从《伤寒论》中得到启示。在临床研究中我们既不应排斥采取现代科学方法，对传统方法的继承和发扬也应放在应有的重要位置。历代有成就的医学家，都善于运用传统方法，如叶天士、薛生白、陈平伯等对温病学都有所发现和发展，叶氏不但找到从伤寒脱胎而出的温病的发展变化规律，薛

氏、陈氏并从温病中分化出湿温、风温，这都是在继承发扬仲景优良传统的基础上取得的。

四、传统方法与现代科研方法如何结合、渗透

中医药科研结合渗透现代科研方法是时代发展的需要，中医药科研提出多学科协作，就是适应这种需要。现代医学科学与中医比较接近，吸取现代医学科学方法对开展中医药科研当更为必要。在临床辨证观察中结合现代医学有关实验指标，已经成为普遍采用的方法。从两种医学观察中发现一些同步变化，不但可以揭示两种医学必然的内在联系及其共同规律，如果持之以恒，积累一定数量的临床、实验资料，经过严密的理论综合，在理论上产生飞跃，也有可能由此产生一种边缘医学。问题的关键在于两种医学的结合观察，必须保证提高中医辨证用药的准确程度。如果辨证不准确，方证对应不能获得预期效果，尽管采用最先进的实验方法，也达不到中医药科研所追求的目标。因此结合渗透现代科学方法包括现代医学科学方法，丝毫不能放松对传统方法的研究提高。

提倡中医药传统科研方法，是发展中医药学术的必要手段，不是继承老中医经验的权宜之计。继承发扬老中医经验，当然要采取传统方法，但也要结合现代的科研方法。要瞄准老中医的专长及现有水平，采取严格的科研设计，如临床分组对照、统计分析等，这样才能准确地判断其疗效，便于推广应用。也许有人认为，不经过对照统计等研究步骤，用传统方法也可能总结中医的有效方药。应该看到：传统的有效方药都是经过几十年的长期医疗实践检验，才能肯定并流传下来的，观察的病例数已大大超过现有规定。要在短期几个月或 1～2 年内，肯定某一经验，只有经过严格的对照观察，取得一定数据，才能作为可靠的依据，由此说明，继承老中医经验结合现代方法，也是必要的。

试论中医的方法学^①

中医发展到今天，仍然有它顽强的生命力，与它所采取的正确研究方法直接有关。研究中医要取得新的进展，与所设计和采取的观察、实验方法同中医方法是否适应当然有一定关系。科学研究上的突破，往往与方法

---

① 本文原载于《上海中医药杂志》1982 年第 8 期。

学上的突破是相应的。当前，对如何开展中西医结合与中医现代化，都在摸索方法。我认为：中西医结合与中医现代化，都存在继承发扬问题，要得出一些具体的观察、实验方法，都有必要认真研究中医的方法学。

我国第一部医学巨著《黄帝内经》，成书于春秋战国时期。当时，诸子百家竞相著书立说。古代哲学包括具有朴素唯物主义和自发辨证法思想的阴阳、五行学说，正处于发展阶段；自然科学如天文学、气象学、历学、数学等亦有相当发展；思维科学中的基本逻辑方法如类比法、归纳与演绎、分析与综合等，已为各门自然科学所运用。正因为具备这些条件，医学科学才有可能产生正确的思想方法，才有可能总结、概括当时已经积累起来的丰富的实践经验，奠定理论基础。哲学并不能代替自然科学。哲学思想渗透到医学中来，必须通过医学方法本身，从经验方法到理论方法才能实现。医学发展过程虽然都贯穿着哲学思想，受哲学的支配和制约，但在具体做法上，仍然要吸取和运用自然科学的知识和方法。所以，从实践过渡到理论，不是经验与哲学的简单结合，而是要在医学实践中，不断运用哲学思想和科学方法结合医学问题进行逻辑推理，只有逐渐形成一种具有医学特点的思想方法，才有可能实现这种过渡。

一、从认识疾病的方法谈起

限于历史条件，古人认识疾病只能靠感觉器官直观地诊察病态。态，古作能；《内经》所称"病能""病之形能"，都是指病人形体上反映出的病态。到了《内经》的成书年代，从病态认识疾病，不但有大量的记载，而且还区分症状、疾病、证候的关系。应该看到，从经验的对症下药过渡到辨证论治，需要具备一定的条件，这些条件一是要有大量的医疗实践经验；二是要有总结、概括实践经验的思想方法；三是要能认识症状、疾病、证候的关系并有适用于各种症、病、证的方药。对疾病的认识，要由低级到高级，由简单到复杂，由一个症状到一种疾病，而后才过渡到辨证论治。最初可能是从一个症一个症开始的，当某一个突出的症状经治疗后消失，如水肿、黄疸消退、咳嗽、呕吐停止，病就停止发展或痊愈，症状就被称为疾病。但在医疗实践中又看到某些病不只是固定一个症状，而是由几个症状组成的，如恶寒、发热、汗出、发作有定时的疟疾，发作时僵硬抽搐、叫呼有声的癫痫病，具有多饮、多食、多尿三多特点的消渴病，等等。通过长期观察，后来又逐渐认识到这样一些独立的病，及同时出现的全身情况（包括舌苔、脉象、症状），还可因其他许多因素而异，在治疗上如果忽视这些差异，病症都无法治愈。这就要求进一步注意到疾病和症状中的不同情况。这种不同情况，为了有别于疾病和症状，被称为证。实质上每种病在不同阶段，均以"证"表现出来。据《内经》所载，无论是独立的病，或以症命名的病，当时已注意到病同证异，症同证异的问题。东汉张仲景在《伤寒杂病论》中明确提出"观其脉证，知犯何逆，随证治之"，并创造六经辨证方法，从此奠定了辨证论治的基本原则。

由个别到一般，又由一般到个别，是认识的一般过程。以收集材料为主，把对症下药积累起来的个别经验，进行条理化、系统化，使经验上升到理论，主要运用的是归纳法。对条理化、系统化的经验进行演绎推理，形成严密的辨证论治的理论体系，以此指导临床实践，主要运用的是演绎法。对症下药积累起来的个别经验，不只是认识事物的个性，还必须通过比较、分类、归纳，从个性中找出共性来，才能认识到多种疾病中具有共性的证候。如表寒证发热恶寒、身痛无汗，里热证发热不恶寒、汗多口渴，结热证日晡时发热、腹痛便结等，就不是只看到个别症状，而是已经从症状中找到了它的共性，事物的运动形式，尽管它的属性、现象和过程各有不同，在本质上总是有它的一致性，总是相互联系的，这就说明个性实际上包含着共性。但个性中有些现象并不反映事物的本质，因而不能算是事物的共性。辨证要凭借症状，每一证要由几个能反映疾病本质的症状所组成，但具体见于各证的症状，有的反映本质，有的并不反映本质。尤其是临床上出现假寒、假热一类的证候，现象与本质恰恰相反。所以单凭个别症状用药，有较大的盲目性，不能普遍适应；如果只凭一些非本质的症状用药，效果只能适得其反。只有通过个别症状的比较、归纳，找到某些症状的共同本质，才能确定一个证候，也才能采取相应的有效措施。这就是归纳推理在临床医学中的具体运用。正因为客观上个性包含着共性，可以通过个性找出共性；因此，从共性出发也必能推知某一个别事物的性质。问题就在于推理的形式是否符合逻辑规则。

《伤寒杂病论》六经辨证，把外感病所见各种证候，按三阴三阳分类归纳，充分体现出协调阴阳保持平衡的思想方法。论中辨别各证所凭依的症状，都是疾病本质的反映。日本汉方医家大家敬节认为，伤寒各证所有症状都是主症，"主症譬如常在其家的主人"，其他可有可无的症状则为客症，"客症譬如客人之来去无定"。这说明主症是由疾病本质决定的；客症不是疾病本质的反映，因而是可有可无的。主症既由本质决定，多一症少一症，不只是数量上的变化，实际上还包括质变。例如呕吐一症，因寒伤于表，恶寒发热无汗，体痛呕逆，呕吐不是主症，故只宜麻黄汤发汗解表；如恶寒发热，无汗体痛等表证仍在，在呕吐的同时出现心下支结（胀满），则为有表有里，呕吐、心下支结，都是主症，故宜柴胡桂枝汤双解表里，着重用半夏、黄芩之属和胃降逆。两证只有一症之差，如果没有心下支结，则仍为麻黄汤证而非柴胡桂枝汤证。《伤寒杂病论》由于能抓住反映疾病本质的主症作为辨证标准，故治疗不致主客不分，本末倒置。随着主症的改变分析疾病发展变化的趋势，对各种证候的转变也能做出预见性的判断，如伤寒后期的"厥热胜复"，就是根据发热、四肢厥冷两个主症来断定疾病的转机的。正由于《伤寒杂病论》规矩严谨，推理正确，不但经得起反复实践检验，为古今中外医家所推崇；并为后世医家辨证论治作出示范。历史已经证明，凡是自觉或不自觉地运用了符合辨证法思想的平衡理论，遵守严密的逻辑规则去总结、概括医疗实践经验，医学就不断有所发展、有所创新。

中医的基础理论，除运用归纳、演绎方法外，同时也运用了分析、综合两种思维方法。从现象到本质，是以分析为主的；一旦认识、掌握了事物的本质，并用这种本质来说明现象，从而提出理论，这一过程以综合为主。例如：用麻黄、羌活等发汗退热药，只宜于表寒证发热，却不适于里热证、结热证发热。为了探讨这些现象与本质的关系，就需要总结其经验和教训，采取具体分析的方法。当发现某些彼此之间可以相互影响的病变，如肺热下迫大肠、肾水凌心凌肺等时，就必须运用综合的方法，从整体着眼，探讨脏腑之间的内在联系及其变化关系。待形成"脏腑相关"的理论之后，也就可以这种理论来解释临床上的一些复杂的病变现象了。古人从认识疾病到产生理论，就是在这种分析—综合—再分析（演绎）—再综合（归纳）的过程中不断前进的。

二、平衡理论的产生及其实用价值

古人从认识疾病到产生理论，不但运用了思维科学中的逻辑方法，也接受了古代阴阳、五行学说的哲学思想。中医学中的阴阳五行学说，突出地说明了人体保持动态平衡的重要性，与哲学上的机械平衡论是不同的。

要保持人体相对平衡，就必须明确人体相互对立的两方面；相互对立的两方面要保持平衡，就必然存在着相互依存的关系。由于动态平衡，动是绝对的，静是相对的，在动的过程中，当然会引起变化，而这种变化，是包括从量变到质变的。这些理论，《内经》已有所叙述。

为了阐明人体内外（人与自然）和内在环境（人体各脏腑组织）之间的复杂变化关系，《内经》运用五行"五位相合"的类比方法，把"在天、在地、在人"的纷纭万象联系起来，并根据五行的"生克制化""乘侮胜复"的理论，推论其间的平衡协调关系。如"东方生风，风生木，木生酸，酸生肝，肝生筋……在色为苍，在音为角，在声为呼，在变动为握……在志为怒"，就是指人与自然及人体脏腑组织之间的五位相合。"五行之治，各有太过不及也，有余而往，不足随之，不足而往，有余随之"，"胜至则复"，"衰乃止耳"，就是说在正常情况下，人体有一种自我调节的本能，某一方面有所偏胜，通过自身调节相互抵消，就可恢复平衡。如果这种平衡关系遭到破坏，"气有余，则制己所胜而侮所不胜；其不及，则己所不胜侮而乘之，己所胜轻而侮之"。所以，临床上出现各种相克、反侮的病理现象，均可根据五行克侮的理论分析五脏阴阳的盈虚情况，从而采取有效的平衡协调。原则是："相火之下，水气乘之；水位之下，土气乘之；土位之下，风气乘之；风位之下，金气乘之；金位之下，火气乘之；君火之下，阴精承之（承，即制约之意，为平衡协调的手段）。"医学中的五行理论，借助于类比法而来。类比法能帮助人们启发思想，触类旁通。但类比的结论是或然的，不是必然的。借助于类比法取得的结论是否正确，必须通过实践检验，靠类比法本身无能为力。所以，五行理论中有些原则，如"滋水涵木"，"补土制水"，"培土生金"等，通过反复的实践检验，已经成为中医诊疗的准则；但有些原则，由于类比法结论的或然性，就不能客观地反映必然。

阴阳学说、五行学说，在哲学上虽属两种不同的理论体系，但渗透到医学之后，就紧密结合在一起，即古人所谓"阴阳中有五行，五行中有阴阳"之说。五行分为五位，但五行之间出现克侮现象，仍然是两个方面的偏胜偏衰。平衡协调，也是着眼在两个对立面的补偏救弊。这就是医学上的阴阳五行学说的特点。有人认为五行是玄学，中医有五行，中医也是玄学，这实际上是对中医缺乏真正的了解。以阴阳五行学说为基础的平衡理论，具有相对性、相关性、恒动性、多层性、系统性，这些，基本上是符合辩证法思想的，这些思想方法，一直贯穿在中医基础理论和诊疗技术等各个方面。例如：

人体各个脏腑组织之间是分工合作的，各方面必须保持正常的相互关系，才能维持生理上的正常合作。如脾主运化，包括胃肠的消化排泄功能，一般是胃满则肠虚，肠满则胃虚，肠胃必须保持其更实更虚的平衡状态，才能维持脏腑"藏精气""传化物"的正常关系。

人体阴阳的正常相互关系遭到干扰破坏，就可反映出种种阴阳平衡失调的病理状态。这些状态，包括发病部位的在上在下、在表在里，病变性质属寒属热、属虚属实，以及脏腑、经络、营卫、气血、津液、精神等方面的病理变化。这些方面彼此之间都存在着密切的相互关系。所以在临床上观察分析各种发病机制，就必须从这些方面及其相互关系着眼，如脏与脏、脏与腑、脏腑与经络等，才能准确地找到它的不平衡所在。

中医的诊法着眼在两种对立的体征上，目的也是从客观上观察分析阴阳平衡失调的情况。如"青如草兹者死"，"青如翠羽者生"，就是从色泽的明润、暗晦来判断顺逆的。任何病，"色泽以浮，谓之易已"；"色夭不泽，谓之难已"。切诊中的脉诊，实则"搏坚而长"，虚则"其软而散"。切诊中的按诊，"尺肤热盛，脉盛躁者，病温也……尺肤寒，其脉小者，泄，少气"。这些都是从两个对立面分析阴阳失调，究竟是偏胜于哪一面，来断定其寒、热、虚、实及其预后的。

在"以平为期"的思想指导下，一切治疗措施如"寒者热之，热者寒之"，"高者抑之，下者举之，有余折之，不足补之"，都是从调节阴阳平衡出发的。"辛甘发散为阳，酸苦涌泄为阴"，"阴味出下窍，阳气出上窍"，也就是利用药物的偏性补偏救弊来调节阴阳平衡。所以制方用药，"或收或散，或缓或急，或燥或润，或软或坚"都是"以所利而行之，调其气使其平也"。

通过诊察，掌握了病人的病情资料，从病的性质、部位等方面，研究分析不平衡的所在，从而采用寒、热、抑、举、折、补等治则，根据药物的气味选用适合病情的药物组合成方，这就是以阴阳五行学说为基础的平衡理论指导临床实践的具体过程，也就是中医治病时理法方药的运用过程。

三、在医疗实践中必须辨病辨证相结合

古人对各种病症的处理，已能做到同病异治，同症异治。所以有人认为中医早就掌握了辨病与辨证相结合；《伤寒杂病论》的杂病部分，就是辨病与辨证相结合的典范。通过中西医结合，把辨证论治的理论原则运用到西医所称的每种病和每种病的每个发展阶段，不断总结出某些病的分型、分期的治疗经验，这种做法，也称为辨病辨证相结合。这两种结合，都要辨明证候，从证议病，在方法上并没有什么不同，只是中西医病名有所不同而已。由于中西医病名不同，辨病就存在着再实践、再认识的问题。辨证论治是中医的诊疗准则，中西医结合当然也不能违背这个准则。况且中西医病名相同的不多，正需要通过辨病与辨证相结合的医疗实践来逐步取得共同认识。所以对待各种疾病，自始至终，都必须结合辨病。辨病虽要沿用中医辨证的理论方法，但不能停滞在原有认识的基础上，因为各种疾病所产生的证候，一方面是由疾病各自不同的本质变化所规定和影响的；另一方面是由其他因素如病人的体质强弱、居住地区、发病季节、生活嗜好、思想情绪及合病、并病、失治、误治等所引起。这两方面虽然密切有关，但都是以"证"表现出来，因之要做到辨病与辨证相结合，就必须在每种病和每种证的每个发展阶段，认真分析两方面的关系，从而抓住由疾病各自不同的本质变化所产生的证候。对这些证候，应如何辨别认识，如何立法制方，要不断总结经验，这样，才能逐步摸清每种病的真实本质及其发展变化的过程。临床总结，要客观地分析两方面的关系，不能把所有病例患病过程中的临床表现，不加分析地分类排队，对号入座，这样总结出来的分型、分期的治疗经验，到其他地区，往往就会走样。肾炎水肿，可以借用健脾、温肾等补阳行阴之法，是否肾炎的本质就是"脾肾阳虚"？白血病，在用化疗获得缓解之后，出现气虚不足之证，是否白血病的本质就是"本虚标实"？诸如此类的问题，历来是有争论的。只有分

清这两方面的关系，才能比较客观地统一认识。所以，在进行临床病例总结时，决不能把其他因素引起的证候与疾病本质变化反映出来的证候混淆在一起。

辨病与辨证要结合得好，就要研究提高辨证论治的准确性。当前，辨证标准尚不统一，临证时作出的辨证结论不一致是常有的事，说明辨证论治的理论方法有必要经过一番研究整理，使之在原有基础上系统化、标准化。

辨病要结合辨证，治疗也要从证候出发；临床上某些病取得疗效要进行重复，当然也要按照证来重复。而且每种病自始至终都不只是一个证候，在治疗上还要分型、分期。所以某一种病的临床疗效，决不是一方一药所能重复。以感冒为例：风寒型感冒用五积散，风热型感冒用银翘解毒丸，肠胃型感冒用藿香正气散，气虚型感冒用参苏饮，按照证来重复都重复不出；相反，用西药解热止痛片治疗以上四种感冒，同样重复不出来。这是从两个侧面说明同一个道理。一般都承认中医有疗效，但又认为疗效不易重复，殊不知用中医药取得的疗效，只有按照中医的方法才能重复。中西医各自的方法不同，既然是结合，就不能用自己一个方面的标准来衡量另一个方面。

衡量疗效，要随机抽样，分组对照，这是临床观察必须采取的手段。但如何对照，也要考虑到中医用药的特点。只有通过临床实践，病证结合，总结出每种病分型、分期的治疗经验，取得一定疗效，再按证来重复，疗效能稳定在一定水平，这才具有对照的条件。例如脑血栓引起偏瘫之后，善后之方，除补阳还五汤外，还必须随证选用平肝熄风、涤痰开窍、活血通络等法。这是经过临床实践反复证实有一定疗效的方法。疗效对照也只能以这样的一种治疗方法对照另一种治疗方法。如不通过临床实践探索阶段，试图用一方一药去对照，既不符合中医辨证用药的特点，对照的结果也不能说明中医药应有的疗效水平。

任何疾病，都有它的有效方药。病，既可以证表现出来；辨证后所用的药，也就包括治该类证的有效方药在内。如治疗疟疾的有效药物柴胡、草果、槟榔等，就包括在小柴胡汤证、达原饮证之内；治疗痢疾的有效药物白头翁、黄连等，就包括在白头翁汤证之内。所以通过辨病与辨证相结合，在总结分型、分期治疗经验的基础上，也就可以作为发现治疗某些病有效方药的线索。某些疾病，病情单纯，当然也可以采用专方专药；若病情复杂，就是专用方药，也要根据辨证加减化裁。

过去中西汇通派企图在理论上沟通中西医学，忽视在实践中的结合，结果两种医学既不能取长补短，也不能相互渗透，甚至对某些问题的理解，也难免牵强附会。由此看来，辨病与辨证相结合，不但是发展中医的必由之路，也是中西医结合的重要途径。

四、结合临床开展基础理论研究

西方医学的研究，一般是先基础，后临床；中医的理论既来自临床，并经过临床反复检验，研究中医，当然可以从总结临床经验入手。况且，人为的损害造成的动物模型与人类自发的病证有很大差异，动物造模模拟临床的病证确实有困难，所以，不如结合临床开展中医基础理论研究更为切合实际。有人认为中西医学理论多呈经纬度的关系，从经纬度的交叉处可以找到中西医的结合点。要寻找中西医的交叉处，也要从临床观察，总结经验入手。临床上观察任何病，在辨明证候的前提下，有目的地进行各项检验包括一般常规检验和有关特殊检验。根据某些证候与某些检验结果的共同性，就可以作为发现交叉处的线索。如：血胆碱酯酶活性降低与"心阴虚"的共同性；尿中 17-羟值低下与"肾阳虚"的共同性；唾液淀粉酶活性及木糖排泄率差与"脾虚"的共同性，以及环核苷酸含量变化与"阴阳偏虚"的共同性等，都是中西医的交叉处。通过临床实践发现这些特殊检验中的改变，也就可以作为断定"心阴虚""肾阳虚""脾虚""阴阳偏虚"的客观指标之一。当然，要从中西医的交叉处找到一个证的客观指标，最初设计往往是需要从多方撒网，再紧密结合辨证进行筛选才能确定的。离开临床实践及实践检验就无法做到这点。

中医的阴阳、气血、经络、脏腑等整体调节理论，与西医的神经、内分泌、环核苷酸双向控制学说都认为，人体必须通过两个对立面的相互协同而又相互制约，才能达到动态平衡，保持健康状态。两种医学观点既然有接近一致之处，必然在客观上可以找到更多的有共性的东西，这正需要通过临床实践才会不断有所发现。把所发现的资料集中起来，不但可以探索阴阳、脏腑整体失调与神经、体液失调的内在联系，有助于系统地揭示中医理论的实质；而且中医一整套调节整体平衡的理论方法用之于神经、体液失调产生的各种疾病，也可以得到发展提高。通过临床实验资料的积累，能更多地反映出中西医的交叉处的内部联系规律，两种医学理论就能相互促进、相互渗透。

必须在医疗实践中发展中医。研究中医，必须抓住"证"这个环节。这是由中医认识疾病和对付疾病的方法决定的。所以开展中医理论研究，包括研究五运六气学说，子午流注学说，也都要结合临床实践。

本文简要地回顾了中医从实践到理论的发展过程，论证了以阴阳五行学说为基础的平衡理论在医疗实践中的指导意义，说明在医疗实践中，坚持辨病与辨证相结合，不但是发展中医的必由之路，也是中西医结合的重要途径。研究中医药，必须抓住"证"这个环节，脱离临证去搞基础理论研究，有可能与中医脱节。

论中医的理论思维^①

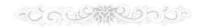

　　马克思早就指出："一个民族要想站在科学的最高峰，就一刻也不能没有理论思维。"这既说明理论思维与科学发展的关系；也说明科学上的一切成就，都是运用正确的理论思维的结果。因此，衡量一个民族某一门科学，就必须考察它的理论思维。科学的发展虽与时代的进展有关，但每门科学还有其自身的发展规律，考察每门科学的理论思维，也就是探讨其自身发展规律的必要途径。起源于我国的东方医学，虽然来自长期的经验积累，但没有像其他的经验自然科学一样，逐渐被科学的实验方法所淘汰，相反，随着自然科学的不断发展，它的理论实质越来越被最新的实验方法所证实。我国医学之所以能取得这样的成就，是与它采取正确的理论思维分不开的。

　　我国第一部医学经典《黄帝内经》，成书于春秋战国时期，当时诸子百家竞相著书立说，古代哲学已处于发展阶段，哲学中的阴阳、五行学说，具有朴素的唯物主义和自发的辨证法思想。自然科学如天文学、气象学、历法学、数学等也有相当的发展。思维科学中的基本方法如分析、综合、归纳、演绎、类比推理等已为各门科学所运用。正因为具备这些条件，医学才有可能产生正确的思维方法，才有可能总结、概括当时已经积累起来的丰富经验，奠定其理论基础。可见哲学思想渗透到医学中来，必须通过医学方法本身包括经验总结、理论概括等具体方法才能实现。在医疗实践中，能运用哲学思想和科学方法结合医学问题进行反复推理，形成具有医学特点的理论思维，才有可能实现从经验到理论的过渡。

　　中医认识疾病，也和认识其他客观事物一样，有一个从个别到一般、又从一般到个别的过程。通过临床观察，从现象推论疾病的本质，是以分析为主的；一旦认识、掌握了疾病的本质，并运用这种本质来说明原有现象，从而提出理论，这一过程，则以综合为主。把临床实践中积累起来的个别经验和教训，进行条理化、系统化整理，用的是归纳法。对条理化、系统化的经验进行推理，形成辨证论治的理论方法，以此指导治疗，用的是演绎法。在进行推理和提出理论的过程中，还结合运用了"远取诸物、近取诸身"的类比方法。前人认识疾病到产生理论，就是在这种分析—综

---

①　本文原连载于《湖南中医杂志》1988 年第 1、2 期。

合一类比，再分析（演绎）—再综合（归纳）—再类比的过程中不断取得进展的。中医认识疾病，不但运用了形式逻辑所提供的已经形成的思维方法，特别在上升到理性认识的过程中，还经过严密的去粗取精、去伪存真、由此及彼、由表及里的逻辑推理，将辨证思维渗透于其中。辨证的思维方法，不是把本来联系在一起的各个环节隔离开来考察，而是在客观运动各层次上、不同广度和深度上揭示客观形式彼此间的辨证关系。中医对待临床上的各种复杂现象，也从其彼此间的相互关系研究其内在联系、研究其转化关系，从而不断把认识引向深入，揭示各种疾病的特殊本质及其发展变化的规律。中医把形式逻辑与辨证逻辑结合起来运用，形成具有自己特点的思维方法，这在逻辑学上是相当成功的，这正是中医长期立于不败之地的根本原因。

前人凭借分析、综合、归纳、演绎各种思维方法，无论是对具体问题进行判断推理，或者是将具体经验上升到一般规律性的认识而形成理论，都要看它客观上的实际效应。类比法虽然可以触类旁通，启发思路，但类比的结论是带有或然性的，也要经过实践检验肯定其必然性。因之，中医古籍文献中有大量的经得起实践检验的理论，也有不少属于推理性结论。不但推理性结论要进一步经过实践检验来予以肯定和否定，就是经得起实践检验的理论，具体运用于临床，也有一个再实践、再认识的问题。理论思维只是临床实践中的推理方法，而不能具体代替实践反复。只有运用正确的理论思维，经过一次实践，就有可能获得一次提高。

中医观察病人，都从整体出发，对人体内外环境和内在环境的相互关系极为重视。人体能否适应环境各方面的变化，关键就在于能否保持动态平衡。在各种致病因素的作用下，人体内外环境和内在环境的相互关系遭到干扰或破坏，可从多方面、多层次反映出种种平衡失调现象，因之如何求得平衡，是中医临床必须思考的问题。人体因病变出现的不平衡现象，都有固定的表现形式，都是疾病所处一定阶段的本质反映。但不平衡现象固定是相对的、暂时的；复杂多变则是绝对的、经常的，这就存在着常与变、量变与质变的问题。因之要达到求衡的目的，既要知其常，更要达其变，从常和变掌握质量变换关系，也是中医临床必须思考的问题。求衡与知常达变，既然都是中医临床思考的重点，也就是中医理论思维的重要组成部分。兹分述如下：

一、求衡论

（一）求衡理论的产生及其实用价值

求衡理论源于《黄帝内经》。《内经》所谓"阴平阳秘，精神乃治""亢则害，承乃制，制则生化"，就是说明保持人体动态平衡的重要性。所谓"谨察阴阳所在而调之，以平为期"，说明中医的诊断和治疗，都是从保持人体动态平衡出发的。"求衡",《内经》不但有较为完备的理论,而且还有一套具体的方法。几千年来,这些理论方法一直指导着临床实践,并在实践中不断得到充实提高。

《内经》的求衡理论,是以阳阳、五行学说为基础的。阴阳、五行学说在中医学的形成过程中,不仅指导它的理论概括,而且两种哲学思想渗透到医学中来,就结合在一起,成为具有医学特点的理论原则,本身就是医学中的重要组成部分。阴阳学说突出地说明了人体保持动态平衡的重要性;五行学说着重阐述人体内外环境(人与自然)和内在环境(人体各脏腑组织之间)的复杂变化关系,揭示了人体多方面、多层次的不平衡现象。

要保持人体的相对平衡,就必须明确人体相互对立的两方面。相互对立的两方面要保持平衡,就必然存在着相互依存关系。由于动态平衡,静是相对的,动是绝对的,在动的过程中,当然会引起变化,而这种变化,是包括从量变到质变的。这些理论,《内经》均有所叙述。如"外为阳,内为阴","背为阳,腹为阴","脏者为阴,腑者为阳"等,都是指人体相互对立的两方面。"阴在内,阳之守也;阳在外,阴之使也","阴者,藏精而起亟也;阳者,卫外而为固也",就是指相互对立的相互依存关系。"夫物之生从乎化,物之极由乎变,变化之相薄,成败之所由也","阴阳者,变化之父母,生杀之本始","阳生阴长,阳杀阴藏","重阳必阴,重阴必阳",就是说明事物运动变化是永恒的,人也就是在永恒运动的情况下保持平衡的。

为了阐明人体内外环境和内在环境之间的复杂变化关系,《内经》运用五行"五位相合"的类比方法,把"在天、在地、在人"的纷纭万象联系起来,并根据五行的"生克制化""乘侮胜复"的理论,推论其间的平衡协调关系。如"东方生风,风生木,木生酸,酸生肝,肝生筋……在色为苍,在音为角,在声为呼,在变动为握……在志为怒",就是指人与自然及人体脏腑组织之间的五位相合。"五行之治,各有太过不及也,有余而往,不足随之,不足而往,有余随之","胜制则复","衰乃止耳",就是说在正常情况下,人体有一种自我调节的本能,某一方面有所偏胜,通过这种自身调节相互抵消,就可以恢复平衡。如果这种平衡关系遭到破坏,"气有余,则制其所胜而侮其所不胜;其不足,则己所不胜侮而乘之,己所胜轻而侮之",所以,临床上出现各种相克、反侮的病变现象,均可根据五行克侮理论分析五脏阴阳的盈虚情况,从而采取有效的平衡协调,原则是:"相火之下,水气乘之;水位之下,土气乘之;土位之下,风气乘之;风位之下,金气乘之;金位之下,火气乘之;君火之下,阴精承之。"承,即制约之意,也就是平衡协调的手段。五行虽分为五位,但五行之间出现克侮现象，仍然是两个对立面的偏盛偏衰，平衡协调，也是着眼在两个对立面的补偏救弊，这就是医学上的阴阳五行学说的特点。以阴阳五行学说为基础的平衡理论，一直贯穿在中医基础理论和医疗技术等各个方面。如：

人体各个脏腑组织之间是分工合作的，各方面必须保持正常的相互关系，才能维持生理上的正常合作。如脾主运化，包括胃肠的消化排泄功能，一般是胃满则肠虚，肠满则胃虚，肠胃必须保持其更虚更实的平衡状态，才能维持脏腑"藏精气""传化物"的正常关系。

人体阴阳的正常相互关系遭到干扰破坏，就会反映出种种阴阳平衡失调的病变状态。这些状态，包括发病部位、病变性质以及脏腑、经络、气血等方面。这些方面彼此之间都存在着密切的相互关系。所以在临床上观察分析各种发病机制，就必须从这些方面及其相互关系着眼，才能准确地找到它的不平衡所在。

中医的诊法也着眼在两种对立的体征上，目的也是从客观上分析阴阳平衡失调的情况，如"青如草兹者死"，"青如翠羽者生"，就是从色泽的阴润、暗晦来判断逆顺的。故任何病，"色泽以浮，谓之易已""色夭不泽，谓之难已"。切诊中的脉诊，实则"搏坚而长"，虚则"其软而散"。切诊中的按诊，"尺肤热盛，脉盛躁者，病温也……尺肤寒，其脉小者，泄，少气"。都是从两个对立面分析阴阳失调究竟是偏于哪一面，哪一面不平衡，从而断定其寒、热、虚、实及其预后。

治疗在"以平为期"的思想指导下，一切措施如"寒者热之，热者寒之"，"高者抑之，下者举之，有余折之，不足补之"，都是从调节阴阳平衡出发的。"辛甘发散为阳，酸苦涌泄为阴"，也就是利用药物的偏性补偏救弊来调节阴阳平衡的。所以制方用药，不论"或收或散，或缓或急，或燥或润，或软或坚"，都是"以所利而行之，调其气使其平也"。

通过诊察，掌握了病人的病情资料，从病的性质、部位等方面，研究分析不平衡的所在，从而采用寒、热、抑、举、折、补等治则，根据药物的气味选用适合病情的药物组合成方，这就是以阴阳五行学说为基础的平衡理论指导临床实践的具体过程，也就是中医治病时理法方药的运用过程。

（二）求衡方法的具体运用

疾病既然是人体平衡失调的结果，所以在处理上，《内经》强调要"谨察阴阳所在而调之，以平为期"。可见，要恢复人体的相对平衡状态，关键就在于能否准确地找到其不平衡的"所在"。阴阳学说用于分析病机，泛指病变的两个对立面，包括发病部位的在表在里、在上在下、在脏在腑，疾病性质的属寒属热、属虚属实，病势发展的正虚邪实，邪退正复等，这些方面彼此又存在着密切的相互关系，因之人体发生病变，也会从多方面、多层次反映出错综复杂的不平衡现象。临床上若病情单纯，表现出来的症状比较典型，两个对立面的平衡失调状态比较明显，现象与本质是一致的，可以采取正面的、直接的平衡协调的方法。若病情复杂，反映出来的症状不典型，两个对立面的平衡失调状态不明显，现象与本质也不一致，这就需要考虑反面的、间接的平衡协调的方法。前人对于一些典型的非典型的平衡失调状态的处理积累了大量的经验，并形成了相应的理论，特别是对一些非典型的平衡失调状态的观察和分析，能运用辨证思维由此及彼，去伪存真以揭示疾病的本质，这样就能更准确地找到其不平衡的所在，从而采取有效的平衡措施。《内经》所谓"逆者正治，从者反治"及寒、热、高、下、折、补等各种治则，已经明确提出了正面的、直接的及反面的各种求衡之法。后世所谓隔一隔二的治法，并寓有间接求衡的意义。概括起来，求衡的具体方法，应分为正面求衡、直接求衡、反面求衡、间接求衡四种。

1. **正面求衡** 适用于平衡失调反映出的寒热、虚实症状比较典型的证候。

外邪伤人，反映出来的寒热症状，与外邪的性质及人体阴阳的盛衰有关。伤于寒多见恶寒、无汗、发热；伤于热多见发热、汗出、不恶寒，这是由外邪的性质所决定的。"阳气有余，则身热无汗"；"阴气有余，则多汗身寒"，这是由人体阴阳偏盛偏衰决定的。前者称为外寒、外热，后者称为内寒、内热，寒热症状都比较明显，只是在兼见的汗证上有差异，正是由于有这种差异，才显示出内外寒热的区别。外寒无汗，是由于寒束皮毛腠理闭塞；内热无汗，是由于热极伤津，津液内耗；内热汗出，是由于内热极盛，熏蒸汗出；内寒汗出，是由于阳不能固而津液外泄。恶寒、发热，既然寒是真寒、热是真热，当然应采取正面平衡协调的方法，只是外寒宜用温散，内寒宜用温补，外热宜着重苦寒清热，内热宜着重甘寒养阴，其基本原则都是以寒治热，以热治寒。

邪正交争，互有胜负，"邪气盛则实，精气夺则虚"，虚实两证可显示邪正双方不平衡的发展趋势。疾病不单是邪气所引起，只有当人体正气虚弱时，邪气凑之才会发病。邪盛正气亦盛，则表现为实证；邪盛正虚或邪退正衰，则表现为虚证。《内经》五实证："脉盛、皮热、腹胀、前后不利、闷瞀"；五虚证："脉细、皮寒、气少、泄利前后、饮食不入"，都是指典型的虚实证候。临床出现的虚证、实证，五虚五实不一定悉具，只需出现二三症就可反映邪正双方的均势，就可从正面采取补虚泻实的平衡协调的方法。正虚而致邪实者，以补正为主、祛邪为辅；邪实而致正虚者，以祛邪为主、扶正为辅。如果脉大、皮肤发热、腹胀满、大小便不利、心烦目不明五症毕具，则为邪气壅盛、邪无从出的死证；脉细、皮肤发凉、短气不足叹息、大小便失禁、饮食不能下咽，则为正气衰败、正不胜邪的死证。故《内经》又谓"五实死、五虚死"。

2. 直接求衡 适用于平衡失调反映上下、表里部位比较明确的证候。

病变反映在人体的上部或下部，多属于升降失调；反映在表在里，多属于出入失调。《内经》谓"上气不足，脑为之不满，耳为之苦鸣，头为之苦倾，目为之眩"。"下气不足，则为痿厥……"上虚耳鸣、头晕、眼花，下虚下肢痿弱、厥冷，从发病部位来看，上下都比较明显，当然可采取上病治上、下病治下、上虚补上、下虚补下等直接求衡的方法。表里两证，表证都反映病在体表，如头痛、项强、无汗、恶寒发热等皆是。里证都反映病在内脏，如咳喘、呕吐、胃脘痛、大小便失常即是。表证治表，里证治里，也都属于直接求衡之法。但表里证并见，尚当分清两种情况，如《内经》所谓"犯贼风虚邪者，阳受之……则身热不时卧，上为喘呼"，此证系皮毛受外邪而闭塞，以致肺气不宣，发为喘呼，虽有里证，但仍为邪在表。至若"皮毛先受邪气"，兼之"寒饮入胃，从肺脉上至于肺"，发为"肺咳"，则为既有表证、又有里证，这两证，前者是"外邪所扰"，在治疗上只需发汗解表；后者为"外内合邪"，在治疗上则当散寒温肺，表里兼顾。凡表里证并见，都应辨明上述两种情况区别对待，才能更好地协调表里关系。因外邪所扰，虽见各种里证，而病未入里，如失于表散，则往往迁延难愈；外内合邪，不论内外皆寒，或外寒内热，或外寒内饮，只看到一面而忽略另一面，亦可使疾病迁延难愈。

3. 反面求衡 适用于平衡失调反映出假寒假热假虚假实等证候。

《内经》谓"重阳必阴，重阴必阳"，即后世所谓阳盛格阴、阴盛格阳之证。这类证候，现象与本质恰恰相反，如果只看到表面的阴证阳证正面采取寒温等平衡协调的方法，其效果也只能适得其反。因之对待这类证候，必须撇开表面现象，才能揭示其本质，在处理上也只能采取反面的平衡协调的方法。观察分析这类证候，既要注意表里寒热见证不一，明确里寒里热是真、表寒表热是假，如阳盛格阴，外见恶寒肢冷，阴盛格阳，外见面赤烦热，都是假象；又要看到这类证候，撇开表面假象，只有单方面的寒和热，与表寒里热、表热里寒等寒热夹杂之证的寒热同时存在有所区别。虚实亦有假象，"大实有羸状"，即指假虚证；"至虚有盛候"，即指假实证。这类证候，与虚实夹杂之证亦有所不同，故在处理上，亦只能采取反面求衡之法，假虚证只能单独祛邪，邪退则正复；假实证只宜单独扶正，正气充实则邪气自不能容。不能用攻补兼施之法。

4. 间接求衡 适用于平衡失调反映出症见于此而病发于彼的证候。

《内经》谓"中气不足，溲便为之变"，在此明确指出症见于下焦而病实发自中焦。如果对这类证候也按照上下分证机械地对号入座，既不能准确地找到阴阳不平衡之所在，在处理上也会无的放矢，放不中肯。因此，症见于此而病实发于彼，不是直接求衡的方法所能解决的，而要采取间接求衡的方法。"溲便为之变"，指大小便不正常而言，包括尿闭、尿频、便秘、便泄等，如果在出现这些症状的同时，兼有腹胀便溏，四肢倦怠等"中气不足"之证，都应当以调理中气为主。中气足则脾胃升清降浊的枢纽自能运转正常，大小便亦自恢复正常。前人通过对这类病变彼此间相互关系的探索，发现脏腑之间存在着一定的内在联系，遂逐渐形成"脏腑相关"的理论。间接求衡的方法，就是建立在"脏腑相关"理论基础上的。如肾气上逆的咳喘，治以补肾纳气；肝邪乘脾的腹胀便溏，治以疏肝理气；肺失通调的小便不利，治以宣肺降气；等等，都不是直接的见病治病，而是运用"脏腑相关"理论进行推理，从而采取有效的间接求衡的方法。

基于上述可以看出，中医临证，如何察阴阳所在，如何求得平衡，《内经》早就提出了一些理论原则，后世医家在此基础上又有不少发展。平衡失调反映出来的证候比较典型，可以运用固定的辨证形式按图索骥；证候不典型，则必须结合辨证思维进行逻辑推理。这也体现出中医在思维方法上的成功之处。以上四种求衡方法，只不过是对如何求衡进一步具体化而已。阐明求衡方法的具体运用，在理论上理顺，对临床观察总结、分析问题和思考问题提供了方便。例如：以往对白喉忌表问题曾进行过一段时期的争论，实际上大多数白喉初起是外显假寒的表证，但也有个别的是表寒证，现在看来，白喉初起恶寒需间接求衡；个别外受客寒的病例，可以直接求衡，只要明确是求衡的方法不同，就无所谓忌与不忌了。当前防治流行性出血热，南方对此病初起恶寒，主张清热泄热，也提倡忌表。北方则有用柴胡桂枝汤的经验。南北经验不同，当然与"因地制宜"有关，实际上也就是所采用的求衡方法有间接、直接的不同而已。

二、常变论

人体发生病变，在邪正斗争、阴阳消长的过程中，从多方面、多层次反映出种种平衡失调现象，表现为寒热虚实表里脏腑气血等错综复杂的证候。当病变处于静止阶段，证候也可以相对稳定；当病变处于发展变化的情况下，证候也随之变幻不定。每个证候的建立和证与证的界限，都是在疾病处于相对静止阶段，经过反复观察和方证对应才能确定。只有方证确定之后，辨证论治才能作为常规运用。实际上临床所出现的证候，非典型证候多于典型证候。所以，辨证既要掌握常规，又要有所变通，不墨守常规，否则也无法应付临床复杂多变的情况。因之对待各种不平衡现象，要求得平衡，既要掌握固定的辨证形式，又要进行动态观察，才能处理好一些复杂问题，也才有可能达到求衡的目的。

变，包括质变与量变。证候既是处于一定阶段的本质反映，证候的变化，当然存在量变与质变问题，所以求衡不仅要准确地找到其不平衡的所在，而且要衡量不平衡双方各个层次的失调程度和比例，才能恰如其分地进行有效的平衡协调。变，既然存在着量变与质变，辨证要知常达变，就必须探讨辨证定量及质量变换关系。众所周知，客观事物变化都存在量变与质变，没有脱离量的质，也没有脱离质的量，质反映量，量的关系也反映质的关系。《伤寒论》为方书之祖，辨证之经典，论中所述各证的某些症状，不但具有量的概念和意义，并显示出证与证的质量变换关系。因此，要探讨辨证如何定量和质量变换关系，从而知常达变，从伤寒的辨证方法中是可以得到启发的。

（一）主症在证候中的地位和分量

《伤寒论》把大量的个别经验，包括教训进行分析、归纳，使之条理化、系统化，由经验上升到理论，并吸取《素问·热论》有关热病的理论，对条理化、系统化的经验进行综合和演绎推理，成为六经辨证方法，用于指导治疗，使对症下药过渡到辨证论治。对症下药的个别经验，只是认识事物的个性，个性必须通过分析、比较、分类、归纳，从中找出共性，才能认识到疾病中具有共性的证候。以热病常见的发热为例：伤寒表证发热，"头痛……身疼腰痛，骨节疼痛，恶风（应作恶寒）无汗而喘"；阳明里热证发热，"大汗出……大烦渴不解，脉洪大"；阳明湿热证发热，"头汗出，身无汗，齐颈而还，小便不利，渴引水浆"；阳明里实证发热，"潮热""汗出不恶寒""短气腹满而喘"，"手足濈然汗出，大便已硬"等，都不是只看到个别症状，而是已从一些症状中找到了它的共性。故治疗就不仅仅是针对个别症状，而是要"观其脉症"，"随证治之"。伤寒表证发热，用麻黄汤发汗退热；阳明里热证发热，用白虎汤甘寒清热；阳明湿热证发热，用茵陈蒿汤清利湿热；阳明里实证发热，用承气汤苦寒泄热，都突破了见热治热的对症下药。辨证要凭依症状，每一证都是由几个能反映疾病本质的症状所组成，但具体到某些证候中的所有见症，则是有的反映本质，有的不反映本质，尤其是假寒假热假虚假实一类证候，现象与本质恰恰相反。所以，只有通过个别症状的比较、归纳，找到某些症状的共同本质，才能确定一个证候，也才能采取相应的有效措施。

由于证候中的所有见症，有的反映本质、有的不反映本质，故单凭个别症状用药，不但不能普遍适应，并有较大的盲目性；如果只看到一些非本质反映的症状，用药只能适得其反。《伤寒论》各证所列举的症状，都是能反映疾病本质变化的症状，一些非本质反映的症状一概不予罗列，这样，就避免在辨证上主次不分。日本汉方医学大家大冢敬节认为《伤寒论》各证所列举的症状都是主症，"主症比如常在其家的主人"，其他可有可无的症状则为客症，"客症比如客人之来去无定"。这也说明主症是由疾病本质所决定的，客症不是疾病本质的反映，因而是可有可无的。主症既由疾病的本质所决定，多一症少一症，不仅是数量上的变化，实质上还包括质变。例如：呕吐一症，伤寒表证"或已发热，或未发热，必恶寒体痛呕逆，脉阴阳俱紧"，此证之呕吐因外邪所扰而致，呕吐不是主症，故只用麻黄汤发汗解表，其呕自止。表邪传里，"六七日，发热微恶寒，肢节烦疼，微呕，心下支结"，此证寒热身痛未罢，并见心下支结而呕，虽为微呕，亦为表里俱病，呕吐、心下支结均应视为主症，治此用柴胡桂枝汤表里双解，着重配合黄芩、半夏清热和胃，降逆止呕。前人认识疾病只能凭依症状，而相同的症常可出现在不同证候中，从辨证必须分清主次来看，每一症状出现在不同证候中就有着不同的地位和分量。由此可以看出，辨证分主次与辨证定量具有一定的关系，一个证候的定量，就是要抓住证候中起决定和影响作用的主症，只有与疾病有本质联系的主症才有量的意义。

（二）主症的变化揭示证与证的质量变换关系

《伤寒论》，一是抓住了热病各证能够反映疾病本质的主症；二是掌握了热病过程中的质量变换关系。因而，把热病所见各证按三阳（太阳、阳明、少阳）、三阴（太阴、少阴、厥阴）六经分为六大类。这样不但便于分析各种证候的发病部位和性质，而且便于掌握六经合病、并病及传经、直中等传变规律。如病在三阳经，太阳为表、阳明为里、少阳为半表半里，三阳经所见各证，都有固定的主症可辨。正由于抓住了主症作为辨证依据，故具体对待某一个证候究竟在表在里、属寒属热，或表里寒热夹杂，都可以比较准确地推断出来。如"太阳病，得之八九日如疟状，发热恶寒，寒多热少（原文误作热多寒少），其人不呕，圊便欲自可"，此证发热恶寒如疟状，从其人不呕，排除病在少阳；圊便欲自可，排除病在阳明。这就说明病邪仍然留滞在太阳阶段，仍属寒邪在表，并未化热传里。如果抓不住各证与疾病本质有关的主症，弄不清证与证的质量变换关系，是无法作出寒多热少的结论的。伤寒病传三阴经，由于阳虚寒胜，多见恶寒厥逆。如阴证转阳，则可出现发热，如"伤寒厥四日，热反三日，复厥五日，其病为进。寒多热少，阳气退，故为进也"。伤寒病人三阴，其预后要看正气能否来复，阴证能否转阳而定。转阳的标志是发热，这种发热是一种"矫正"现象，如果厥逆日数多于发热，则为正不胜邪，疾病仍有发展趋势。由于厥与热都是疾病的本质反映，厥热胜复，可以显示质量变换关系，故伤寒病后期，也就是以发热、厥逆两个主症来观察分析人体的阴阳消长变化的。

临床上所见证候，静止的、孤立的一个证候不与他证相涉是很少见的。故辨证，既要对当前的证候作出正确的判断，又要掌握当前证候的来龙去脉。《伤寒论》通过证与证之间的质量变换关系，摸清了各证的传变规律。所以，运用伤寒六经辨证方法，不但可辨明当前证候，而且随着证候的转变，并可预见疾病发展变化的趋势。如"伤寒三日，三阳为尽，三阴当受邪，其人反能食而不呕，此为三阴不受邪也"。伤寒传经，一日一传，不过是举例而已，究竟传与不传，还是要从各证的质量变换关系来看，所以，没有出现"腹满而吐，食不下"等太阴证，"其人反能食而不呕"则为三阴不受邪，病邪仍然留滞在太阳阶段。

临证如果抓不住主症，不明确各证的质量变换关系，如遇到错综复杂的证候，则将技穷束手。如"得病六七日，脉迟浮弱，恶风寒、手足温，医二三下之；不能食而胁下满痛，面目及身黄，颈项强，小便难，与柴胡汤，后必下重。本渴而饮水呕者，柴胡汤不中与也。食谷者哕"。此证前误在用下法，下后仍有颈项强、胁下满痛，没有从小便难、身黄、饮水则呕等脾虚停饮之证看出病已转属太阴，故一误再误。证之未下前就脉迟浮弱，虚象已露；下后再与小柴胡汤，则虚象毕现，故产生气虚下坠及进食则引起呃逆等后果。仲景此条虽然是从总结经验教训出发，也充分说明在病情转变过程中，遇到错综复杂的证候，就必须注意抓住那些能反映疾病本质的主症，撇开那些非本质反映的次症，根据质量变换关系，随时改变辨证结论。

如上所述，主症在证候中占有一定的分量和地位，主症是对一切症状起决定和影响作用的症状。从主症与主症的相互变化中就可掌握质量变换关系。辨证能抓住这两点，既有常规可循、又不墨守陈规。对待复杂多变的证候，就能卓有余裕。由于一个具体证候的出现，往往同时具有几个或十几个症状，其中有的是主症，有的是可有可无的客症，如前所举麻黄、白虎、茵陈、承气四症见于临床，决不只是《伤寒论》所述的那些症状而不再出现其他客症。辨证如果分不清主客，机械地对号入座，那只能是症状的相加和拼凑，不可能知常达变、求得平衡。一般都认为中医辨证，既有原则性、又有灵活性，没有原则的灵活就会灵活无边，无常规可循；没有灵活的原则就无法应付复杂多变，只会墨守陈规。所以，要处理好原则性与灵活性的关系，就必须知常达变。《伤寒论》辨证用药的常规，如六经所属各证的证治不过二十多条，大部分条文是讲变通的方法，包括误治后救逆的方法。如何知常达变，《伤寒论》已为我们做了很好的示范，由此可见，知常达变就是平衡理论具体运用的必要措施，平衡和知常达变虽不代表中医的理论思维，确也是中医临床逻辑推理极其重要的组成部分。

论病证结合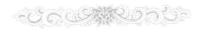①

编者按：本文摘自作者《中医的理论思维与病证结合》一文，以作为本刊开展病证研究讨论的小结。中医的理论思维部分，本刊将于 1988 年第 1 期刊出，以飨读者。

一、病证结合的演变和发展

病证结合，在《内经》《伤寒杂病论》中早就形成这一概念。《内经》对疾病的认识，不但有病、证、症三种形式，而且已注意到病同证异、症同证异的问题。《伤寒杂病论》更是以"辨××病脉证并治"名篇，对误治后的坏病，明确提出"观其脉症、知犯何逆、随证治之"的原则。《伤寒论》之后，辨证论治发展很快。某些病通过辨证用药可以治愈，某些病或在某个阶段可以得到改善，这在中医发展史上可以说是一个大的进展。但是，从症状着眼进行辨证论治，不但自然形成以症状、证候作为病名的倾向，带来辨证逐渐取代辨病的后果，病、证、症三者也长期混同不分。在一定程度上阻碍了中医的发展，病证结合这一概念，也未能得到应有的发展提高。

"同病异治""异病同治"，这从辨证论治的发展来说，已经登峰造极。临床上只要注意证的同与不同，病的异同已放在极不重要的位置。实际上，"相同"证候出现在不同疾病之中是有很大差异的，所以完全满足于辨证论治，满足于某些病或在某个阶段的暂时改善，中医的医疗水平就无法继续提高，辨证论治也会停滞不前。

回顾中医在发展过程中，明、清以后，温病学取得了突破性发展。这一方面是在继承发扬前人治疗热病经验的基础上取得的；另一方面，急性热病发展快、病程短，可以自始至终地进行系统观察，易于摸清其演变规律，总结出适用于不同证型、不同阶段的系列方药。如治疗白喉的清瘟化毒汤、养阴清肺汤、清化会咽退腐汤。治疗霍乱的黄芩定乱汤、驾轻汤、蚕沙汤、解毒活血汤、致和汤，等等。充分体现出辨病与辨证相结合的成功经验。慢性病，发展慢、病程长，在某个发展阶段若能正确地辨证用药，有的病可暂时缓解或停止发展。由于以往对慢性病多数是从症状的轻

---

① 本文原载于《湖南中医杂志》1987 年第 6 期。

重进退着眼辨证用药，缺乏自始至终的系统观察，未能摸清全过程的发展变化规律，因此对某些慢性病的彻底治愈，就不可能像急性病那样易于取得突破性进展。前人称风、劳、臌、膈为四大绝证，日本汉方医家辑《杂病广要》，在噎膈篇中如实地提到"余生平于此证，无能治愈，未悉何说何方能中其綮"。所谓四大绝证，如中风瘫废、虚劳极度消瘦、臌病的痞块腹水、膈病的食管梗阻，都属晚期的危重证候，不是指四种病自始至终的全过程。所谓采用各家之说、各家之方，说明对四病尚未摸清其演变规律，找出统一的有效的治疗方药；在处理上，仍然是采用"观其脉症""随证治之"的方法。因之未能在早、中期采取有效的方药以阻断病情的发展，终于发展到晚期成为难治的绝证。

西医经较长时期的系统观察，并借助于实验检查，对一些慢性病的发展全过程已基本摸清。西医对慢性病发展过程的认识是西医的长处，中医正应该吸取这种长处以补自己之短。因为病是客观存在的，每种病都有各自的特殊本质变化，这种变化决定了病的发展全过程，不会因中西医病名不同而发展各异。证候只是疾病所处一定阶段的本质反映，经辨证用药，证候得到改善或清退，病情亦可暂时获得缓解。但病的特殊本质变化没有根本解决，病也就不可能中止其发展。因之要解决每个病的特殊本质变化，就必须总结出选择性强、能控制或中断病势发展的有效药物。这说明病证结合，一方面要以病为主，以病统证，系统观察每个病尤其是发展过程长的慢性病自始至终的全过程，弄清每个病早、中、晚期必然会出现哪些证候及证与证之间的内在变化规律，这就是病证的纵向结合；另一方面要以证为主，以证统病，摸索"相同"证候见于不同疾病中的同中之异。能同中求异，就更有利于摸索出选择性强能阻断病势发展的药物，这就是病证的横向结合。病证既然要纵横结合，当然就必须防止一病一方和辨证取代辨病两种倾向。

病证纵横结合，首先还有必要明确病、证、症三者的不同概念及其联系和区别。病、证、症三者的概念是：疾病是人体在病因作用下，由于某一部分阴阳失调产生特殊的本质变化，构成不同的病机及有规律的演变过程，具体表现出若干固定的症状和相应的证候。证候是疾病演变过程各阶段的本质反映，它以某些相关症状揭示出疾病所处一定阶段的病因、病位、病性及其发展趋势。症状是病人自身感觉到的异常变化及医者通过四诊获得的异常体征，是疾病和证候的外在现象。病、证、症三者的联系是：三者均统一在人体病变的基础之中，每种病都有它固定的症状，但病在各个发展阶段是以证候表现出来的，证候亦是由症状所组成。其区别在于：疾病是人体内外环境动态平衡失调所表现出来的病变全过程，是由疾病的特殊本质所决定的，病的特殊本质贯穿于疾病过程的始终。证候是疾

方法学研究

病所处某一阶段的本质反映，也就是病在这一阶段的主要变化，但又受病的特殊本质所决定。病的所有见证，还表现出纵横两方面的关系，纵表示病的不同发展阶段，横多因发病季节、易感体质及地域性而异。证与证的变换，首先表现为主症的变化，辨证就是要从主症入手，通过对主症变化的分析，摸清证与证之间的传变关系，就可以揭示出疾病特殊本质变化发展的规律。

二、病证纵向结合

疾病各阶段的证候，是由病的特殊本质变化所决定的，但疾病各个阶段的所有见证，还可因其他因素如合病、并病、失治、误治等引起。其他因素可与疾病的特殊本质相互影响，甚至成为暂时的主要病变，但这种变化不贯穿于疾病的全过程，与疾病的本质变化是有区别的。不严格区分这些方面的情况，具体到每一种病，不但病与证的关系无法弄清，病的分证也难于取得一致。因此，病证纵向结合，必须摸清疾病各阶段必然产生的证候。

（一）摸清每个病究竟有多少证是由病的特殊本质变化所决定的

要摸清由病的特殊本质变化决定的证，必须排除其他因素引起的证，包括由其他因素促使病情增剧，因为这些情况都不是疾病发展的必然结果。不分清这些方面的情况并加以区别，就容易造成混乱，找不准病的演变规律。当前总结某些病分证（包括分型分期）的治疗经验，不但分出来的证多少不一，且往往甲地分出来的到乙地重复就走样，其所以致此，很可能与分不清上述情况有关。

（二）分析出证与证之间的联系和界限

疾病各阶段的所有见证，都处于发展变化之中，每一证不是孤立的、静止的，但也不是完全没有相对静止的阶段。如果病在发展过程中显不出阶段来，分证也就失去了依据。因此，要根据病的发展阶段分证，就要着重分析证与证之间的联系，明确其界限，这样才能发现每个病自始至终有多少个证及各证的交叉、合并情况。界限划不清，一个证可能分为两个或两个以上的证。《伤寒论》六经分证及合病、并病的交叉，已为病的分证做出示范，可以效法。

（三）各阶段的所有见证，都要通过"方证对应"的实践检验

疾病某个阶段是否存在某个证，还必须通过处方用药获得效应，并经过一定的病例反复验证，才能确定。这就是"方证对应"的实践检验过程。确定每个病的应有见证，都必须经过这一过程。检验的结果大致有三：一是用药有效，证明辨证是正确的，证也确实是存在的；二是用药无效，就当引为经验教训，其所假定的证也不存在；三是方证不符而用药有效，反过来证明辨证不确，再当从药议证。

（四）注意病的基本症状见于各证的特点

"相同"证候见于不同疾病的某个阶段，由于每个病的特殊本质变化不同，因之同中有异。以肺阴虚为例，不论见于一般咳病，还是见于肺痨、肺癌等，除舌红、烦渴、咽干等症相同外，其基本症状——咳嗽就有所不同，一般咳病多干咳无痰；肺痨多咳唾带血；肺癌多咳引胸背痛，都是各有特点的。因此，按照病证结合的要求，必须严密观察，注意总结"相同"证候见于不同疾病中基本症状的特点，并以此作为辨证的重要线索。

（五）从每个病的各阶段辨证用药的"量效关系"发现有效药物

通过病证结合，在提高医疗水平的基础上，可以发现和找出某些病证的有效方药。任何病既要辨证论治，也需要有效的专方专药，某些病欲求彻底治愈，注意发现其有效的方药还是必要的。不论病在全过程中或在某个发展阶段，均可以"量效关系"来判断其效果：用药量与发挥的疗效一致，就可初步肯定用药频率最高，用量最大的为有效药物；用药量与发挥疗效不一致，则用药量越大，频率越高的，越说明这类方药对本病或本证无效。某些病的有效方药，有的就包含在辨证用药之中，如治疗痢疾的黄连、黄柏，治疗肝胆疾患的茵陈、郁金，都是在清热利湿解毒的方剂中出现的。这些对某些病有较强选择性而疗效又已经肯定的药物，即使与某些证候不符，亦可纳入到合理的配伍中使用，如虚寒证需要用黄连、茵陈，前人就有连理汤、茵陈理中汤的示范。

通过一病一结，从一个病例到一种病，积累一定数量的临床资料，然后进行总结分析，从病的各阶段的应有见证及证与证之间的联系和区别探讨病的演变规律。在综合分析时，经过严密的辨证推理过程，排除那些与疾病特殊本质无关的证候，抓住由疾病本质变化所决定的证候，从而摸清某个病自始至终究竟有多少证，证与证之间的传变关系如何，这样就能总结出病证结合的初步方案。总结出病证结合的初步方案，要重复验证，也要考虑病证结合的特点。若病情单纯，当然不妨采用专用有效的方药进行重复；若病情复杂，明显地出现各种见证，就必须按照证来重复，病证结合既不完全是一病一方的疗效观察，每种病的疗效重复也不是一病一方能重复出来的。而且按证重复，辨证不准确也重复不出来，所以，总结出来的方药，尤其是适用于各种证候的方药，均需明确其适应证与禁忌证。一般都承认中医药有疗效，但又认为疗效不易重复。殊不知中医药取得的疗效，只有按中医的方法才能重复。

掌握了疾病各阶段的所有见证，既可预见其发展趋势，及时采用有效方药，又有可能阻断病势的发展。能否扭断病势的发展，是进一步提高疗效和治愈率的关键。如果疗效仍然停留在暂时改善的水平，则应考虑两个方面的问题：一是辨证是否准确，立法选方是否恰当；二是还需进一步寻找能解决病的特殊本质变化的有效药物。再次总结，也可针对上述问题，对初步设计的病证结合方案作适当调整。以后尚需反复多次验证，在不同地区、季节、人群中广泛验证，待疗效稳定，较以前水平确实有所提高后，经验始可上升为理论，这种来自反复临床实践的理论，才能经得起实践检验，有效地指导临床。

三、病证横向结合

病证横向结合，实际上就是同中求异。发现"相同"证候在不同疾病中的差异，并从这些差异中对疾病的认识和处理能有新的进展，这就是病证横向结合的目的。疾病各阶段所出现的证候，主要是由疾病的特殊本质决定的。疾病的特殊本质变化决定了疾病各阶段必然出现的证候，也决定了"相同"证候在不同疾病中的本质上的区别。这种区别能从同中之异去发现，对于提高用药的选择性，寻找解决疾病特殊本质变化的有效方药是有帮助的。而且病与证的所见证候，其中某些症与症之间也存在着共性，在一定程度上可以反映出病与证的内在关系。湖南医学院中医基础研究室研究肝阳上亢证，订出肝阳上亢的辨证指标：四症一脉。即面部烘热、口苦口干、烦躁易怒、头痛眩晕、脉弦。通过高血压、甲状腺功能亢进症（简称"甲亢"）、更年期综合征三种病进行临床检验。虽然例数不多，从三种病脉症的出现率就可以初步看出三病中的同异。同的方面：肝阳上亢辨证标准，四症一脉的出现率基本上在60％以上，占相对的多数。证明所订辨证指标是符合客观实际的；异的方面：三病基本症状中的某些症状与肝阳上亢的症状也存在着一定的内在联系。高血压病中颈胀一症，出现率在70％以上，为高血压病的基本症状，不一定是肝阳上亢证的主症。颈胀与肝阳上亢同时出现，多因血气逆厥而致经输不利，用平肝药可以得到改善，也可加入"利经输"的葛根，寓升于降之中。日本汉方医家用葛根改革剂型治脑动脉硬化，就是从《伤寒论》"项强"一症得到启发的。

甲亢中心悸、畏热、汗出，出现率都在57％以上，都是甲亢的基本症状，这些症状与肝阳上亢有共性，均可用平肝潜阳之法。畏热、汗出有阳盛化火趋势，亦可权用泻肝之法以挫其势（面部烘热在甲亢肝阳上亢证中只占14％，是否有疏忽，有待再验证）。

更年期综合征中心悸、五心热、腰膝酸软出现率都在56％以上，都属更年期综合征的基本症状。这些症状，既反映肝阳上亢，也体现肾阴虚。男女更年期，肾衰天癸竭，阴虚阳亢，既可同时存在，又有偏虚偏亢之不同。属于偏亢的，如已露阴虚之机，亦不妨在平肝潜阳剂中适当加入养阴之品。

以上介绍肝阳上亢证的辨证指标，由于抓住了能反映疾病所处某一阶段本质变化的主症，而不是主次并列。而且制订出辨证方案还通过临床实践检验，其设计思路和具体措施都是可取的。按照一般推理，畏热、五心热、汗出、心悸（相火旺）、腰膝酸软（肝肾同源、阴虚阳亢），都可纳入肝阳上亢一证之中，但实践检验证明，这些症状的出现率是因病而异的。本来是同中之异，纳入统一的辨证标准就不一定恰当。所以设计辨证方案，总是想构思要周到，罗列症状要面面俱到，这样反而会主次难分，不易突出重点。《伤寒论》所述各证，列举的症状也只是主症，并没有规定一个证候应主症若干、次症若干。伤寒以主症断定证候的方法应用至今，仍然可以效法。由此可以看出：要同中求异，必须进行证候规范，提出各证的统一辨证标准，并通过临床检验予以补充、修改，这也可以说是更好地同中求异的先决条件。

最后要说明的是，病证纵横结合，异中求同，同中求异，可以相辅相成、相得益彰，并不是各自分割而不相涉的。只是在方法上或着重从病入手，研究纵向结合；或着重从证入手，研究横向结合，而且双方研究出来的结果，又可及时相互交流、相互启发、相互补充、相互促进。能这样做，对于发展中医学术，提高中医医方水平，也许能加快步伐。

在病证结合的研究过程中，还必须正确运用理论思维。就以上一证三病中提到的升降、阴虚阳亢、偏虚偏亢、平肝、泻肝、潜阳养阴等方面来看，处处都体现求衡、常变的思维方法。本文从中医理论思维到病证结合，既谈到逻辑思维方法，也涉及临床的具体方法。目的是想对理论联系实际，在实践中发展理论，使中医能按照自身的学术发展规律得到应有的发展。由于本文涉及的范围较广，个人识见也很有限，片面和不当之处，尚恳同道有以指正！

病证结合研究的思路与方法[①]

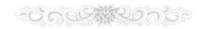

中医学是古代医家长期医疗实践的经验总结，不但拥有极丰富的实践经验，而且还不断进行理论概括，逐渐形成完备的理论体系和逻辑推理方法。中医学的形成和发展，是先临床后理论的，从临床到理论，要经过辨病与辨证相结合，病证与方药相对应的实践过程。因此，病证结合，也就是从临床到理论必须采取的传统方法。

---

① 本文原连载于《湖南中医杂志》1991 年第 5、第 6 期，1992 年第 1 期。

方法是为了达到某一目标而采取的手段和有步骤的行动。不同学科为追求各自的目标采取特殊的专门行动，就构成各门学科的传统方法。病证结合的传统方法，是具有中医特色的临床观察、理论总结及逻辑推理等专门行动。历代医家就是自发地采取这种专门行动，总结出丰富的防治疾病的经验和理论，写出大量的医学著作，使中医能按自身的发展规律不断取得进展。

中医药学来自临床实践，经过反复实践，不断得到提高。因此，病证结合研究，仍须从实践探索入手，不经过实践探索进行预试，设计的各项专题，不可能与客观实际完全相符。只有通过临床实践，逐步探索病在各阶段辨证辨病用药的经验及有关方面的变化规律，才能为各项专题设计提供可靠依据，才能避免主观臆造。因此，病证结合的具体方法，前一阶段就要先从一病一结做起。根据病证结合具体方法的各项要求，通过临床实践，积累资料，然后在此基础上，从各方面分取若干专题，继续进行后一阶段的工作。

一、病证结合前一阶段的工作

为了广泛收集临床资料和清晰反映出临床观察结果，病证结合前一阶段所观察的病例，均采用双重病历、双轨诊断。每一例除应有完整的病历首页及详细的病历日志外，还要专门设计使用病因学调查表，临床纵横观察总图及疑难杂证辨证分析表。设置这些图表，就是要把传统病证结合的思想方法进一步具体化、规范化，以保证临床观察的准确可靠，使积累的资料成为科学性强、能如实反映客观的第一手资料。

病证结合观察的各项，如何在图表中记录下来并反映出结果，分别说明如下。

（一）诊断

病证结合，一病一结，目前采取中西双轨诊断、中西双重病名。双轨诊断是从中医病名尚不统一，有些病须从病类中分化出来，某些病的演变规律尚在探索、分证（包括分型分期）尚不一致等问题考虑的。参考西医病名诊断及疗效评定标准，一是可以吸取西医认识疾病全过程的长处，二是可以科学地评价中医的疗效。

双轨诊断在确定西医病名之后，还应根据西医的分期，确定观察对象属于早、中、晚哪一期，并相应列举中医的病名和证名。病在各期疗效差距比较大，不分期也难于准确地评估其疗效。而且中医以往不但缺乏慢性病自始至终的观察病例，对病的全过程演变规律的探讨受到限制；现在收治的病例，也不可能系统观察其始终，只有收集一定数量的各期病例，才能全面分析病在各阶段的发展变化。所以病名诊断确定之后，就必须明确其临床分期。

（二）病因学调查

根据中医病因学特点，每个病例进行病因学调查有两个方面的要求，一是原始的发病因素，二是病在各个阶段的审证求因。中医病因学除三因学说外，已知气候、季节、社会环境、遗传、精神情绪、体型体质、饮食起居、习惯嗜好及自然环境的空气污染、水源污染等，与疾病的发生都有直接的影响关系。所以，具体到每个病例，就不能笼统地归属于三因。而且要在写首页病历时，对病人的发病因素、生活史、疾病史、家族史等，对照病因学调查列举的各项具体而详细地进行了解，并如实记录下来，以便综合集中分析构成每个病发病条件的一切因素包括外因、内因、原发性、继发性等，并分析发病经过到现阶段出现的证候是否与既往病史及前段治疗失误有关，即是否属于合病、并病及误治后的坏病（表20）。

表 20   中医病因学调查表

姓名：_____ 性别：_____ 年龄：_____ 民族：_____ 籍贯：_____

联系地址：_____ 邮政：_____ 电话号码：_____

诊断病 中医：_____ 西医：_____ 证：_____

调查内容：

发病时间	季 节	四季　节气			
	气 候	气温　至时（太过 不及 至而不至 未至而至 至时不去）骤变			
	时 辰	传统　现代			
社会环境	人际关系	一般评价　特征			
	婚姻状况	婚否　夫妻关系　　　　　性生活			
	职 业	类别　工种			
	收 入	工资　其他			
精神情绪	精 神	性格　状态			
	情 绪	七情（喜、怒、忧、思、悲、恐、惊）过极			
遗传特征	家 族	直系长辈体质　　　　　　病史			
	孕 育	男 女 顺产 难产 数 病史 饮食			
体质体型	体 型	外型（高矮肥瘦枯荣）形气（形实气虚 形虚气实 形气俱虚 形气俱实）			
	体 质	阴虚　阳虚　气虚　血虚　痰湿　瘀血			
生活习惯	起 居	节律（起居　运动　娱乐）　嗜好			
	饮 食	节律　　　定量　　　嗜好（酸 苦 甘 咸）			
	其他嗜好				

续表

自然环境	居　　住	面积		燥湿	
	工　　作	性质		负荷	
	环境污染	水		空气	噪声
发病因素	风　寒　暑　湿　燥　火				
	痰　饮　血　水　虫　食				
合并病史	既　往　症	病名		曾用药	
	主　　症	用药前		用药后	
	现　有　症	病名		曾用药	
	主　　症	用药前		用药后	
治疗用药	中　　药	方		药	
	疗　　效	综合		个　症	
	西　　药				
	疗　　效	综合		个　症	
	其他疗法				
	疗　　效	综合		个　症	

调查者：（签名）

调查时间：　　　年　　　月　　　日

（三）临床纵横观察总图

本图纵线记录病证各项实验指标与临床症状、舌象、脉象、证名及治则、方药（包括药名、用量）等。纵线分三个层次，三个层次各有侧重，又是紧密相关的，三层以临床症状、舌苔脉象、证名为中心。因为只有确定证名，才能选择病证有关实验指标及治则、方药。横线以证为主，分阶段记录各观察项目的变化情况，并画出曲线。纵横图观察的各项，应注意的是：

1. 临床症状、舌苔脉象与证名　不少疾病临床所见症状比较复杂，非典型症多于典型症，症状与舌苔脉象也有的不一致、有的一致。因此，从症状与苔脉断定一个证候，必须保证一定的准确程度。才能使上下两个层次的选择有可靠依据。证候所见症状与苔脉比较典型，不难做出辨证结论；证候不典型，就必须从错综复杂的症状与苔脉中分清主症次症，就必须使用疑难杂证分析表。证候中的主症，都是从一个侧面反映出证候内部的结构要素——病因、病位、病性和病势的。有一定联系的症状相互结合，就综合反映出证候的本质，主症也就是决定证候的产生、转变、消失的必要依据，是同证中比较固定的症状而不是可有可无的症状。通过审证求因，明确当前出现的证候如果是由合病、并病和坏病引起的，其证与病就没有必然的联系。只有排除这一类证候，才能发现和抓住与病有必然联系的证候。

临床症状、舌苔、脉象与证名及证与病的关系，都须经过分析之后才能录入观察总表（表21）。

表 21　临 床 纵 横 观 察 总 表

姓　　名：_____　　　　住院（门诊）号：_____

联系地址：_____　　　　中医诊断：_____

西医诊断：_____　　　　观察者：_____

日　期				
各项实验指标				
症　状 （含舌苔/脉象）				
证　名				
治　法				
方　药				

2. 病和证实验指标的选择　凡病根据西医的诊断确诊之后，可以选择西医有关检测项目作为实验指标。证不能脱离病而存在，证的实验指

标，既可参考选用病的有关检验指标，也可根据中医证候定位所指脏象病态的范围选择西医有关组织系统的检验指标作为探索指标。

3. 治则、方药的选择　在辨明证候，确定证名之后，就要确定治则，选方择药。但证候都不能脱离病而存在，相同证候见于不同疾病还存在着差异，所以辨证论治对某些病的某个阶段有一定疗效，对合病、并病、坏病可以"随证治之"。但由于同中有异，某些病不结合辨病用药，就无法发现药物的选择性，从而找到能有效控制或中断病势发展的药物。因此，治则确定之后，选方择药、证与病两方面都必须充分考虑到。治疗各种病证的方药来源极广，包括中药文献所载、现代的临床综合报道、个别验案、药效学试验资料、老中医的经验及个人生平验方等。选择方药当然可以吸取其中比较成熟的经验为我所用，特别是要从中分析各种疾病的用药特点，使这些经验特点应用到辨证用药中去。任何方药运用于某个病或病的某一阶段，都必须接受实践检验，存在疗效评估的问题，病证结合实际上是一种有目的、有具体措施的疗效评估方法。

（四）疑难复杂证候的分析处理

提高对疑难复杂证候辨析的准确程度，是保证中医应有疗效的关键。所以，临床观察遇到疑难复杂证候，就必须专门使用辨证分析表（表 22）进行分析处理。表 22 不但对疑难复杂证候的辨证论治规定了记录格式，而且对疑难复杂证候如何进行辨证分析也提出了具体要求。根据表 22 的要求，不是罗列病人的所有症状机械地对号入座，而是要从病人所有见症中分清主次，抓住主要症状作为断定证候的标准。主症是对所有见症起决定和影响作用的症状。具体对疑难复杂证候，就是要把发病的前因后果、征象的真假同异、病情的缓急轻重三个方面结合起来考虑，分析所有见症中谁是起决定和影响作用的主症，谁是随着主症的改变而改变的次症，从而撤开次症，抓住主症，这样才能准确地断定一个证候。

在分清主次之后，对所有症状（主症、次症）及舌苔、脉象还要进行逐症分析，做到丝丝入扣，目的就是要分析症状、舌苔脉象与证候的内在联系。只有全部症状、舌苔脉象与证候能丝丝入扣，辨证才不致犯主观片面的错误。在综合分析的基础上做出辨证结论、拟定治则，再立方选药。使用分析表的过程，就是贯彻理法方药的过程。但作为疾病一个阶段辨证用药的研究过程，还需要经过实践检验。辨证用药究竟是否准确，通过实践检验，要看它的客观有效性，才能做出最后结论，才能获得"证方对应"的最后结果（表 22）。

表 22　　　　　　　　　　　　　　辨证分析表

姓名：＿＿＿＿＿＿＿　　　性别：＿＿＿＿＿＿＿　　　年龄：＿＿＿＿＿＿＿

症状苔脉	分 清 主 次			病证结合　丝丝入扣	
	从先后分	从缓急分	从同异分	主 要 症 状	次 要 症 状

辨 证 结 论　　　　　治 疗 原 则		
论 治		方 药
实践检验：		

（五）分阶段进行层次相关分析

通过一段时期的临床观察，证候显著改善或加剧，方药相应有效或无效，就可按治疗的得失分阶段，这种阶段性，可以归入西医诊断的分期，但不等于分期。如病情稳定无变化，用药须坚持守方，这一阶段的维持时间就会比较长，所以分阶段不能机械地按日期计算。疾病所处一定阶段，可以从各个层次的相关性进行以下 4 个方面的分析。进行这些分析，实际上就是进行阶段小结。

1. 证候与实验指标　每个证主症确定之后必须按主症的轻重程度定量计分，集中各主症计分之和，即为证候的综合分值。所以，证候确定后，在一个阶段内，病和证两方面实验指标的异常与证候的综合分值变化出现同步，可能彼此间存在一定程度的内在联系。这种同步，无论是由病决定，还是因证而异，都为证候客观指标的选择提供线索（表23）。

表 23　临床证候与实验指标纵横相关表

姓　　名：＿＿＿＿＿＿＿　　　　住院（门诊）号：＿＿＿＿＿＿＿＿＿＿

联系地址：＿＿＿＿＿＿＿　　　　中医诊断：病名＿＿＿＿证名＿＿＿＿＿

西医诊断：＿＿＿＿＿＿＿　　　　观察者：＿＿＿＿＿＿＿＿＿＿＿＿＿

日　期					
临床证候	主症（分）				
	综合分值				
实验指标					

　　2. 主症轻重与实验指标的异常值　　证候中的主症，分为轻（＋）、中（＋＋）、重（＋＋＋）、严重（＋＋＋＋）四级，四级定量计分，一个＋记一分，症状消失记 0 分。治疗后按照积分值的递减比例以分析疗效，积分减少 91％ 为临床治愈；70％～90％ 为显效；35％～69％ 为有效；35％以下为无效。这不但可作为衡量主症轻重程度，并可作为判断证候疗效的标准。证候是由一组相关的主要症状及舌苔、脉象所组成。各症之间具有

一定的内在联系，证候的综合分值与实验指标的异常出现同步，还须进一步分析各种主症与各项实验指标的对应关系。如病在某一阶段主症分级与实验指标的异常全部或大部呈正相关，不仅可以据此肯定其主症作为辨证标准的可靠性，也可确定证候选定的实验指标的可靠性。因此可以认定所选实验指标的全部或大部可作为证候的"相关指标"。如果只是某个主症与某项实验指标相关，就不能单凭某一项作为整个证候动态变化的观察指标（表24）。

表 24　主症定量与实验指标纵横相关图

姓　　名：_____　　　　　　住院（门诊）号：_____

联系地址：_____

中医诊断：_____　　　　　西医诊断：_____

观察者：_____

日　期		
证　名		
主 症 分 级		
实 验 指 标		

3. 证候的变化与方药　经过证方对应的实践检验，证明综合分值明显下降，方药的疗效可以初步肯定，并可根据分值下降程度确定疗效水平，证候综合分值有增无减，则证明方药无效，但证方对应，还应检查证方是否相符，如方药有效而证不符，则当以方定证，从所见症状重新分析

主症，校正证名，并从中吸取经验教训。如辨证与治则无误而方药无效，当根据药物用量分析组方的主次，检查药物选择配伍是否恰当，是否存在主次不分，本末倒置（表25）。

表 25　证候与方药对应纵横相关表

姓　　名：＿＿＿＿＿＿＿＿　　　　　住院（门诊）号：＿＿＿＿＿＿＿＿

联系地址：＿＿＿＿＿＿＿＿＿＿＿＿＿＿＿＿＿＿＿＿＿＿＿＿＿＿＿＿＿

中医诊断：＿＿＿＿＿＿＿＿　　　　　西医诊断：＿＿＿＿＿＿＿＿＿＿＿

观察者：＿＿＿＿＿＿＿＿

证候	证　名		
	综合分值		
方药	方　名		
	加减与剂　数		
	药物剂量（克）												

4. **证候改善与方药使用频率、用量**　通过一个阶段证方对应的实践，当根据证候综合分值的下降程度，分析这一阶段使用频最高、用量最大的药物与疗效的关系，从中确定主药，主药应该是使用频率在 50％以上的药物。证候疗效显著，各项实验指标的异常也相应得到改变或恢复正常（表25），病势的发展得到控制，就可从中分析发现病的专用有效药物及

有效药物的优化组合（表 26）。

表 26　证候与主药对应纵横相关表

姓　　名：＿＿＿＿＿＿＿＿　　　　住院（门诊）号：＿＿＿＿＿＿＿＿

联系地址：＿＿＿＿＿＿＿＿＿＿＿＿＿＿＿＿＿＿＿＿＿＿＿＿＿＿＿

中医诊断：＿＿＿＿＿＿＿＿　　　　西医诊断：＿＿＿＿＿＿＿＿＿＿＿

观察者：＿＿＿＿＿＿＿＿

日　期			
证　名			
综合分值			
主药	使用频率（次）		
	积累总量（克）		

（六）一病一结，检查预期结果

每个病例，病期有早有迟。观察过程，阶段有长有短，但都是确定了病的分期、分阶段小结，这就为分阶段提供了一个可比的条件。一病一结，就是要通过纵横观察总表，集中各阶段的小结进行横向分析，以检查是否达到预期目的。

1. 总表对疾病自始至终各阶段出现的证候已如实记录下来，应分析某些阶段的证候是否由合病、并病及坏病引起的。从而区别各阶段的证候是否与病有必然的联系，是否由病的特殊本质变化所决定的。

方法学研究

2. 在辨证准确、选方择药合理、取得疗效的基础上，从证候与有关实验指标之间的同步变化，分析是否可以揭示证的生理病理基础，为确定证的实验指标提供依据。

3. 分析各阶段药物使用的频率，用量与疗效的关系，是否可以初步提出病在各阶段辨证用药的经验，包括处理合病、并病及坏病的经验，并为找出病的专用方药提供线索。

每一病例通过三项检查，就达到一病一结的预期目的。

二、病证结合后一阶段的工作

病证结合，前一阶段工作是后一阶段的必要准备，后一阶段工作是前一阶段的继续深入。通过病证结合的临床实践，积累一定数量的资料，从一个病例到一种病，综合集中，才能对来自实践的辨证辨病用药经验和如实反映出的病证、方药、实验各方面、各层次之间的相互关系进行全面分析，从而清晰地看到临床诊断、方药疗效及应用理论几方面的重要线索与发展前景。只有经过有目的、有计划地收集来自临床实践中可靠的预试资料，才能使后一阶段的工作比较有希望地获得预期结果。因此，前一阶段广泛收集的资料，也就为后一阶段研究选题提供依据。基于上述，病证结合后一阶段的选题，应从以下两个方面考虑。

（一）防治专题研究

通过病因学调查，根据调查的每一项要求，收集每个病的发病学原因进行综合分析后，如：①发现某些病的原发因素比较集中。②早期证候（或先兆症状）比较明确一致。③随证采用某些方药，一般都能控制其发展趋势。提示某些方药不但适用于某些病的早期治疗，也可能对某些病有较好的预防作用，可以考虑选取方药中使用频率最高、用量最大的药物组成专方，用于预防服药。通过某些病高发区的普查，发现病前有先兆症状的病人或早期病人，即进行全阶段的预防服药，观察其近期或远期效果，能取得预期结果，就可以扩大在不同地区交叉验证，经证实确实能控制或降低某些病的发生率或获得早期治愈率，由此发现理想的防治方药。这不仅可发挥中医药在二级预防中的作用，从大量的防治经验中上升到理论，对中医病因学的发展也将取得较大进展。

（二）临床疗效评估

疗效再评估，即重复验证。通过病证结合积累了不同时期的病例，经归纳分析，对初步认定病在各期的有效方药，并在掌握用量与疗程、辨证标准与实验指标的基础上，再一次进行评估，就可对疗效和疗效水平做出肯定的结论。疗效再评估，应根据分阶段辨证用药；病的专用方药；合病、并病及坏病的循因定制三方面的不同要求进行选题。

1. **病在各阶段辨证用药的重复验证**　通过病证结合积累的资料，在掌握病在各阶段所有见证及其演变规律的基础上进行以下几点分析：①各阶段不同方药在疗效上的差异。②某一阶段用何方使病情有显著改善。③某一阶段用何方使病情稳定的时间较长。④某一阶段所用方药能控制或中断病势的发展。⑤某一阶段病情恶化用何方转危为安。只有对病的全过程用药的疗效做出全面评估，掌握各阶段有效方药的用量、疗程及辨证标准与实验指标等，才能分阶段进行重复验证。

通过一定数量的病例分析，病在各阶段必然出现的证候及证与证之间的传变关系与各阶段辨证用药的疗效已能如实反映出来，应根据以上五点选出适用于各阶段的方药，选方应注意的是，每个病例不同阶段的处方用药不可能相同，因此，在同一阶段应选择疗效最佳的处方；能使病情稳定长时期的处方，在相应阶段重复应用，疗效也应规定得长一些；能控制或中断病势发展的处方，除证候有明显改善外，还应以异常的实验指标能改善或恢复正常为准；凡按阶段进行重复验证的处方，均应明确其适应证与病情。病在晚期或中途恶化所用的急救方药，多数病例均应用有效，确能转危为安，亦应在病的危重阶段严格按照其经验进行验证。

2. 病的专用方药的重复验证 经多数病例证明，病在某些阶段所用方药疗效不仅是证候的明显改善，实验指标的异常亦相应改善或恢复正常，而且疗效比较稳定，这就提示病势可能得以控制或中断发展。这就要注意分析究竟是复方配伍的综合作用还是方中某些单味药起作用。如发现某些单味药在不同阶段使用频率高，用量大，这可初步认定疗效与某些单味药有关；如方中诸药并无突出之处，则是复方的综合作用。在分析得出可靠结论之后，可以考虑设计以专方专药为主、随证加减为辅的观察方案，进行重复验证。

临床验证，无论是分阶段辨证治疗还是病的专方专药，为准确评价其疗效水平，都必须采用阳性药物对照观察，包括中药或西药的疗效对照或中药辨证施治方的疗效对照。如果不是在方药疗效初步肯定的基础上对照，或对照药不是公认的阳性药物，就存在已知数对未知数，或未知数对已知数，均不可能做出准确评价。

3. 总结合病、并病及坏病"循因定治"的经验 病在各阶段的审证求因，多指继发因素。由继发因素引起病在某个阶段出现的证候与病是否有关，是探讨某些病合病并病坏病的产生必须考虑到的问题。同一疾病，同期不同证，虽多与继发因素有关，但某些病因合病、并病多出现哪些证，因误治易引起哪些证（在大多数病例因合病、并病及坏病出现证候的比例较大），则与病尚有相对联系。因此，集中分析病的继发因素，尚须注意分析总结与病有相对联系的合病并病及坏病。审证求因，循因论治，虽为权宜之计，具体对待某一个病来说，总结合病、并病及坏病随证治疗的经验，专题进行临床验证，也是必要的。针对病在各阶段出现的证候是治其常，治疗合病并病及坏病是权其变。对任何病能知常达变，就能掌握治疗上的主动。所以，权变在临床研究中具有同等重要的意义。

在病证结合反复实践的基础上拟定出的分阶段辨证用药和病的专用方药的验证专题，在正确的疗效评估方法的指导下进行再评估，完全有可能获得预期结果。病证结合，疗效评估，有目的，有具体措施，是临床观察总结一种规矩严谨、有则可循的方法，在传统病证结合方法上已有改进提高。正确运用这一方法，对提高某些病的疗效，也有可能取得较大进展。任何病要提高临床疗效，一是要早诊早治；二是病进入早、中期，各阶段都要不失时机采用有效方药以控制或中断病势的发展；三是病进入危重阶段，则需要有效的急救方药使之转危为安，应该说辨证用药加专方用药，两者相兼，才是提高疗效的可靠保证。同时，病在发展阶段，不可能不引发原有的慢性病和兼有新感出现合病、并病，也不可能不误诊误治出现坏病。因此，循因定治的经验也是必须掌握的，也只有分清这些与病的特殊本质变化无必然联系的证候，才能暴露出病在各阶段的必然见证及证与证之间的传变关系。

病证结合，本属中医的传统。由于没有从方法学的角度进行研究，运用也是自发而不是自觉的。所以，以往的经验积累是零星分散的；有效方药要肯定并流传下来，时间就比较长，理论的发展也比较缓慢。病证结合这一传统方法进一步具体化、规范化，并具体规定前后两个阶段的工作，前一阶段的探索和预试，为后一阶段各项研究打下可靠的基础。两个步骤的工作程序，都有规可循。这不但对中医药科研，在选题设计方面可供参考；而且照此流程，也可能加快中医药科研的步伐。不过，本文所提出的，仅仅是一个框架构思和一些粗线条。殆误之处，尚有待于同道们的指正和在科研实践中充实完善。

开发与建议

关于恢复和开展中医治疗急症的
几点意见①

中医急症，是指一切发病急骤、病情严重的症状，如高热、寒战、肢冷、昏迷、晕厥、喘促唇绀、强直抽搐、偏瘫喑痱、食饮不下、汗出不已、失血不止、剧痛难忍、暴吐暴泻、二便失禁或闭塞不通、斑疹疮毒内陷，等等皆是，所指范围极为广泛。我国历代医家对急症不但拥有丰富的治疗经验，并不断总结出大量的有效方药和急救措施，为我国卫生保健事业和民族繁衍做出了历史贡献。

自西方医学传入我国之后，对某些急症的抢救增加了新的手段，也做出了贡献。中华人民共和国成立后，城市医院建设发展很快，对某些急症的抢救，逐渐取代中医。这一方面是西医的某些抢救措施确有其先进之处，另一方面是中医治疗急症的措施、科研工作没有及时跟上，未能很好地得到发展提高。在西医未普及和装备到农村之前，农村治疗急症包括抢救全靠中医，近十年来，农村老中医相继去世，现在有了急症，大多数也只是靠"一注二吊三转院"了。

过去，中医疾病疗效的判定标准是以症状消失、饮食正常、能恢复劳动为准，即主要是从生活素质方面来衡量的。所以，需要治疗的对象就是以上所指的各种较为急重的症状，这充分说明中医有治疗急症的传统和优势。当前，不但优势在逐渐丢失，传统也有失传之虞！并且已流传着一种"西医治急症，中医治慢性病"的说法。中医高等教育培养出来的青年一代中医下不到农村，得不到应有的锻炼，城市医院专科越分越细，接触面窄，在学习现代抢救技术方面虽然优于农村，但缺乏全面处理急症的实践经验和胆识，严重地影响下一代中医临床医师的成长。这些问题的存在，已引起卫生主管部门和中医界有识之士的高度关注，近年来已在这方面做了一些有益的工作。至于如何恢复中医治疗急症的传统和进一步开展中医急症工作，涉及多方面的问题，还需做大量的工作。下面谈几点意见以供参考。

---

① 本文原载于《湖南中医杂志》1991 年第 3 期。

一、中医急症的概念与范畴

要全面恢复中医治疗急症的传统，首先要明确急症的概念及其所指范围。应该说，急症是泛指一切发病急骤、病情严重的症状。以下所列各症都应属于急症之类。这些急症，不但见于内科疾病，并可见于妇、儿、眼、喉及肛肠、骨伤、外科等疾病及疾病所处某一阶段的危重证候。当疾病进入危重阶段，出现厥证、闭证、脱证（如西医所指各种休克及"三衰"象），只是急症中更为危重的症状，并不包括全部急症。要全面恢复中医治疗急症的传统，除应着重研究"厥""闭""脱"各种危重症状的抢救措施外，各科还应明确各科疾病的急症范围，整理出各科急症的诊治方案。整理工作要紧密结合临床实际需要和老中医的实践经验，使整理出来的方案切实可行，成为临床必备的参考资料。

孙真人在《千金方》中提出"医之患患道少"，特别是急症，更应搜罗较多的急救方法以供仓卒检用。因此，方案应在广泛搜集结合临床实际需要和老中医经验进行筛选的基础上再着手整理。

如何结合临床实际需要进行筛选？例如：晚期食管癌，食饮不下，用开关散开关进食，属于治疗急症方法之一。由于开关散中乌梅炭、硇砂等强碱性药物祛腐开关作用虽较强，但用于食管糜烂红肿病人，反而灼热疼痛难忍。《串雅外篇》收载的冷涎丹（蚰蜒洗净放入去核的荔枝肉内，线扎紧，化水噙服），不但能开关，并有较好的清热止痛功效。所以，对这类急症，二方均当收载，才能适应临床实际需要。

如何结合老中医实践经验进行筛选？例如：炭剂止血、醋淬止呕，是中医传统的治疗急症的方法之一。刘炳凡用三炭（荆芥、蒲黄、灵脂炒成炭）止血，随证配合养阴益气之品；以黄连置于烧红的铁器之旁，醋淬后取用，用于肝胃不和的呕吐，都能得心应手，收录这两法，就得结合刘老的实践经验，明确其适应证及如何具体运用，才能获得预期效果。有目的地搜集老中医的实践经验结合到方案中去，也就是继承工作一项具体可行的措施。

二、中医治疗急症的方法

历代总结治疗各种急症的方法（包括方药和具体措施），都是以中医理论为指导的。所以，临床观察和处理各种急症，也需要以中医理论进行分析推理。中药清热凉血、除瘟解毒、熄风解痉、开窍醒脑、益元固脱等，具有西医所指抗感染、抗高热、抗痉厥、抗休克等作用。但运用这些方药，还是要遵循中医理论。例如清热，应分清表热里热、有汗之热、无汗之热等；解毒应分寒毒、热毒、暑毒、湿毒等；开窍应分热闭、寒闭等。例如近年来，国内外研制的治疗心绞痛药物，一源于苏合香丸的冠心苏合丸，一源于六神丸的应心丹，两种开窍通脉之方，就是从传统治寒闭、热闭得到启发的。所以，抗感染、抗高热、抗惊厥、抗休克，都不能脱离理论只用1～2味中药或1～2个成方所能应付的。从中药中寻找抗感染、抗高热、抗惊厥、抗休克的有效药物，是寻找新药的可行之路。但是研究和运用过程中仍然不能脱离中医理论，否则就会造成中药西用，不可能充分发挥中药治疗急症之长。

闭、脱二证，病起于俄顷，毫厘之差，即有千里之失。20世纪50年代，全国著名中医老前辈蒲辅周、李冀农特就治疗闭脱的经验和理论进行过认真讨论，并公开发表了一些专题论文。结论是闭与脱有相互关系，确实存在内闭外脱，但毕竟闭是闭、脱是脱，应严格加以区分。近年来，中医界有些学者提出"厥脱"，这一词的内涵是否包含闭脱两证，是否等同西医所称之"休克"，目前尚难成定论。因之，搜集整理急症方案仍然要以"厥""闭""脱"三者分类较为妥当。

三、中医急症科研工作的基本思路

中医急症的科研工作，各科应根据临床各科治疗急症的实际需要，从多方面考虑选题。近年来着重在抢救"三衰"方面做了较多的工作，如研制生脉、参附、枳实注射液，增液汤大输液，等等，重点放在改变给药途径，目的是追求速度，已获得一批成果。中医对危急症状的抢救，改变给药途径和剂型确是需要的。已取得的成果，还可以在质量标准和临床验证方面进一步做些工作，通过与西药同类有效药物严格对照，证实其功效究竟是互补、增效，还是可以取代？

经初步证实的有效药物，还需从量效关系确切地掌握其有效剂量和维持有效剂量。大搞中草药时，发现中草药有不少的消炎药和具有不同抗菌、抗病毒作用的药物，因此有主张大量使用这类药物即可对某些病起到截断扭转的作用，不必按卫气营血用药，致延误病机。所谓大量，究竟要大到什么剂量和积累到什么剂量，才能发挥疗效，也要准确地掌握其量效关系。至于大量能否截断扭转病势的发展，要通过一定数量的病例，取得可靠数据。因此，发现各种有效的抗菌抗病毒药物，都可以经过严格的科研设计进行专题研究。

急性病有发展迅速，变化多端的特点。正因为如此，必须准确地掌握其"轻重缓急"，轻病防重，重病防危，步步设防，才能预见其变化趋势，有效地阻止其发展。清代温病学家掌握温病卫气营血的演变规律，对白喉、热霍乱等急性传染病总结出有效的系列方药，可见防治急症固然要寻找有效方药但不是一方、一药就能适应急性病的全过程。近年来，已有人从临床、实验中采取方证对应的方法探讨卫气营血的病理基础。因之，急症的科研工作，创新固然重要，但对久经考验过的理论、方药，决不能轻易否定。

四、中医急症治疗药物的继承与创新

中医治疗急症的理论和经验，不但不能轻率否定，而且要充分利用，尤其是传统的急救药，如内科的紫雪丹、至宝丹、玉枢丹、行军散，外科的蟾酥丸，喉科的梅花点舌丹；儿科的万应锭、抱龙丸；骨伤科的跳骨丹、七厘散，等等，都要迅速恢复生产，以满足临床需要，否则有医无药，等于无粮之师。我省公布的《湖南省中医管理条例》提到要制备传统的膏丹丸散，就包括要恢复传统的急救药。上述急救药，都是用量少、作用大、见效快、符合现代科学的制剂工艺，并经过上百年、上万人的医疗实践检验，证实其疗效是屡用不爽的。为什么这类药反而市场上奇缺呢？这与医药脱节、原料不足、中药企业单位纯商品观念有关。要发挥中医药治疗急症的优势，就要趁掌握传统制剂技术的老药师尚健在，积极筹建专门车间，恢复传统急救药的生产。

随着疾病谱的改变和某些病的发病率不断增加，除利用传统急救药外，研制新的急救药也刻不容缓。研制新药，也可以利用现有苗头和传统基础，起点要高，要避免低水平重复。当前，国内外对中、西药进行疗效再评估，目的就是为了提高疗效。我们要千方百计缩短现有中药制剂基础条件差与新形势发展不相适应的距离，按照新药各项技术要求，研制高水平的新药，不能视开发新药为畏途，也可以对初步取得成果有苗头的方药进行再评估，肯定其疗效以便推广使用。尤其是用于抢救"三衰"的药物，究竟是中西互补，起增效作用，还是取代西药？目的要明确，结论要切实可靠。还要看到一点，传统有效方药，都是经过几十年甚至百年以上的医疗实践检验，才肯定并流传下来的，验证的病例数已大大超过现有规定。现在研制新药，要在2～3年内肯定其疗效，只有按照新药各期临床试验要求，采取严格的科研设计，如分组对照、统计分析等，才能做出正确的判断。要衡量其疗效水平，要敢于与公认的有效的中西药物对照，才能做出可靠结论。

五、中医急症治疗方案的制定

整理出各科急症的诊治方案、恢复传统急救药的生产，就为全面恢复中医治疗急症创造了条件；研究开发新的急救药，可使中医治疗急症在原有从础上提高。方案要执行，就要求在职中医普遍掌握，通过高年资医师的医疗实践，提出补充修改意见，使之臻于完善。方案还要普及到广大农村的中医，同时组织急救中成药下乡，为农村恢复中医治疗急症创造条件，为加强农村中医工作办件实事。当然，农村中医也还要加强对中医基本理论、药物方剂、四诊辨证等课程的复习，才能很好地理解和运用

方案。

恢复农村中医治疗急症的阵地，不仅是为了改变当前农村对急症"一注二吊三转院"的现状，从中医的发展来看，还具有重大的战略意义。可以想象得到，从学校门到城市医院门的青年中医，由于接触面窄，加之病人对青年中医有一个熟悉过程，所以对治疗急症很难得到全面锻炼；对农村中医能提供系统的切实可行的诊治急症的方案和必需的急救中成药，为治疗急症创造了条件，通过一个时期的实践锻炼，就可以把中医治疗急症的传统首先在农村恢复起来。过去中医药在农村的自然布局是，十里左右就有一家药店和一个以上的中医，这就是周围群众治疗急症的保障。医师在这种环境里真是责无旁贷，也真正得到了锻炼，并不断增加一些胆略和见识。农村中医治疗急症的传统得到恢复，往后城市的青年中医也可到农村接受这种锻炼。由此可见，恢复农村中医治疗急症的阵地，不仅可以改变当前农村缺医少药的现状，还可以锻炼治疗急症的人才，对实现 2000 年我国人人享有保健也是一种有利条件。

六、急症治疗的中西医结合

中医在城市抢救危急病症时，只用中药，不用西药，如果无效死亡，不但病家责难，甚至成为责任事故。因此，有人提出：中医急症要深入开展，需要有政策保护。基于这种想法，多年来，中医急症科研的重点放在抢救用药方面，希望能找到取代西医的新药，为中医"争气"。由于尚未达到上述目的，中医急症工作也就徘徊不前。我认为当前应全面恢复中医治疗急症的传统包括中医的抢救措施，同时创造更好的条件开展新的急救药的研究。中西药本有互补和增效作用，当前西医用中药已越来越多，在中医急救药取代西药之前，目前通用的"双保险"的方法，如果建立在互补和增效的基础上，也应该是允许的。问题是负责急症的中医既要准确地掌握治疗"厥""闭""脱"证的有效方法，又要熟练掌握西医急救药的适应证及配伍禁忌，而且还要经过严格训练和技术考核。农村没有西药配合的条件，单纯用中药抢救的有效病例，也要及时如实地加以总结，这也是从医疗实践中研究抢救危急病症方法的途径之一。

目前，需要政策重点扶持的是：恢复中药传统急救药的生产，要把中医急救药列为卫生部门管理的保健商品；对各级医疗单位实行计划供销；药政药检应从各方面给予照顾，要保证原料药的供应；要允许从急救药的增产中抽取一定比例的科研经费用以研制开发新的急救药。

开展中医急症，应包括全面恢复中医治疗急症的传统和进一步研究提高两个方面的工作。两方面的工作虽可以同时进行，但不能只抓后者而忽略前者，否则工作就会步子不宽，难于施展得开。

关于加强中医医院的内涵建设问题[①]

——在全省中医医院院长学习班上的讲话

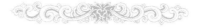

　　我省中医医院建设，在各级主管部门认真贯彻省人大《湖南省中医管理条例》，省政府《关于加强中医工作的决议》以来，基础建设粗具规模，仪器设备陆续得到补充，内涵建设如建立骨伤、肛肠等专科，规范病历书写，改进和健全规章制度等，做了大量工作，取得一定成绩。至于如何保证和不断提高中医医疗质量，解脱有的单位业务萎缩的困境，适应形势发展需要，在商品经济竞争的浪潮中继续前进，加强中医医院的内涵建设，仍然是需要认真研讨的问题。

　　中医医院的内涵建设，实际上就是中医的学术建设，应从提高医疗质量与学术水平出发，但当前不少中医医院业务下降，增加收入也是需要考虑的问题，因之要加强内涵建设，必须处理好增收与提高疗效的关系。如果只是采取大量倾销非医疗需要的药品和不必要的检测项目来增加收入，实际上是一种竭泽而渔的做法。医疗质量与水平上不去，达不到加强内涵建设的目的。要增加收入，必须做到增收与提高疗效目标一致，医院只有不断提高医疗质量，增加医疗服务项目，在专科建设的同时发展专病建设，才是增加收入的可靠保证，也才能使内涵建设得到加强。不难想象，不是建立在社会效益，取得群众信任的基础上，单纯追求经济收入是不能够维持长久的。所以，增收也要着眼当前，立足长远，把短期效益与长期效益结合起来。

　　现就在明确增收与提高疗效的关系之后，应如何采取相应的有效措施，来加强中医医院的内涵建设问题，谈以下几点意见。

一、提高中医医疗质量

　　要提高中医医疗质量和学术水平，必须发挥中医的优势，只有发展优势，取得社会效益，才能使业务收入稳定持久，立于不败之地。对中医的优势众说不一，应该说要在中西医取长补短，扬长避短的基础上，才能显示出中医的优势所在。举例来说，我接触到一些患有多种慢性病的回国华侨和侨胞，从保健手册中看到，经医院确诊存在多种慢性疾病之后，制定

　　①　本文原载于《湖南中医杂志》1994年第1期。

的治疗方案，无非是一套针对性较强、能控制症状的有效药，如降脂、降糖、降压、减慢心率等，而且用药量与服药时间安排都很具体。西医在这方面是有突出成就的。但也看到，还有些慢性病目前尚无法根治。中医通过辨证辨病结合用药。对某些病不但能有效地控制症状，并有可能达到根治的目的。最近报道芪精降糖胶囊，能治疗胰岛素依赖型糖尿病，已推向国际市场，这就是发挥中医优势取得的成就。我治疗一例心动过速病人，曾服"慢心律"控制症状达3年之久，减量或停药，症状即恢复如旧。辨证为心阴虚，经用天王补心丹加减，坚持一年，才把"慢心律"停下来，未再出现反复。说明治心动过速，取代"慢心律"中医的辨证用药也有这方面的优势，不过坚持的时间要长，辨证用药要准，不同见证的心动过速病人，就不一定长期服用天王补心一类的滋阴安神之剂。总之，发挥中医的优势，只要选定主攻目标，反复实践，长期探索，严格按照科研程序进行，前景是广阔的。我们要研究能控制症状的药物或系列复方，在目前，如果控制某些症状（包括急症）尚不能代替西药，也可发挥中西医互补或增效方面的优势。如用西药升压，用中药稳压，用西医放、化疗控制恶性肿瘤的生长，用中药调理血常规和处理放、化疗副反应，等等，中医在这方面的潜力也是很大的。

二、加强专科建设

近10年来，我省中医专科建设，主要是骨伤、肛肠科，其次是皮肤科及妇、儿、眼科，通过专科建设的加强，业务有一定发展。近年来并出现专科向专病发展的趋势。突出的有哮喘（化脓灸）、男性不育、肿瘤、肝炎、糖尿病、前列腺炎、胃病、胆囊炎等，并已成立肝炎、胃病专病诊所及前列腺医院、肿瘤医院。这一趋势，对中医医院的业务发展，不失为一种可行的途径。中医医院除应付各科诊疗业务之外，还应根据自己的某些专病特长，突出重点。重点的形成，应该人弃我取，人无我有，切忌模仿重复。应根据本院中、老年医师的专长，不断总结提高，逐渐形成。不仅限于内科，各科只要有专病特长，均可成为重点。山西稷山县杨文水医师，利用治疗骨髓炎的特长，成立拥有500张病床，蜚声中外的大医院。据我了解，我省省、区两级医院并不乏治疗骨髓炎的经验，只是没有作为专病重点扶植，以至湮没无闻。长沙市郊区医院，多年发展较慢，改为中医肿瘤医院，以肿瘤专病为重点，业务直线上升。宁乡县乡村医师曾泽勋创办前列腺病医院，规模虽不大，也招来全国各地不少的前列腺病病人。这都是发展专病的典型例子。应该说，全省中医医院都有各自的专长，把各种专长集中起来推广应用，对我省中医医院业务的发展和内涵建设的加强是可起到促进作用的。

三、恢复传统中成药

《湖南省中医管理条例》第十三条提出"经县以上卫生行政部门审查批准，可以加工传统的膏、丹、丸、散，用于本单位临床"。这是增加收入，提高医疗质量的有效措施。传统中成药是中医学宝贵的遗产之一，医院可以根据当地常见病的需要，利用目前尚有部分老药业人员健在，恢复一些中成药。中成药用量少，成本低，疗效可靠，方便群众，只要崩解度符合药典要求，加强防霉、防虫，保证质量，是能适合城乡医疗需要的。中成药薄利多销，并可减轻病人的负担，对某些单位恢复和增加门诊量，可收到立竿见影之效。城市医院还可以开展煎剂煎送项目。目前，医院需要的治疗药比较缺乏，不能满足辨证用药的需要，而非医疗需要的补益营养药、通用保健药大量涌入医院，对提高医疗质量与学术水平毫无补益，这是加强中医医院内涵建设值得认真反思和需要解决的问题。

恢复传统中成药，是解决当前中医医疗之所需。由于古代限于历史条件，传统药尚不能完全解决现代某些疾病的治疗问题，尚需要在发展专病建设的同时，开发新药。开发新药，要掌握中西医双轨诊断与双重疗效判定标准，认真总结经验，反复实践考察，正确评估其疗效。对专病的疗效水平，必须采取与阳性药物对照。疗效确实经得起考验，才可按新药各项技术要求进行研制。名老中医的验方，要有名有实，不能凭主观拼凑成方。疗效不稳定，主治的病和证不能肯定，研制新药有可能造成人力财力的浪费。

四、发展专病建设，积累病历

发展专病建设，总结经验，不断提高医疗质量与学术水平，要靠病历的积累。积累的病历要能提供必要的总结项目，病历首页与病志收集的资料必须完整，每份病历都要成为可用的研究资料。可以说，病历是加强内涵建设的重要部分，是医院的宝贵财富。

病历首页最重要的是，要收集确诊的资料，如用西医病名，应包括中西医双轨诊断，西医病名诊断，还应明确病期。中医证名确定之后，要简要分析当前证候产生的原因，特别是前段用药有无误治情况。病志记载所用方药，无论是古方加减，报道的科研处方，自己的经验方或在辨证指导下的组方，都要注意病证方药的对应，以提高辨证辨病用药水平，防止乱开大方。重要的症状和体征用药前后的改变要详细记载，不能遗漏。病志要分阶段小结治疗的得失。出院总结要按统一疗效标准评价疗效。

积累的病历比较完整，有利于临床总结疗效。近年来，发现有的单位介绍治疗原发性血小板减少、再生障碍性贫血、乙型病毒性肝炎、肿瘤等病的临床经验，其中有积累成百上千的病历，多数由于诊断与疗效判定标准不确，无法做出正确评价。也发现不少平时未注意积累可用的病例，临床总结的科学性、先进性都不免有些欠缺，多数都是个案报道，或某某方、某某法的临床应用举隅，或运用某某理论的经验体会，等等。所以，如何积累病历，分析总结，写出专题论文，能体现出中医医疗质量与学术水平的提高，也都是中医医院内涵建设必须加强的问题。

五、健全各项制度

提高病历质量，目的还在于提高医疗质量。除经治、主治医师应不断加强业务修养外，还要健全查房、会诊、病案讨论制度，发挥各级医务人员的全部能力。科室主任、副主任业务查房，主要是检查病人的诊断和治疗问题。诊断明确，疗效稳定，应坚持守方；慢性病疗效在较长时期内不明显，应检查辨证辨病用药是否有误？当发现问题时，应分析问题所在，提出解决问题的意见，并记录下来，如发现病情有恶化的趋势，当及时组织院内或院内外会诊。科主任、副主任对会诊讨论的意见做出决裁，并记录在案。第二次查房，着重观察后效，作出小结。科室主任、副主任在查房、会诊、病案讨论作出记录之后，应亲自审阅签字。所以，健全查房、会诊、病案讨论，是提高医院医疗质量的保证，也是加强内涵建设的必要措施。

六、用好医疗仪器

当前，统一中医病名尚未完成，从名实相符出发对照中西医病名，仅仅是开端，而采用西医病名，无论是中医界或是民间都已比较普遍，因之，中医医院也装备了一些仪器，或先进一点的设备。但应该明确，仪器的先进，并不代表中医医疗水平的先进。从加强中医医疗的内涵建设来说，先进的仪器设备应为提高中医医疗、科研水平服务。因为用中医中药治疗西医所称的某些疾病，诊断不明确，没有客观的判定疗效的条件，疗效无法取得公认，医学科研论文也无法上档次。从这一点出发，要改变长期西医诊断，中医治疗的局面，装备一些先进仪器，是客观的需要。所以，仪器设备，不仅是为了增加收入，而且是必须与提高西医病名诊断与判断中医疗效挂钩。目前，中医医院已有一批具有中西医学知识的大学本科生、研究生或西学中医生，应培养能中西医双轨诊断与双重疗效判定的人才，这样对装备的先进仪器就能物尽其用，人尽其才。

我多年未在医院工作，以上仅从增收与提高的关系谈了几点意见，不能解决中医医院各方面的实际问题，也不能完全满足各位院长的要求。不妥之处，尚希批评指正。

湖南省中成药开发战略

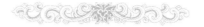

　　根据综合考察，湖南省中成药生产设备陈旧，工艺落后，品种少，自动化程度低，年产值停滞 6000 万～8000 万元。药用植物种类多，但开发利用少，尚未形成资源优势。产品结构不合理，医药脱节、供求脱节现象严重。上述这些情况的出现，反映湖南省中药工业现代科学技术和现代化管理不能适应客观形势发展的需要，在一定程度上影响到湖南省经济和中医事业的发展。要发展我省中成药，改变中成药生产徘徊不前的被动局面，就必须把发展科技放在经济发展的首位。参照湖南省 2000 年经济、科技社会发展规划，结合我省中成药生产实际，现就湖南省发展中成药战略，繁荣市场经济，保护社会劳动力，谈点个人意见。

一、战略思想

（一）改变观念，开辟第二市场

　　发展中成药生产，要纵观全局，统筹兼顾，既要掌握市场信息，满足市场需要，又要注意医疗单位的需要，不能把城乡医疗单位——中成药销售第二市场置之不顾。实际上城乡医疗单位所需要的治疗药不比市场销售的营养药、通用药少，只是目前供不应求，严重短缺。其原因是多方面的，部分人认为生产治疗药"产量低，利润少，效益差"，已成为开发中成药治疗药的严重障碍。这部分人没有看到：中成药是我国的传统产品；按照中医的理法选用中成药，是我国医学的特色；不断研究开发治疗上需要的中成药新产品，是我国的优势。不强化上述观念，就无法发扬我国的传统，发挥我国医学的特色和优势。

　　湖南省有生产中成药的厂、点 21 个，大部分比中华人民共和国成立前省内几家大药号前店后厂的规模要大，但生产的品种和门类，远远不及前店后厂的多。如衡阳市敬一堂药号生产的中成药就有 21 类 345 种，门类齐全、结构合理，既为市场上提供了便于群众使用的通用药、营养药，又能满足医师辨证用药的需要。过去前店后厂能办到的事情，现在为什么做不到呢？无非是产销不对路。生产治疗上需要的中成药，只要产销对路，产品质量不断提高，产值是可以不断上升的。如日本厚生省审定的中成药 210 种，都是治疗上需要的产品。日本所有生产中成药的单位只能按照审定的处方投产，只能在产品制剂和质量上争优势及探索老药的新用途。日本不少制剂单位通过改进制作工艺，不断提高产品质量和老药新用，也获得很快发展。如名古屋市本草制药株式会社，原来也是"本草阁"药店式的前店后厂发展起来的，创始于 1971 年，销售额 1976 年为 6 亿日元，1977 年上升到 11 亿日元，1980 年达 26 亿日元。国外生产中成药治疗药销售额能大幅度上升，我们拥有城乡医疗单位这一广阔市场，为什么产品反而逐年萎缩呢？这也是值得我们认真反思的问题。

由于湖南省中成药品种少，不但市场上需要的中成药要从外省购入，而且医疗单位缺乏治疗药供应，不能成为中成药销售的第二市场。所以我们必须端正经营思想，改变观念，通过剂型改革，既生产市场上确实需要的通用药、营养药，更要生产医疗单位需要的系列治疗药，以满足病人需要。这样，中成药销售就可以开辟第二市场。而且剂型改革后质量上有优势，生产出来的治疗药还可以参加国内中成药的竞争，以质取胜。

（二）走自力更生、自我蓄积、自主发展的道路

我省中成药生产底子薄，条件差，资金周转不足，要改变这种状况，一方面要增加投入或引进外资；另一方面要依靠自力更生，通过自我蓄积求发展。坚持自力更生的道路，可以为争取经费投入、引进外资创造条件，因此更应放在主要地位。首先应挖掘企业潜力，技术革新，移植外省剂型改革产品，配成常见病若干治疗药系列，组织投产；参加生产治疗药的单位，积极协助开发产销对路的通用药、营养药，使双方相互促进，增加收入；再根据企业改造情况，广泛进行剂型改革，增加系列产品，使收入不断增加，逐渐拥有蓄积资金，再更新设备；提高科技水平，扩大生产，使剂型改革向精制剂迈进，为国际开发创造条件。在拥有充足科研基金的条件下，可对危害人类健康的几种主要疾病组织协作攻关，研制国内外医疗上需要的新产品。

发展中成药，特别是系列治疗药，应根据客观实际需要，按照发展比例，实行目标计划，才能将自我蓄积、自主发展建立在切实可行的基础上。如没有自力更生的精神，把发展中成药的希望完全寄托在争取国家投入和引进外资方面，既不现实，也不可能，就会落空。如果能创造出一种自主发展的局面，一旦有投入和引进的机会，那就如虎添翼，即可迅速腾飞。

（三）增强科技意识，联合开发

要改变我省中成药产品结构，满足医学上的需求，不仅是生产经营的问题，还需要科技部门多方配合，密切协作。几年来，湖南省中成药剂型改革与研制新产品，较前几年稍有进步，但与先进省份相比，差距较大。因此，必须增强科技意识，真正把发展科技放在经济发展的首位，并积极培养人才，提高从业人员的素质，才能急起直追，改变中成药生产被动和停滞不前的局面。我省开发系列中成药产品，在科研、教育、医疗三个方

面有一定的潜在力量，但是目前力量分散，各单位的设备不配套，必须加强横向联合，包括科技本身——生药、药化、药理、制剂、质检、临床各个部门的联合。只要建立起我省中成药科技开发联合体，统一设计，统一部署，把现有人才和设备充分利用起来，把各方面的积极因素调动起来，就可以很快起步，使中成药自主发展的计划付诸实施，实现科技转化为生产力的目的。

二、战略目标与步骤

湖南省中成药开发的目的，是从社会效益、经济效益出发的。社会效益，是为满足医疗单位的实际需要；经济效益，是为了我省中成药的产销齐平，并能取得突破性进展。所以制订战略目标是以后者来衡量前者，能使系列中成药产品年产值增加几千万元，就可从经济效益看到社会效益。

开发计划可分三步走：第一步做到产销齐平；第二步年产值翻一番，名列全国十强省；第三步系列中成药进入国际市场，在先进国家占一席之地。

（一）产品配套，组成系列，打开第二市场

要开发系列中成药，第一步就是要按门类配套齐全，按各种病症组成若干系列，相应进行剂型改革。对外省已经初步剂型改革过的产品，应尽量移植，以减少初期剂型改革投资，并迅速组成各个系列投入临床使用。每个系列的组成，处方可由少到多，从常用的开始，以应急需。

第一步计划目标是增加年产值12000万元，并全部销售出去。从第二市场最低需要量估算，我省地市（含省市）中医院15所，每所平均年销售30万元，即可达450万元。县中医院（含综合医院中医科）100所，每所平均年销售20万元，即可达2000万元；区医院（含镇卫生院、联合诊所）1000所，每所平均年销售5万元，即可达5000万元；乡卫生院3000所（含村医疗站），每所平均销售2万元，即可达6000万元。合计每年销售额可达14450万元，按照以上预算，各级医疗单位都留有余地。只要系列中成药能尽快组织供应，有把握在2～3年内实现预定的计划目标，并有希望超额完成。

（二）剂型改革后的系列中成药，实行计划产销，并向外推广

剂型改革后的系列中成药，是指每个产品剂型改革后的质量稳定，疗效可靠，服用方便，又经过医疗实践证实，确定为辨证选药需要的产品。待各科病症系列中成药配套齐全，完成初步剂型改革后，全省各级医疗单位即可根据实际需要提出年度计划，然后按需要和各个药厂的生产能力安排投产，实行计划产销。在计划产销过程中，并不排斥与外省调剂有无。各科系列中成药能满足供应，不但可节省用药、方便病人、减轻病人负担，对装备医疗单位特别是厂矿企业、乡镇医院的中药房更为适合。如果

开发与建议

外省需要全套的系列中成药，应千方百计保证供应，把系列中成药推广到外省医疗单位，我省中成药销售的第二市场就会越来越广阔。这样"八五"后期年产值与销售额再翻一番，达到每年 4 亿元，跻于全国 10 强省是完全可能的。目前中成药年产值达 2 亿元，就可列为全国 10 强省之一。从发展看，几年后的 10 强应该不是 2 亿元，所以我们也应该把目标订得更高一些。

第一、第二步战略目标，是按经济指标算的。所定指标，不仅是最低估算；而且没把第一市场通用药、营养药销售额的逐年增加指数估计进去。不断研制产销对路的营养保健药，群众能掌握使用的通用药投入第一市场，也有广阔前景，可使销售额逐年上升。在此仅从治疗药单方面估算，这就使我省中成药的发展预测，建立在更可靠的基础之上。

（三）把精制的中成药输入国际市场，为研制新产品创造条件

按照我省现有条件，中成药制剂改革应分为两步走。第一步，除引进外省已初步剂改的产品外，只能将某些传统剂型改为口服液、袋泡剂、胶囊、浓缩丸等。第二步，精制颗粒剂，要在第一步的基础上引进先进设备和分析检测仪器，创立"GMP"药品质量管理规范，才能实现。第一步通过企业技术改造，更新设备和培养人才，为第二步打下基础，没有第一步不可能实现第二步。但两步也不是截然分割的两个阶段，有条件的单位可以交叉进行或直接向精制剂过渡。最终目标，中成药剂型改革都要实现精制剂。只有成套的精制系列中成药，才能帮助中医的输出在国际上生根。随着我国人民生活和科学文化的发展，我国人民保健也有这种需要。精制系列中成药能走出亚太地区，进入欧美市场，则中成药销售第二市场就没有国界了。届时，我省即可成立中成药国际开发中心。

我省中成药开发能实现第三步，不但能振兴我省经济和中医药事业，而且能够积累足够的科研基金，开展中药复方制剂的基础研究，制定出中医药统一的国际评定标准，并对当前危害人类健康的几种主要疾病组织强有力的科研队伍，经过严密的科研设计，协作攻关，研制适合国内外医疗上需要的中药新产品，为人类保健事业做出贡献。

三、战略措施

为了实现战略目标，必须采取相应的战略措施。

1. 制订一个较全面的产品配套，组成系列中成药计划，并提出每类处方剂型改革的初步方案。目前中药厂都希望移植和研制合适的产品，苦于不知选择，有了上述计划，就可统筹兼顾，全面安排。

2. 要保证和提高中成药制剂的产品质量，在药物提取后的干燥环节等制备工艺中应用先进技术改造传统技术十分重要。药厂应积极创造条件，添置较先进的低温喷雾干燥和冷冻干燥等设备，为剂型改革打下基础，为精制加工做准备，并逐步完备添置先进的分析检测仪器，做好产品质量检测，不合格产品不能出厂。

3. 扩大中药材家种品种，建设中医药原料生产基地，对历代沿用的湖南药材品种，应制订地方标准，尽快使我省药材资源优势转化为产品优势。

4. 根据产销计划的要求，成立湖南中成药集团开发公司。参加集团公司的，必须安排生产几类系列治疗药，同时要配合一定比例产销对路的补益营养药、通用药。各级医疗单位预报的年度计划，由集团公司统一组织投产，实行包产包销。集团公司组织开发的增产收入，按一定比例提取利润，保证有充分的积蓄，以利不断扩大生产。

5. 组成科技、生产、应用联合体，分设计、制剂、质检、基础、临床5个专业组，接受剂改和研制新产品的全部或部分任务，专业组聘请或临时约请有关专家组成，提供有偿服务。

6. 加强系列中成药的推广应用，使各级医疗单位更好地掌握辨证辨病选择用药，编印《系列中成药应用手册》，并举办短期培训班。待精制系列药进入国际市场，再举办系列中成药应用国际讲习所。

温故知新　总结提高[①]
——谈中医晋升高级职称的专业修养和应有准备

我省卫生系列高级职称评定，采取基础考试、病案分析、论文评审、论文答辩等方式，对参评人员的学术水平、工作能力、业绩与贡献几个方面进行综合评审。近两年来通过考评结合，对加强各类专业人员的业务学习，促进防病治病技能的提高，起到了一定作用。但也看到部分医务人员在医学基础、临床进展方面处于停滞不前的状况，并受到商品经济竞争的影响，出现单纯追求经济效益的偏向。由于平时放松专业修养，缺乏有目的的积累资料，因此晋升前仓卒从事。原卫生厅领导提出要把职称评定与在职再教育、人才建设联系起来，要站在提高医疗水平、造福湖南人民的高度来对待职称评定，诚为远见卓识。

下面就中医如何在平时加强基础、专业基础的修养，如何积累资料，

———————————
①　本文原载于《湖南中医杂志》1994年第6期。

总结经验，撰写论文，从发展提高出发，为晋升做准备谈一点意见。

一、如何加强基础与专业基础的修养

中医如何加强基础与专业基础的修养，是一个温故而知新的问题。基础，是指中医通用的基础理论，临床各科都是以基础理论为基础的，又称经典理论，所以临床各科都必须考基础。明代张景岳编《类经》一书。对中医经典《内经》进行综合分类，首次展示出中医基础理论的框架。自后基础理论分类，如阴阳、五行、脏腑、经络、病因、病机等，都是在张氏《类经》的基础上发展完善的。1992 年、1993 年两届基础考试题，都选自经典中的基础理论。中医特别是高级中医，必须熟练或精通中医基础理论，才能在工作实践中遵循中医理论，保持中医特色。所谓"温故"，就是说今后还需要不断加强中医经典课。专业基础，是指中医专业各科的应用基础，一般是指诊断（包括辨证）及药物、方剂而言。临床各科的诊断辨证与处方用药又各有其特点，如外科辨治痈疽疾病、儿科辨治疳积惊风、妇科辨治经产带下、眼科辨治内外障翳、喉科辨治寒闭失音等，都属于应用基础范围。中华人民共和国成立以来，中医各科广泛开展了临床研究，在辨证辨病用药方面积累了不少经验。近 10 年来对诊断、辨证方面也进行了初步的规范化研究，取得一些进展。高级中医，应掌握专业基础的深度和广度，今后还将不断扩大范围。所以，不但要"温故"，而且要"知新"，要随时了解本专业领域新的进展情况。

发展中医学术，有一个处理好继承与发扬关系的问题。基础与专业考试选题，按照温故知新的思路，从选题内容与各项选题的比例安排，都从处理好这一关系出发。这样，对今后中医自修和应付专业考试，可能起到一些导向作用。

二、如何积累资料，总结经验，撰写论文

通过论文评审，发现有的中医平时不注意积累资料，利用资料进行临床总结，撰写论文，甚至晋升前临阵磨枪，为写作而写作，导致出现一些水平不高的论文，这种状况不但对中医的发展提高不利，对今后晋升逐年要求提高还会处于被动地位。

要写好临床总结和专题论文，前提是要拥有来自临床的大量文献或在临床实践善于积累可用的资料。

文献综述，只是罗列文献，分类排列，不能作为论文参评。为自己的专病研究作综述，对各地报道，有综合分析，有疗效评估，有自己的经验和见解，能提出今后的主攻方向，这已高于一般综述，可作论文参评。

总结个案，如仅限于常见病应用方法的经验，不能作为论文参评。对罕见病疑难病，在处理上有一定难度和复杂性，并根据完整的资料写出个

案，而且经过医疗实践，获得可靠经验，可以作副高论文参评。

作为高级中医，最好能选定某一种病作为自己奋斗的目标，通过长期医疗实践能在疗效上取得进展或有所突破，或解决一项尚未解决的难题，或填补一项空白，这不仅仅是作为晋升之阶，而且是中医奋发图强的必要措施。要使中医医疗单位成千上万的病历尤其是临床研究病历成为可用资料，除在形式上应按病历书写规定外，要求要有确诊的资料报告（包括某些病治疗前后的照片）、查房、会诊记录，辨证辨病用药的阶段小结，出院总结，要根据复查资料，按统一疗效评定标准评估疗效，有些病要有远期追踪结果。

专病临床总结，用中西医双重病名的，一定要有双轨诊断。诊断与评定疗效，要按规定或公认的统一标准，辨证也要按统一标准，用症状分级计分的方法评价证候疗效，还要以病、证有关检测指标的改善为据，评价疗效必须都要经过统计分析、取得数据。专病研究、立方选药，要在掌握各地（包括自己）已取得成熟经验的基础上起步。临床总结，就是要通过医疗实践验证所用方药的疗效，因此要注意无效病例的原因分析，才能为确定疗效提供依据，也才能稳定和提高疗效。对适应证已经明确，疗效已经稳定的方药，为了评估其疗效水平，应采用相应的阳性药物严格进行对照。这样的临床总结具有一定的创新性、科学性和实用性，就不会停留在过去那种"××方临床应用举隅"，"运用××法的经验体会"，"××病辨证用药探讨"的总结方式了。

中医从文献整理出发，过去写过不少的理论性论文，对中医学术的普及和发展起到一定作用，当前中医临床论文，就不宜限于回顾性的整理研究，而是要通过临床实践，进行前瞻性的理论探讨，如：探索某些病的防、治规律；对某些病的病机或某些证的辨证推理的再认识；结合古方今用或现代药理为寻求某些病的有效专药提供线索；掌握现代临床进展对某些病的攻关动向作出预测，等等。中医正高临床论文，今后一定要掌握这些方面的资料，作一番努力，写出较高水平的论文，才能体现出新形势下的新进展。正高申报论文，当然也可以严格按照上述要求，写好专病临床总结。

省卫生厅职改办今年仍然将晋升中医高级职称的基础、专业基础、病例分析、论文答辩试题评分标准及答案在《湖南中医杂志》发表，供晋升复习参考。杂志编辑部为配合晋升，除继续增刊、扩大论文发表版面外，并拟另辟专栏，对晋升平时的专业修养及应有准备作些辅导。

图书在版编目（ＣＩＰ）数据

承迪录 / 朱克俭，欧阳剑虹，朱沛编著. -- 长沙 ：
湖南科学技术出版社，2021.4
　（湖湘欧阳氏杂病流派学术经验研究丛书）
　ISBN 978-7-5710-0101-8

　Ⅰ．①承… Ⅱ．①朱… ②欧… ③朱… Ⅲ．①内科杂
病－中医临床－经验－中国 Ⅳ．①R25

　中国版本图书馆CIP数据核字(2021)第 021422 号

湖湘欧阳氏杂病流派学术经验研究丛书

CHENGDILU

承迪录

编　　著：朱克俭 欧阳剑虹 朱 沛
策划编辑：梅志洁
责任编辑：唐艳辉
出版发行：湖南科学技术出版社
社　　址：长沙市湘雅路 276 号
网　　址：http://www.hnstp.com
湖南科学技术出版社天猫旗舰店网址：
　　　　http://hnkjcbs.tmall.com
印　　刷：长沙市宏发印刷有限公司
　　　　（印装质量问题请直接与本厂联系）
厂　　址：长沙市开福区捞刀河大星村 343 号
邮　　编：410000
版　　次：2021 年 4 月第 1 版
印　　次：2021 年 4 月第 1 次印刷
开　　本：710mm×1000mm　1/16
印　　张：15.5
字　　数：255 千字
书　　号：ISBN 978-7-5710-0101-8
定　　价：45.00 元